4차
산업혁명시대의 의료서비스관리

최병관 · 황규연 · 서성현 · 김대환 · 지은희 · 김남희 · 최현숙
배은정 · 박정선 · 김유미 · 임지혜 · 박일수 · 송상근 · 강성홍

청구문화사

Preface

최근 언론 등에서는 4차 산업혁명시대의 도래를 알리고 이에 대처할 필요성을 강조하고 있다. 4차 산업혁명시대는 사물인터넷, 로봇, 인공지능, 증강현실 등의 기술을 기반으로 한 초연결사회가 됨에 따라 지역이나 국가라는 경계가 무너지는 무한 경쟁의 시대가 열림을 의미한다. 이러한 시대적 변화에 의료계가 발 빠르게 대처하는 것이 필요하다고 판단하여 이 책을 집필하였다.

이 책을 집필한 주요 목적은 크게 세 가지이다.

첫째는 의료계가 4차 산업혁명에 대해 올바르게 이해를 하는 것을 돕는 것이다. 4차 산업혁명의 본질은 인간의 일자리를 빼앗는 것이 아니라 1차 산업혁명이 인간의 육체적 노동의 고통을 줄여 주었듯이, 4차 산업혁명은 인간의 단순 반복적인 정신적 노동으로 부터의 고통을 줄여 주는 것이다. 4차 산업혁명시대가 도래함에 따라 이제 의료계 종사자는 그동안의 육체적 정신적 노동에서 벗어나 환자의 마음을 치료해주는 진정한 의료인의 역할을 해 줄 수 있는 시대가 왔다는 것을 알려주고자 한다.

둘째는 4차 산업혁명시대에 맞는 통찰력 있는 의료인을 양성하기 위해서이다. 4차 산업혁명시대에는 의료데이터 수집은 사물인터넷이, 데이터 관리는 빅데이터 기술이 분석은 인공지능이, 단순 처리는 로봇이 하는 시대가 도래함에 따라 의료계 종사자는 이제 데이터 분석결과를 기반으로 하여 환자에게 필요한 새로운 맞춤형 의료서비스를 개발하고, 시행하는 통찰력 있는 인재가 되어야 한다. 그런데 여기서 통찰력 있는 인재라는 것은 단순히 아이디어를 내는 사람이 아니라, 아이디어를 기반으로 하여 실제 환자에게 맞춤형 서비스를 개발하고 시행할 수 있는 방법론을 익힌 전문가를 말한다. 본 교재에서는 이에 필요한 방법론에 관한 내용을 익히게 하는 것을 목적으로 하였다.

셋째는 실사구시형 의료 인력을 키우는 것을 목적으로 했다. 이제 세상은 이전과 다르게 급변하고 있다. 그래서 이제 더 이상 과거의 지식은 큰 의미가 없다. 기존의 의료의 질 관리 책자는 주로 외국의 제도나 사례 중심의 교재가 많다. 실제 의료현장에서는 새로운 기술을 바로 도입해서 바로 적절하게 활용해야 하는데 이러한 것을 알려주는 교재는 부족한 편이다.

따라서 본 책자는 실제 의료기관의 의료서비스 질 관리의 핵심인 의료기관 인증 기준을 소개하고 이를 기반으로 하여 신기술을 도입하여 맞춤형 의료서비스를 제공할 수 있는 능력을 키워 주는 것을 목적으로 기술하였다.

본 교재의 구성은 1부와 2부로 되어 있다. 1부는 의료서비스 질 관리 방법론을 소개하는 부분으로서 4차 산업혁명시대의 새로운 기술을 소개하고 기존의 방법론을 소개한 다음 시대 변화에 맞추어 새로이 도입해야할 보건산업공학론과 의료서비스 개발 및 관리 방법론을 기술했다. 4차 산업혁명시대의 핵심은 데이터를 기반으로 하여 새로운 서비스를 개발하고 관리하는 것이 핵심인데 이 내용은 4장에서 다룬다. 2부에서는 4차 산업혁명시대의 의료서비스 질 관리를 위해서 1부에서 소개한 4차 산업혁명시대의 새로운 기술과 2, 3, 4장에서 소개한 질 관리 방법을 기초로 체계적으로 접목하여야 할 주제에 대해서 기술하였다.

접근해야 할 구체적 의료서비스의 질 관리 주제는 너무 광범위 하므로 본 교재에서는 우리나라 의료기관 인증원에서 정한 기준을 기반으로 하여 의료서비스 질 향상 방안에 대해서 접근하고자 하였다. 이를 위해서 인증 기준의 각 장별로 인증 기준의 주요 내용, 이를 구현하기 위해서 현재 의료 기관에서 하는 주요 활동, 현행 활동을 보다 효율적으로 수행하는 것을 지원하는 4차 산업혁명 관련기술 및 사례를 소개하고자 한다. 실제 병원별 구체적인 접근방법은 병원별로 차이가 있어야 하므로 그 내용에 대해서는 언급하지 않았다. 본 교재에서 인증기준으로 의료서비스의 질 향상 방안을 언급했지만 이의 목적은 의료기관인증 평가를 대비하기 위한 것이 아니라 병원의 의료서비스 질 향상 활동을 보다 체계적 수행하는데 필요한 기초자료를 제공하는 것이다.

4차 산업시대에 의료계가 대처할 수 있는 방안을 마련하고 그리고 이에 적합한 인재를 양성할 목적으로 이 책을 저술하였지만 아직 이에 대한 연구가 미흡하고 그리고 실제 검증되지 않은 내용임에 따라 교재의 완성도가 떨어지는 제한점이 있다. 이러한 제한점이 있음에도 불구하고 이번에 책자를 발간한 이유는 의료계가 시급히 변화해야 한다는 것을 알리기 위해서이다. 우리 저자에게는 이 책자가 우리의 노력의 끝이 아니라 출발을 알리는 시발점이다. 이 책자를 위해서 여러 병원의 의사, 간호사, 의무기록사, QI실, 전산팀의 실무자와 대학의 전공 교수들이 함께 노력 해왔다. 본 교재의 전통적 질관리 방법론과 실제 병원의 사례는 기존 자료를 최대한 활용하였다. 전통적 질관리 방법론과 보건관리공학론은 청구문화사가 발간한 보건정보관리학 책자의 내용을 발취하여 와서 본 교재의 취지에 맞게 편집 정리하여 교과서에 실었다. 의료기관 인증에 관련된 정책 자료는 저자들이 JCI인증 컨설팅시에 개발한 자료와 부산대학교병원, 인제대학교 해운대백병원의 의료기관인증 자료를 요약 편집했음을 밝혀둔다.

아울러 이 책을 디자인 할 수 있도록 많은 도움을 준 포항공대 산업경영공학과의 전치혁 교수님, 김광재 교수님, 김병인 교수님께 깊은 감사를 드린다. 또한 발간에 필요한 정책 및 관련 자료를 아낌없이 제공해준 부산대학교병원과 인제대학교 해운대백병원의 홍보팀에 감사를 드린다.

양질의 정보를 이용하여 의료서비스가 구현되도록 하는 업무의 전문가 단체인 대한의무기록협회가 본 책자의 집필에 참여하고 적극적으로 지원해준 것에 대해 감사를 드린다.

그리고 책자 작업에 많은 도움을 준 인제대학교 보건행정학과의 안혜영, 이지은, 차민영 학생에게도 감사를 전한다. 또한 어려운 여건 하에서도 책자의 출판을 허락해주신 청구문화사의 이상태 사장님께 감사를 드리며, 특히 최종 편집, 수정을 위해 꼼꼼히 노력해주신 안상희 과장님과 모든 직원분들께 진심어린 깊은 감사를 드린다.

2017년 3월

대표저자 최병관

추천사

4차 산업혁명은 3차 혁명보다 더 빠른 속도로 우리의 삶에 영향을 미치게 되는데, 이는 여러 기술이 동시에 융합하고 발전하여 기술 간의 경계가 사라지는 포괄적인 혁신이기 때문이다.

다양한 기술들이 서로 다른 분야와 융합하여 더 큰 파급효과로 이어진다는 사실은 과거와는 달리 우리의 의식과 정체성까지도 변화시키는 혁명이라고 판단할 수 있다. 따라서 인간의 삶의 영역과 직결되는 의료 기관에도 그 변화의 바람은 피할 수 없게 되었고 최근 이슈가 되고 있는 인공지능의 진료적용, 클라우드 전자의무기록, 빅데이터 활용, 정보통신과 의료의 융합 등에서 확인되고 있다.

이 책이 4차 산업혁명에 대한 올바른 이해를 돕고 의료인이 행하는 의료서비스의 질관리에 기준 역할을 할 수 있는 자료로 활용이 되고 큰 도움이 되리라 여겨진다. 모쪼록 4차 산업혁명시대 의료서비스의 질 관리를 위해 변화의 노력을 아끼지 않는 많은 의료기관 종사자들에게 발전적인 결과가 얻어지길 바란다.

부산대학교 병원장 이창훈

세계는 사물인터넷(IoT)과 인공지능 등을 통한 생산성 혁신 혁명인 4차 산업혁명이 진행 중이다.

각국은 소프트웨어 기술을 기반으로 한 바이오, 나노소재 등 기술 융합을 통해 혁신을 꾀하고 있다.

의료 빅데이터를 공유하면서, 맞춤형 헬스케어 및 유전자 정밀 의료를 이끄는데 기초 서적이 될 것이다.

부산대학교병원 융합의학기술원장 박익민

“4차 산업혁명시대의 의료서비스” 출간을 축하드립니다.

"알파고, 왓슨과 같은 인공지능이 미래의 의료 서비스를 어떻게 바꿀지 정말 궁금합니다.

보건 의료 산업은 부가가치가 높은 부산의 전통 산업입니다. 이 책이 4차 산업혁명의 바람을 타고 부산시의 의료 경쟁력을 한층 더 높일 수 있게 되기를 기대합니다.

유기준 국회의원(부산시 서구/동구)

온고지신 [溫故知新] 과 신구조화(新舊調和)! 옛것과 새것의 조화를 강조하는 말입니다.

4차 산업혁명이 주는 첨단 인공지능 기술과 사람의 진심에서 우러나오는 따뜻한 의료서비스가 조화를 이루는 지식의 매개(媒介)가 되길 빌어봅니다.

윤상직 국회의원(부산시 기장군)

Contents

제1부 의료서비스 질관리의 방법론

제2부 의료기관 인증기준을 기반으로 한 의료서비스 관리

제 1 부

의료서비스 질관리의 방법론

제 1 장

4차 산업혁명시대의 의료서비스

학습목표

1 4차 산업혁명에 관련된 요소기술을 파악한다.
2 4차 산업혁명에 관련된 기술을 기반으로 한 새로운 형태의 의료서비스의 패러다임을 예측한다.
3 4차 산업혁명시대에 부응하는 병원관리의 패러다임을 파악한다.
4 4차 산업혁명시대의 보건의료 분야의 패러다임의 변화를 예측한다.
5 4차 산업혁명시대의 보건의료 종사자들의 미래 대처 방안을 알아본다.

1 4차 산업혁명시대의 요소기술

현재 세계에서 가장 이슈가 되고 있는 키워드는 '4차 산업혁명'이다. 빅데이터, 인공지능(AI), 3D 프린터 등 새로운 기술을 기반으로 4차 산업혁명이 본격화되면서 전 산업 분야에서 창조적 파괴가 일상화되고 새로운 비즈니스 모델을 필요로 하고 있다. 4차 산업혁명의 핵심적인 특성은 초연결성(Hyper-Connected) 및 초지능화(Hyper-Intelligent)로서 사람, 기계, 지능, 데이터, 서비스 등 모든 것이 상호 연결된 지능화된 사회를 말한다. 4차 산업혁명은 개인, 기업, 정부 등 주요 경제 주체에도 큰 변화를 가져 올 것으로 예상된다. 이러한 시대적인 변화를 예측하기 위해서는 우선 변화를 유발하는 새로운 기술에 대해서 파악할 필요가 있다.

1.1 사물 인터넷(IoT, Internet of Thing)

IoT란 다양한 네트워크 플랫폼을 기반으로 모든 사물을 연결하여 사람과 사물 간의 정보를 상호 협력적으로 소통하는 지능형 기술 및 서비스를 말한다. 인터넷으로 연결된 사물들이 서로 데이터를 주고받으며 데이터가 분석되고 중요한 정보를 사용자에게 제공하거나 사용자가 이를 원격 조종할 수 있는 기술이다. IoT의 궁극적인 목표는 인간의 개입을 최소화 하여 다양한 연결과 정보 융합을 통해 인간에게 더 나은 지식과 서비스를 제공하기 위한 것이다. IoT의 대표적인 예로는 걸음 수를 측정하는 만보계에 네트워크 기능을 추가해서 만든 Fitbit activity tracker와 같은 스마트 밴드이다. 스마트 밴드가 네트워크에 연결되기 전에는 그저 보행 수만 측정하던 만보계에 불과 했다. 데이터를 전송할 수 없었고 그 정보를 가공한 분석결과도 얻을 수 없고 그저 모니터에 그날 그날의 보행수만 보여주던 단순한 기계였다. 반면, 스마트 밴드는 활동 데이터를 전송함으로서, 서버에 축적된 데이터를 기준으로 일단위, 시간단위, 요일단위 등의 사용자에게 유의미한 통계를 낸다. 또한 그 분석결과를 스마트 폰을 통해서 알려주고 SNS를 통해 다른 사람들과 데이터를 공유할 뿐 아니라 친구들과 경쟁을 유도해서 더 많은 운동을 할 수 있는 동기 부여를 해준다. GPS를 장착한 스마트 밴드는 걸음 수뿐만 아니라 운동하면서 움직인 거리를 지도상에서 파악하게 해주고 사용자가 자전거를 탔는지, 도보로 이동했는지 알고리즘을 통해 구별해서 분석해준다.

병원에서 IoT가 주는 의미는 매우 크다. 병원에 무수히 존재하는 사물 즉, 의료기기, 각종 집기, 재활보조기 뿐 아니라 주사기와 같은 소모품뿐 아니라 혈액제재, 항암제와 같은 중요 약품 등에도 네트워크를 연결하여 정보를 얻을 수 있다는 데 있다. 병원 관리의 가장 실무적인 기초 데이터를 얻어 낼 수 있을 뿐 아니라 이 기초 데이터를 통해서 원가분석을 하고 의료 서비스를 개선하며 의료 사고를 줄이고 환자의 이동 동선 이나 대기 시간을 줄이는 실질적인 정보를 제공 받을 수 있다. 중요한 것은 인간의 개입 없이 이러한 데이터를 수집이 될 수 있기 때문에 시간에 제한 받지 않고 인건비가 추가로 소요되지 않을 수 있다는 점이다. 사실 의료인은 업무 내용 중 상당부분이 혈압이나 혈당과 같은 데이터를 수동적으로 입력하는데 할애해왔으나 IoT의 도움으로 단순 업무가 줄고 업무내용이 더욱 생산적으로 바뀔 수 있게 되었다. 요약하자면 IoT는 병원에서 필요한 정보의 수집과정을 자동화 해주고 정보의 종류를 다양화하며 정보의 양과 질, 수집에 걸리는 시간을 줄여주는 4차 산업혁명을 이끄는 중요한 기반 기술이다.

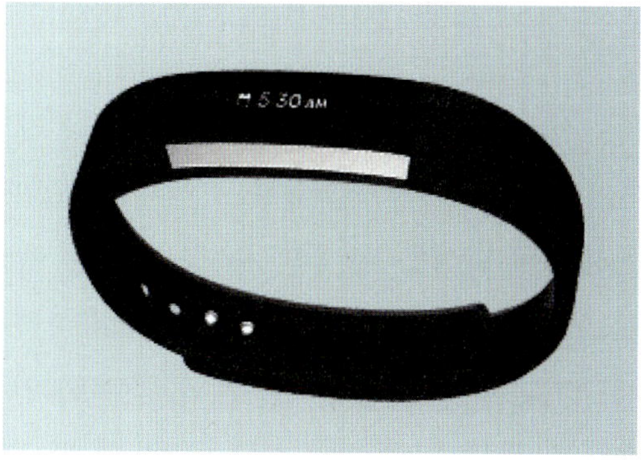

그림 1-1 Fitbit activity tracker[1)]

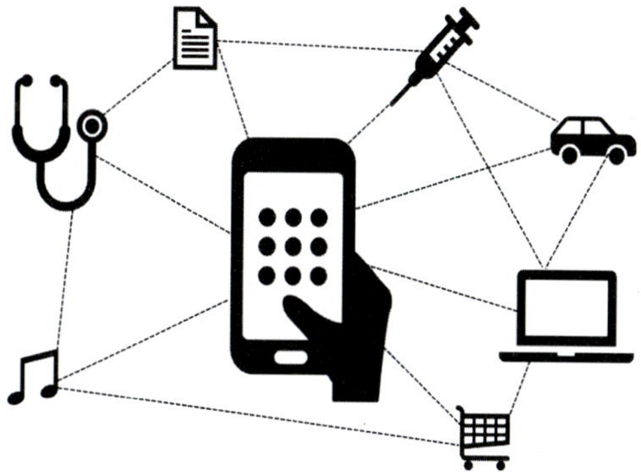

그림 1-2 IoT를 활용한 의료 서비스 플랫폼

1.2 클라우드(Cloud)

클라우드 서비스란 인터넷 상 어딘가에 구름(Cloud)처럼 존재하는 데이터 혹은 하드웨어·소프트웨어를 기반으로 제공되는 서비스를 의미한다. 보건의료적인 관점에서 클라우드는 크게 두 가지의 의미를 내포한다. 첫째, 언제 어디서든 데이터에 접근할 수 있는 기술이다. 의료진이 병원뿐 아니라 외부에서도 환자 자료에 접근할 수 있고, 환자는 언제 어디서든 자신의 건강기록을 확인할 수 있다. 응급 상황에서 환자의 건강기록을 조회하여 환자 상태를 파악하고 빠른 조치를 내릴 수 있다. 최근에는 네트워크 기술의 발달에 힘입어 클라우드 컴퓨팅 기술은 모바일과의 결합을 통해 '모바일 클라우드'로 진화했다. 둘째는 병원 경영적인 관점에서 컴퓨팅 자원을 필요한 만큼만 빌려 쓰고(On-demand), 이에 대한 사용 요금을 지급하는 방식(Pay-as-you-go)으로 IT 자원을 '소유'하던 기존방식에서 '임대'로의 전환을 통해 비용절감과 업무의 시·공간 제약을 해소할 수 있는 것이다. 개인 고객들에게는 새로운 라이프 솔루션을, 기업고객들에게는 스마트 워크 등의 혁신적 비즈니스 솔루션을 제시한다.

빅데이터(Big Data)시대의 도래로 말미암아 병원에서도 대용량 고성능 컴퓨팅의 필요성이 대두하였고 효율적이고 경제적인 빅데이터의 전달, 처리, 분석, 관리 기술이 기업의 핵심 경쟁력으로 등장하고 있으나, 막대한 고정비 지출은 병원 경영에 큰 부담으로 작용하였다. 이에 반해 클라우드 서비스는 고도화된 컴퓨팅 설비를 사용하는 만큼만 지불하므로 초기비용절감이 가능하며 컴퓨팅 자원이 배분되는 유연성(Elasticity)과 확장성(Scalability)을 토대로 시스템운용의 효율성 제고가 가능하다. 또한 클라우드 서비스는 근무자 모두가

1) Fitbit 사에서 개발한 스마트 밴드

동일한 환경에서 업무 수행이 가능하여 재택근무, 원격협업을 통해 업무 생산성을 향상시킬 수 있다.
그러나 국내 업계의 클라우드 핵심 기술 경쟁력은 선진국과 기술 격차가 뚜렷하게 존재하고 보안과 표준화는 본격 확산의 필수 선결과제이다. 이에 따라 클라우드 서비스 도입을 가속화를 위해서 보안관리 기술 개발 및 보안 관리의 투명성을 유지할 수 있는 책임 관리 시스템 정립이 필요하다. 현재 국내에서도 병원정보시스템을 클라우드 형태로 개발하려는 움직임이 있다. 향후에 병원정보시스템도 클라우드 기술을 이용하여 주치의와 곧바로 연동되는 모바일 앱과 범국가적 데이터베이스를 배경으로 하는 의료 서비스를 통해 언제 어디서나 개개인의 건강정보에 접근이 가능한 시대가 올 것으로 예측된다.

1.3 빅데이터(Big Data)

빅데이터는 기존의 데이터베이스 관리도구로 데이터를 관리·분석할 수 없었던 대량의 정형 또는 비정형 데이터로부터 새로운 가치를 추출하고 결과를 활용하는 기술을 의미한다. 다양한 종류의 데이터에 대한 입력·수집·분석·활용을 효율적으로 하는 빅데이터 기술의 발전은 4차 산업혁명 시대가 지향하는 맞춤형 생산 및 서비스의 핵심적인 기술이라 할 수 있다. 현재 국내 전자차트 보급률이 이미 90%가 넘어섰기 때문에 이미 상당히 축적된 의료정보 데이터가 존재하며 Meaningful Use로 표현되는 의료데이터의 재활용성이 어느 때 보다 중요한 시대가 되었다.[2] 또한 IoT나 각종 센서의 발전에 힘입은 웨어러블 디바이스, 스마트폰 등에서 생산되는 일상 데이터의 양이 기하급수적으로 늘어나고 있다. 방대한 데이터에 대한 분석 기술을 더하면 개인화된 사회 구성원 마다 필요한 맞춤형 건강 정보를 제공할 수 있다. 비단 건강 분야 뿐 아니라 빅데이터는 정치·사회·경제·문화·과학기술 등 전 영역에 걸쳐 사회와 인류에게 가치 있는 정보를 제공할 수 있는 가능성을 높이고 있다. 빅데이터의 3대 요소(3V)는 크기(Volume), 속도(Velocity), 다양성(Variety)를 의미한다. 네 번째 요소인 가치(value)를 추가하여 4대 요소(4V)로 불리기도 한다. 빅데이터의 파급력이 큰 것은 단순히 빅데이터의 축적 및 관리가 아니라 이러한 빅데이터를 인공지능 기법 등을 이용하여 실시간 분석하여 새로운 서비스를 개발, 운영, 평가 및 개선을 할 수 있기 때문이다.

2) 미국에서 EMR의 유용성에 대해서 정의해 놓은 것

1.4 인공지능(AI, Artificial Intelligence)

1.4.1 인공지능의 개요

AI는 인간의 지능으로 가능한 학습능력, 추론능력, 판단 능력 등을 가진 컴퓨터가 인간의 역할을 대신 할 수 있도록 실현하는 기술이다. 인공지능은 기존 데이터를 기준으로 학습을 실시하고 이를 통해 얻어진 알고리즘을 근거로 인공지능 기능을 수행한다. 인공지능은 사실상 4차 산업혁명을 이끄는 제일 핵심적인 요소이며 빅데이터, IoT 등의 역량을 획기적으로 높여주는 역할을 한다. 의료 분야에서의 인공지능 활용은 아직은 초창기 수준이지만 시험 적용 단계를 넘어서 본격 활용이 시작되는 단계에 진입했다. IBM의 왓슨이나 구글의 딥 마인드 등 대표적인 인공지능 기업들은 의료분야를 기술 적용의 1순위 후보로 여기고 있다.[3)][4)]

이러한 인공지능의 활용에 대해서 의료분야는 크게 두 관점으로 바라본다. 하나는 의료기술의 발전으로 더 나은 의료서비스를 더 저렴한 비용으로 제공할 수 있는 기회로 생각하는 긍정적인 관점과 의료행위의 자동화로 인해 전통적으로 인건비 비중이 높았던 보건의료 분야 종사자가 일자리를 잃게 된다는 부정적인 관점이 있다.

의료 영역에서 인공지능이 도입되는 정도는 전문 진료 영역별로 차이가 있을 것으로 보인다. 인공지능의 도입이 조기에 이루어 질 것으로 예측되는 의료분야는 영상의학이나 병리과의 판독 업무로 보고 있다. 그 이유는 이 분야의 업무는 데이터의 정규화가 쉽고 정형화 되어 있어, 인공지능의 가장 기본 기능이라고 할 수 있는 분류 업무를 그대로 적용가능하기 때문이다. 인공 지능은 이 분류 기능을 기반으로 정상조직과 병변을 구분하고 병변을 병리학적으로 분류할 수 있게 된다. 반면 상황에 따라 순간적인 판단이나 물리적인 동작을 요구되는 외과적 수술 등 에서는 인공지능의 활용이 상당한 시간이 지난 후에나 가능할 것으로 보인다.

앞으로 인공지능은 계속적으로 발전할 것이지만, 인공지능이 실제 인간처럼 생각하고 창조하는 능력이 있는 것이 아니라 인간들이 규칙적이고 반복적으로 하는 일을 패턴화 하여 대처하는 것을 도와주는 IA(Intelligence Assistance)의 역할을 수행할 것이라 전망된다.

인공지능의 장점으로는 단순 작업을 빠른 속도로, 대량으로 처리할 수 있고 인간처럼 피로나 감정에 의해서 판단이 달라지지 않으며 쉬는 시간 없이 작업을 할 수 있다는 점이다. 따라서 기존에 인간이 수행할 수 없었던 업무도 수행이 가능할 전망이다. 병원에 입원한

---

3) IBM사의 인공지능에 대한 솔루션
4) 구글사가 주로 사용하는 인공지능 기법

환자의 생체신호를 끊임없이 모니터링하고 위험인자가 도래할 때 인간 보다 먼저 경고를 보내서 환자 안전을 높일 수 있고 수많은 병원 업무를 시각화하여 중요한 경영, 행정 지표를 놓치지 않게 해 줄 수 있다.

인간은 규칙적이고 반복적인 일만을 하는 게 아니므로 인공지능이 사람을 대체하는 것은 아직까지는 일부 분야에서 나타날 현상이라 전망된다. 따라서 인공지능에 대해서 과도한 두려움을 가지기 보다는 단순 반복적인 지적 노동에서 벗어나 창의적인 지적 노동을 하는 시대가 도래 하고 있는 것으로 이해하면 될 것이다.

1.4.2 인지지원 서비스(Cognitive Business)

인지지원 서비스는 비정형데이터인 그림, 영상, 문서 심지어 음성, 동영상 등의 데이터를 컴퓨터가 인식하여 정형화된 데이터로 처리해 주는 비즈니스를 말한다. 수백만장의 사진 중에 "고양이"가 있는 사진만 찾아내거나 "빨간 옷을 입은 사람이 있는 사진"을 찾아내는 일 등을 처리 할 수 있다. 혹은 "여성이 잘 입는 옷 색깔"을 분석하고 이를 계절별로 혹은 연령대별로 분류해서 패션업계에 제공할 수 있다. 폭력적인 영화를 인공지능이 걸러내고 개인이 선호하는 영화를 추천하기도 한다. 또한 기존의 검색어 대신 이미지를 입력하면 인터넷에서 비슷한 사진이 들어 있는 웹 페이지를 검색해서 보여준다.

IBM Watson의 Cognitive System은 대용량의 비정형 데이터를 빠른 시간에 정형화된 데이터로 변환하여 의미 있는 정보를 제공한다.[5] 대표적인 예로는 대량의 논문을 검색하고 정리해서 의료진에게 진료에 필요한 참고문헌을 찾아 주는 서비스이다. 이 서비스는 이러한 논문이 수술을 하는 외과의사에게 필요한 수술술기에 대한 자료인지 의료영상을 분석·판독하는 방사선과 의사에게 필요한 영상 판독 방법에 대한 자료인지를 분류하여 의료진의 업무에 따라 최적화된 참고 자료를 제시할 수 있다. 인지지원 서비스는 비단 의료뿐만 아니라 경제, 언론, 법률, 예술, 정치 등 다양한 분야에서 이미 활용되고 있다.

1.4.3 IBM Watson Health

IBM Watson Health의 개발 목표는 의사를 대신 하는 것이 아니라 의사로 하여금 더 나은 진료결정을 할 수 있도록 지원해 주는 것이다.[6] IBM Watson은 치료 가이드라인, 전자의무기록데이터, 의사 및 간호기록, 연구, 임상, 학술지 기사 및 환자 정보 등의 정보를 통합하여 활용할 수 있게 함에 따라 의사가 환자에 대해 보다 정확한 정보를 바탕으로

5) IBM사의 인공지능 서비스
6) IBM Watson을 헬스 분야에 적용한 솔루션

진단을 내리고 최선의 치료방법을 제시하고 선택할 수 있도록 지원한다. IBM에서는 암환자의 진료를 지원하는 IBM Watson Oncology를 개발하여 암환자에 대한 진료도 지원하고 있다. 이 시스템은 현재 미국에서 MSK 암센터, 메이요 클리닉, 클리블랜드 클리닉 등의 대형 병원에 진출하여 암 환자 진단 및 임상 시험, 암 유전체 분석을 돕고 있으며, 2017년 현재 한국에서는 가천 길병원, 부산대학교병원에서 이를 도입하여 활용하고 있다.

1.5 가상현실(VR, Virtual Reality) 및 증강현실(AR, Augmented Reality)

VR은 실제가 아닌 인공 환경을 컴퓨터로 만들고, 사용자는 마치 실제인 것처럼 상호작용을 할 수 있도록 만들어 주는 기술이다. 가상현실에서 제공하는 정보는 사용자의 오감을 자극하여 실제와 근접한 공간적, 시간적 체험을 가능하게 해주며 현실과 상상의 경계를 자유롭게 드나들게 한다. 사용자는 가상현실에 몰입이 가능할 뿐만 아니라 실재하는 디바이스를 이용해 조작이나 명령을 통해 가상현실 속에 구현된 것들과 상호작용이 가능하다. 이미 컴퓨터 게임, 비행 훈련, 건축 디자인이나 생산 공정 관리에 도입되어 사고를 예방하고 교육비용을 감소시키거나, 생산비용의 절감에 활용이 되고 있다. 반면, AR은 실제 세계에 3차원 가상정보를 겹쳐 보여주는 기술로서 현실 세계에 존재하는 물건 이름이나 용도, 수치 등의 부가정보를 실제 영상위에 보여주어 혼합현실(MR : Mixed Reality)이라고도 한다. 예를 들면, 최근에 출시된 포켓몬고라는 게임이 증강현실을 이용한 대표적인 사례이다. 의료와 관련된 가상현실의 예로는 살아 있는 환자의 신체구조를 시각적으로 볼 수 있게 해주어 수술을 연습할 수 있는 시뮬레이션이 꼽힌다. 미래에서는 원격진료, 신체의 미세구조 연구, 가상현실을 응용한 재활 훈련 로봇 등이 가상현실 기술을 기반으로 구현이 될 수 있을 것이다. 가상현실은 복잡한 구조를 가지는 신체 장기, 혈관, 신경 등의 구조를 마치 실제 들여다보는 듯한 느낌을 제공하여 기존 인간 시각적 인지의 한계점들을 극복하게 해준다.

1.6 3D/4D 프린팅

3차원 프린터는 컴퓨터에 디자인된 구조물을 찍어내는 입체 프린터이다. 금속, 분말, 고분자수지 등의 소재와 ICT 기술이 결합해 의료, 건축, 항공우주, 자동차 등 다양한 분야에서 원하는 물건을 만들어낼 수 있는 기계이다. 다품종 소량생산의 장점을 가지고 있으며 가정에도 컴퓨터와 3D 프린터만 있으면 원하는 물건을 인터넷에서 설계도를 내려받아 물건을 만들어 낼 수 있다.

3D 프린팅(3D Printing)은 종양에 의해서 엉켜있는 해부학적 구조물을 떼어낸 뒤 시야를 방해하는 주변 구조물을 제거하고 필요한 부분만 3차원 입체구조로 볼 수 있게 해준다. 또한 중요한 구조물과 보존해야할 구조물을 다양한 색깔로 구분하여 구조 이해에 도움을 주고 필요에 따라 확대하여 세부 구조물을 정밀하게 인지할 수 있게 해준다. 수술이 진행될 부위를 모형으로 제작하면 수술 전에 의사가 수술 계획을 정교하게 세울 수 있는데 절단이 필요한 구조를 최적의 크기나 모양으로 미리 예측해보고 실제 수술에서는 수술 시간을 단축함으로써 마취제에 의한 부작용을 감소시키고 수술 성공률을 높일 수 있다. 또한 환자의 신체와 똑같은 3D 모형은 교육이나 환자와의 의사소통을 위해서도 활용될 수 있으며 치과용 임플란트, 보청기 등 인체 보형물이나 보조기구 등을 생산하는 데에도 활용이 늘고 있다. 더 나아가 환자 개개인에게 필요한 신체 일부의 대체물인 인공장기나 인공뼈를 등을 만들어내어 일도 가능하게 될 것이다.

4D 프린팅(4D Printing)은 시간이 지나면서 스스로 변화하는 물체를 출력하는 것이다. 3D 프린팅과의 차이점은 3D 프린팅이 2D의 평면에 '공간'을 도입했다면, 4D 프린팅은 여기에 '시간' 개념을 추가하는 것이 된다. 4D 프린터로 제작한 제품은 시간이 지남에 따라 진동이나 중력, 열 등의 에너지와 상호작용하여 모양이 변한다. 보건의료 분야에서 4D 프린팅이 활약할 대표적인 분야는 신체에 삽입되는 스텐트 구조물이다. 스텐트는 좁아진 관을 확장하여 혈류나 체액의 흐름을 유지하는 목적으로 삽입되는데 심장 관상 동맥질환이 대표적인 시술 대상 질환이다. 스텐트는 삽입이 될 때는 좁은 시술관을 지나야 하므로 금속와이어를 접어서 시술관을 지나가야 한다. 반면, 설치 부위에 도달해서는 혈관내에서 지지 될 때에는 직경이나 길이 모양의 변형이 일어나야 한다. 4D 프린팅은 인공뼈나 치열 교정와이어, 피임용 루프 등에도 사용이 가능하다. 특히 4D 인공뼈는 좁은 구멍을 통해 삽입한 다음 체온이나 온수 등에 의해서 온도를 변화 시켜 보철물의 크기와 모양의 변화를 일으킬 수 있기 때문에 시술 부위의 절개의 최소화, 주변조직의 손상 최소화, 회복 기간의 단축을 얻을 수 있는 장점이 있다.

1.7 사이버 물리시스템(CPS, Cyber Physical System)

CPS 란 실제와 가상이 초연결 환경에서 통합되어 사물도 자동적, 지능적으로 제어할 수 있는 시스템을 말한다. 가상 물리 시스템 이라고 하기도 한다. CPS는 에너지, 전력망, 교통 시스템, 공공 기초시설, 건강 진료 등 매우 복잡한 핵심인프라 등에 적용이 가능하다. 병원에서는 에너지 절감을 위해서 조명의 밝기를 시간이나 요일이나 시간에 따라 자동으로 제어하거나 병실 내부의 난방 장치를 작동 하거나 수도를 잠그는 일 등을 인공지능을 이용한 사이버 물리 시스템으로 할 수 있다. 의료 분야의 제일 대표적인 모델은 수술 로봇인 다빈치(Da Vinci) 시스템이다.[7] 다빈치 시스템은 의료진이 실제 수술시야를 보면서 수술을 진행하지 않는다. 또한, 수술기구도 직접 구동하지 않는다. 다빈치 시스템은 고해상도 카메라를 3차원으로 인지할 수 있는 화면으로 물리 시스템을 구동해서 수술을 진행하게 된다. 의료진의 손가락으로는 실제 수술 부위의 딱딱하기 등을 감각으로 전달 받을 수 있고 의료진이 가상의 조작부위를 작동하면 비슷한 실제 동작이 로봇의 구동부위를 통해 정교한 수술이 이루어지게 된다.

의료 및 헬스케어 분야에서의 CPS 적용은 네트워킹 기능을 통해 특히 원격 진료에서 활약이 기대 된다. 기존 원격진료에서는 화면을 통해 시각적으로만 정보를 전달 받아 판단하는 제한이 있었다면 사이버물리 시스템은 실제 환자의 몸을 더듬어서 진찰하는 촉진, 두르려 보는 타진 등의 과정도 가능할 것으로 기대 된다. 전쟁이 벌어지는 곳에서 활약하는 원격 수술 의료로봇, 노인·장애인 시설에 에너지 관리를 하거나 건강을 돌보는 원격 헬스케어 서비스, 원격 내시경, 재택 원격 시술 등을 가능하게 할 것이다.

1.8 자연어 처리(NLP, Natural Language Processing)

자연어 처리란 인간이 발화하는 언어 현상을 기계적으로 분석해서 컴퓨터가 이해할 수 있는 형태로 만드는 자연어 이해 혹은 그러한 형태를 다시 인간이 이해할 수 있는 텍스트로 표현하는 것이다. IBM Watson에서는 비정형화된 의무기록 자료를 자연어 처리 기법을 통하여 정형화된 정보로 변환한 후 인공지능분석을 해주는 Medical Records Text Analytics 라는 기능을 선보였다.[8] 이 기능은 먼저 비정형화된 의무기록 자료를 자연어 처리 기법을 이용, 비정형화된 의무기록내용을 증상이나 개인별, 가족력 등으로 분류한 후 구축된 DB에 있는 표준용어 및 표준코드로 변환해 준다. 이때, 비정형화된 의무기록정보는 정형화된 데이터로 변환하게 된다. 정형화된 의무기록으로 변환된 의무기록 내용은 색인어가 추가되어서 보관된다. 비정형화된 의무기록을 정형화된 정보로 변환하듯이 비정형화된 의학논문을 자연어 처리 과정을 통하여 정형화된 정보로 변환한 후에 이 정보를 기반으로 하여 진단명 예측 및 최적의 치료법에 대한 참조 알고리즘을 작성한다. 이렇게 생산된 알고리즘에는 색인이 붙어 있게 된다. 정형화된 의무기록의 색인과 참조 알고리즘의 색인간의 비교를 통하여 해당 되는 의무기록에 관련성이 높은 알고리즘을 선택하고 이를 기반으로 의료진에게 진단명을 제시하거나 및 최적의 치료법을 제시해준다. 이때 인공지능은 새로이 치료방법을 창안해 내는 것이 아니라 기존의 치료 알고리즘과 가장 유사한 형태의 것을 찾아가는 것이다.

---

7) 의료분야에서 널리 활용되는 수술용 시스템

8) IBM에서는 비정형화된 의무기록을 자연어 처리를 해주는 기술을 개발했음

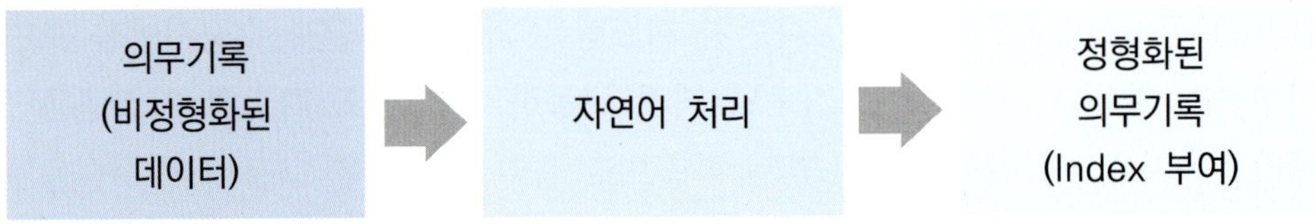

그림 1-3 의무기록 데이터의 자연어 처리 과정

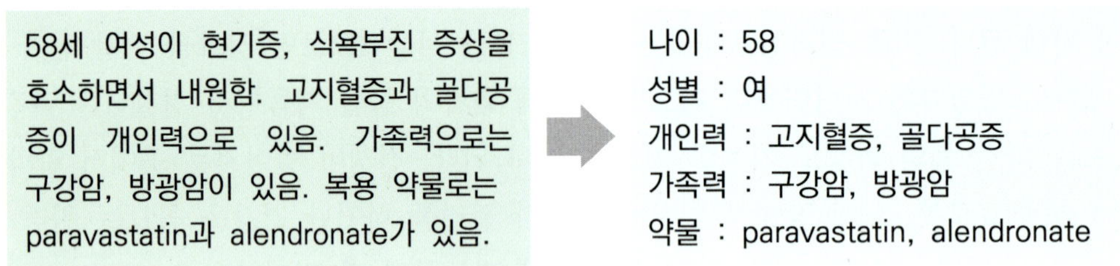

그림 1-4 의무기록의 자연어 처리의 예

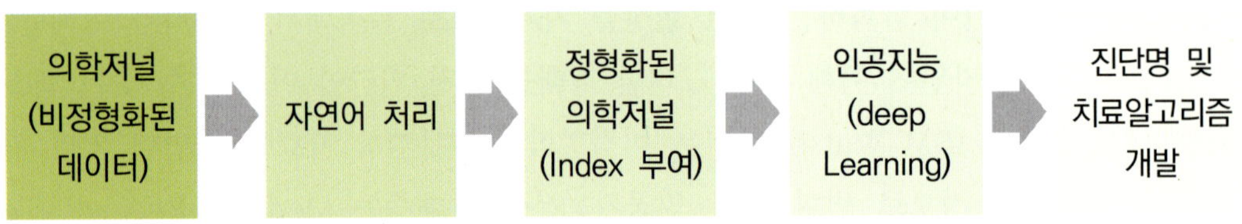

그림 1-5 의학저널의 자연어 처리 및 인공지능 분석

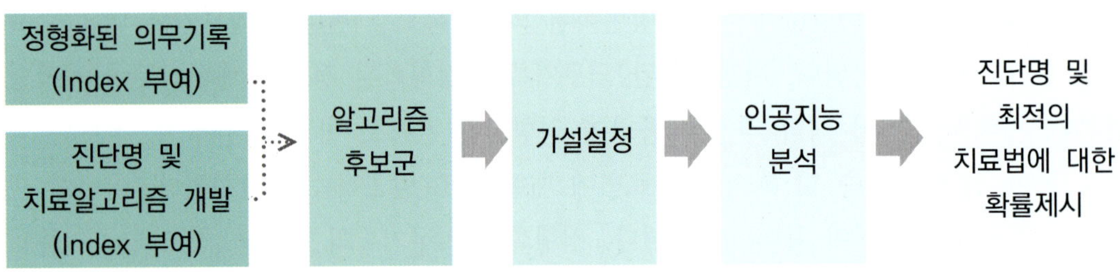

그림 1-6 의무기록데이터를 이용한 진단명 부여 및 최적의 치료법 선정과정

2 4차 산업혁명시대의 의료서비스

2.1 4차 산업혁명의 신 의료서비스

2.1.1 정밀의료(Precision Medicine)

정밀의료는 환자 개인별 유전자, 환경, 생활습관 등 분석을 통해 그룹화 하여 맞춤형 의료를 제공하는 의료 서비스이다. 환자 개인은 동일한 치료방법에 대하여 각기 다른 반응 특성을 가지고 있다는 것을 전제로 하여 개인의 질병 예방과 치료 기술을 개발하는 의료적 접근법이다. 오믹스 데이터(유전체 정보, 단백체 정보 등)뿐 아니라, 일일 운동량, 체중, 날씨, 기온과 같은 일상생활에서 얻어진 각종 라이프 로그(life log), 병원에 무수히 존재하는 임상데이터 등을 통합하여 분석을 실시하고 예방-진단-치료 가능한 방향으로 정밀의료를 실현시킬 수 있다. 요컨대, 정밀의료는 ICT, 빅데이터, 스마트 의료 등을 기반으로 작동되는 개인별 맞춤의료서비스이다. 정밀의료의 대표적인 예가 유전체 검사를 통해 환자에서의 약물 반응 민감도를 예측하고 약물의 투여를 유보하거나 용량을 조절하는 것이다. 예를 들면 어떤 환자의 단일 유전자 변이를 분석해서 특정 약물에 대한 투약효과가 없는 경우나 부작용이 예상되는 경우 아예 약을 바꾸거나 용량을 줄이는 등의 조치를 미리 시행함으로써 약물 부작용이 발생하지 않게 하는 것이다. 이전에 성인 용량의 약물을 개인차를 인정하지 않고 같은 용량만 지속적으로 처방하던 과거와는 확연히 달라진 치료 방법이다.

2.1.2 인공장기(Artificial Organ)

인공장기 기술이란 인공심박동기, 인공와우[9] 등과 같은 인체 장기를 대신하는 기기를 인체에 이식하는 기술을 말한다. 이를 통하여 통신, 위치, 건강 모니터링 기능 등이 체내에 이식하여 신체의 전반적인 흐름을 보다 세부적으로 관찰할 수 있고 더 나아가 전반적인 환자의 개인건강 관리도 효율적으로 가능케 할 것이다. 이미 많은 인공장기가 시술이 되고 있지만 미래에는 IoT 기술을 기반으로 데이터를 추출하고 인공지능 알고리즘을 통한 정교한 동작이 확보된다. 예를 들면 인공심박기는 신체 외부에서 조절기를 통해 심장박동수 등을 정밀하게 조절할 수 있다. 이러한 장비들에서 나오는 데이터는 네트워크를 통해

9) 내이(와우) 손상부의 역할을 대신해 음향 신호를 뇌에 전달하는 의료 기기

연결되어 작동이 잘 되고 있는지 원격으로 모니터링이 가능하게 해줄 수 있고, 혹은 내장된 메모리에 실제 작동과정이 로그로 남아 있다가 필요한 때에 분석이 되어 질 수도 있다. 이식이 가능한 센서들 중에는 혈당을 자동으로 측정하거나 인슐린을 아주 정교하게 분비하는 인공 췌장 등도 개발이 되고 있다. 이러한 기술의 실현은 보건의료 성과 창출에 있어 긍정적인 결과를 가져올 것으로 보이나, 사생활 침해, 보안 등과 같은 문제에 대한 대책이 필요할 수 있다. 예를 들면 이식장기에서 나오는 정보를 몰래 가로챌 수 있고 이식 장기를 장악해서 오작동을 일으키는 해킹 시나리오도 이론상으로는 가능하기 때문이다. 이식기술의 또 다른 예로는 외부 원격제어로 동작하는 이식형 피임기구, 캡슐형 비만감시 기구 등이 있고 3D프린팅 기술과 유전공학이 결합되어 세포, 단백질, 혈관 등을 갖춘 실제 생체 조직 등과 유사하게 인공장기를 만들 수 있다.

2.1.3 원격 모니터링(Remote Monitoring)

원격 모니터링은 의료 장비를 활용하여 환자상태를 원격지에서 모니터링 하는 것이다. 가정에는 환자 자신이 사용하는 혈압계나 혈당계, 웨어러블 디바이스가 점점 많아짐에 따라, 사실상 원격의료 보다 더 실현 가능성이 높고 효과도 클 것으로 판단된다. 대표적인 만성질환인 당뇨 환자의 경우에는 매일 매일 측정한 혈당수치를 병원으로 자동 전송하여 분석알고리즘을 갖춘 컴퓨터가 데이터를 파악하고 필요한 조치 내용을 의료진에게 제시할 수 있다. 원격 모니터링 서비스를 통해 당뇨와 고혈압을 대량으로 관리할 경우 만성질환과 관련된 뇌졸중, 심장마비 등의 합병증도 적극적으로 감소시킬 수 있다. 미국에서는 AliveCor사의 서비스가 인기를 얻고 있다.[10] 이는 두 손가락으로 이미 심전도를 측정할 수 있는 장비를 고객들에게 나누어 주고 측정된 심전도를 분석한 뒤 고객들에게 결과를 알려주는 서비스이다. 이 서비스는 심장질환이 있는 환자들을 대상으로 스마트 폰을 통해서 정보를 수집한다. 재미있는 점은 돈을 더 많이 내면 결과 응답을 더 빨리 알려준다는 점이다. 미국의 심장질환 환자들은 이 서비스를 이용하면서 매달 80불 가까운 비용을 지불하고 있다. AliveCor 서비스는 실제 환자 데이터를 전송해서 의료 서비스를 받는 대표적인 웨어러블 디바이스 서비스로 자리를 잡았다. AliveCor 서비스가 상업적으로 운영이 가능하게 된 데는 작동이 간단한 심전도 장비의 개발과 스마트폰의 넓은 저변, 고속 무선 데이터 통신환경이 있기 때문이다. 기존 심전도는 적어도 3개의 전극을 활용하여 신호를 측정하기 때문에 거추장스러운 긴 선들과 피부에 붙이는 전극 등이 필요하지만 과감하게 불필요한 부분을 제거하고 2개의 전극만 채용한 껌통 크기의 심전도 장비와 스마트폰 앱

---

10) ALiveCor사에서는 원격 모니터링 장비를 기반으로 하는 서비스를 제공함

만 설치하면 누구나 간단하게 측정하고 전송할 수 있는 체계를 완성하였다. 의사들이 직접 판독해준다는 점도 소비자의 신뢰를 얻었다. AliveCor 사는 "뇌졸중이 90% 예방 될 수 있습니다"는 카피로 고객들에게 어필을 하고 있다. 웨어러블 디바이스의 발전으로 원격 모니터링은 옷이나 시계, 안경처럼 자유롭게 몸에 착용하고 다닐 수 있는 또한 착용형 의료장비도 속속 개발 되고 있다.

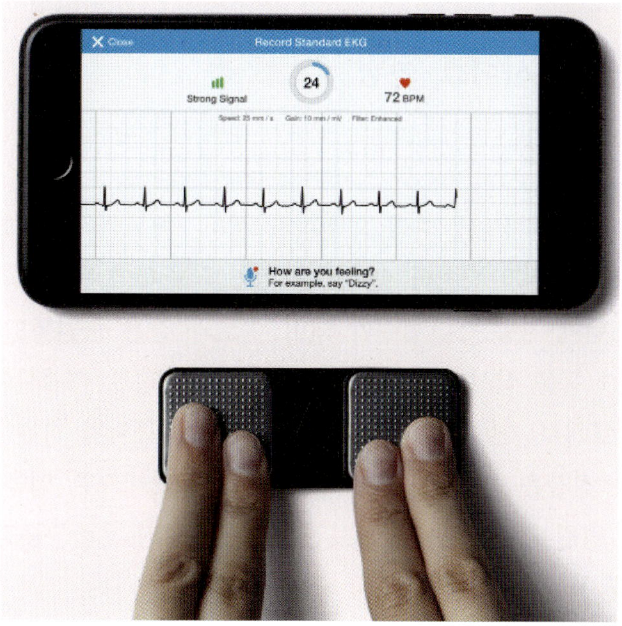

그림 1-7 AliveCor 사의 심전도 원격 모니터링 서비스

2.1.4 고령환자 스마트 케어 서비스

친고령 스마트 케어 서비스란 IoT 및 인공지능 기반의 시니어케어로봇 개발 및 보급을 통하여 고령자의 헬스케어 , 안전도우미, 금융서비스 등을 지원하는 친고령(복지) 서비스를 제공하는 것이다. 어떻게 보면 새로운 기술 분야라기보다는 앞서 제시한 원격모니터링, 사이버 물리 시스템, 인공지능, IoT 등을 조합한 종합 서비스 체계에 가깝다. 점차 고령인구 비율이 증가함에 따라 다양한 건강관리 서비스가 효율화 되지 못해서 사회적 비용이 지속적으로 증가하고 있어 미래에는 이들을 통합한 종합지원서비스 구축이 꼭 필요한 상황이다. 고령자 지원서비스의 경우 인력을 투입하는 대신 컴퓨터가 24시간 감시하는 스마트 케어 서비스의 도입과 함께 서비스의 효율화도 필요하다. 미래에는 인공지능을 갖춘 시니어케어로봇이 개발되고 친고령 클라우드 서비스가 구축되면 다양한 서비스 지원과 맞춤형

고령자 서비스를 제공할 수 있을 것으로 기대된다. 이를 통해서 고령자의 위험사항이나 응급상황 시 신속한 대응이 가능해지고 고령자의 편의 및 건강 증진에 기여할 수 있으며 고령자의 경제적 자립에 많은 기여를 할 수 있다. 또한, 친고령 클라우드를 통한 고령자간 맞춤형 콘텐츠 개발을 통한 수익 발생, 고령자 지원서비스를 통한 사회적 비용 감소, 고령 친화산업의 경제 활성화 및 양질의 일자리 창출 등의 여러 가지 긍정적인 결과물을 창출할 것이다.

2.2 미래의 병원의료서비스 전망

2.2.1 외래환자 서비스

앞으로 다가올 4차 산업혁명에 따라 외래환자 서비스에도 많은 변화를 있을 것으로 기대된다. 환자들은 스마트폰의 앱이나 웨어러블 기기를 통하여 병원 정문을 통과하는 순간부터 병원 정보시스템에 자동으로 접수가 되고 미로와 같은 병원복도에서 움직여야할 이동 동선과 대기 시간 등을 실시간으로 알 수 있게 된다. 진료 대기실에 있지 않더라도 언제, 어느 순간에 진료실로 가야하는 지에 대한 정보가 제공되면 병원 내 카페나 도서관에서 시간을 보내다가 진찰을 받을 수 있다. 또한 환자는 스마트폰 앱을 통해 진료 이력 확인, 주차장의 주차, 병원 서비스 신청, 의료진 소개, 의료진 호출, 증명서 신청, 의료비 조회까지 모든 업무를 처리 할 수 있다.

진찰실 내부 모습도 변화가 기대된다. 지금까지 의사는 차트를 작성하느라 진료 중에 환자의 얼굴도 쳐다보기 힘들었던 상황에서 벗어나 음성인식 기능을 채택한 전자차트를 이용하여 환자 보는 업무에 집중할 수 있게 되었다. 작성된 텍스트 형태의 비정형 데이터는 자연어 처리기능을 이용하여 정형화된 데이터로 변환함에 따라 자동적으로 표준용어로 코딩이 될 수 있다. 표준용어로 변환된 정형화된 데이터는 의사들에게 최신의 치료법 등에 대한 정보를 제공하고 더 나아가 보험청구, 통계분석 등도 수행하게 된다. 또한 각 의사의 진료자료는 임상 연구에 활용할 수 있고 원가분석을 자동으로 수행하여 진료 업무 개선방안을 제시하는 시대가 다가오고 있다. 또한 진료비 수납에 있어서도 전자식별 기술을 이용한 무인 수납시스템 또는 온라인 결제 시스템을 도입하여 원무과를 거치지 않고 바로 수납, 결제도 가능하기 때문에 줄을 서서 대기하는 시간이 줄고 불필요하게 이동하는 일도 자연히 없어지게 된다.

2.2.2 입원환자 서비스

사물인터넷(IoT)을 활용한 첨단 기기와 서비스가 확산되어 입원한 환자에게 쾌적하고 좋은 환경을 제공 할 수 있도록 병실에서도 많은 변화가 예상된다. 특히 입원환자를 위한 혈압, 맥박, 심전도 등의 간호업무에서 많은 역할이 기대되고 있다. 또한 병실의 온도와 습도, 조도 등이 외부 환경이나 환자의 바이오리듬에 따라 자동으로 관리된다. 병실에 이산화탄소가 많아지면 이를 인식해 환기가 필요하다는 메시지가 전달되고 자동으로 환기 시스템이 작동한다.

IoT 기술이 많이 도입될수록 병동은 더 저렴하면서 편한 환경으로 바뀔 것이다. 모든 병실에 생체신호 감지 장비를 갖추고 환자상태를 모니터링하면서 이상 신호를 감지하고 예방적 대응을 통해 환자 상태 악화를 방지할 수 있다. 침대에 부착된 센서는 침상 안정이 필요한 환자가 외출을 했는지 낙상을 했는지 확인을 하라는 경고음이 울릴 수 있다. 그리고 환자의 시트가 땀에 의해 축축하거나 침대에 용변을 볼 경우에도 경고음을 울려서 시트를 즉시 교환할 수 있도록 알려주고 환자 모니터링을 통해 욕창이나 낙상의 위험들을 미리 예방할 수 있다. 센서를 부착한 침대는 환자의 호흡수와 심박 수, 맥박 수 등 기본적인 생체 신호를 감지하여 전송한다. 이를 통해 환자가 잠들었을 때의 바이오리듬을 저장해 두면, 환자가 잠든 순간을 알아서 자동으로 조명을 끈다. 환자가 편안하게 자세를 바꿀 수 있도록 돕는 자동 침대는 높낮이 및 등받이 조절도 가능하다. 또한 환자가 알아야할 진료 정보를 터치스크린으로 각 병상에 설치하여 환자들에게 알려주거나 병원 의료진들이 필요로 하는 정보를 보다 용이하고 간편하게 조회할 수 있어 진료 정보 확인에 소요되는 시간을 단축시킬 수 있다. 메르스와 같은 전염의 위험성이 높은 질병에 감염된 환자는 격리 병실에 입원 시키는 경우, 의료진들 대신에 원격진료 장비를 통해 불필요하게 환자와 접촉하는 일을 막을 수 있고 꼭 필요한 순간에만 의료진이 개입해서 의료서비스를 제공할 수도 있다.

2.2.3 수술환자 서비스

미래의 수술 환자 서비스는 통증을 줄이고 입원 기간 및 수술 규모나 횟수를 줄이는 방향으로 전개 될 것이다. 피부 절개의 크기를 비롯한 수술의 규모 축소는 이미 최소 침습적 수술이란 이름으로 점차 현대 수술치료의 중요한 흐름으로 자리를 잡았다. 대표적인 예로 가슴을 절개하고 막힌 혈관을 이식하면서 진행되었던 심장 혈관 수술이 현재는 혈관 스텐트를 이용하여 손목에 작은 절개 자국만으로 간단히 치료가 가능한 시대가 되었다. 또한, 복강경, 내시경을 이용한 수술은 절개 부위를 최소화하고 수술 시간을 줄이며 합병증과 회복기간을 줄여주고 있다. 최소 침습 수술은 전신마취로 하던 수술을 국소마취로 진행할 수 있게 해줌으로서 전신마취의 빈도 자체를 줄여주고 있다.

가상현실 혹은 증강현실 기술은 사전 수술 시뮬레이션을 통해 수술시간을 줄이고 정교한 수술을 진행할 수 있도록 해주고, 3차원 입체 기술의 발전에 힘입어 네비게이션 장비로 유도되는 정교한 영상 수술도 점차 늘고 있다. 뇌종양 수술도 두개골을 절개하는 수술 대신 코발트 방사선을 이용한 감마나이프 치료가 각광을 받고 있다. 수술실과 시술 장비를 같이 운용하는 하이브리드 수술실도 점차 많아질 것으로 예상된다. 하이브리드 수술은 시술을 시행하다가도 필요시 수술로 즉시 전환될 수 있으며 특히 혈관 수술의 경우 혈류가 유지 되는지의 유무를 수술 중 혈관 촬영을 통해 실시간을 확인 할 수 있다.

한편, IoT와 각종 센서와 네트워크 기술의 발전은 환자 모니터링 장비의 간소화, 무선화에 기여함으로서 더 많은 생체신호를 더 쉽게 측정하고 더 정밀하게 환자상태를 분석하는 기술로 발전될 전망이다. 환자 만족도 향상을 위해서 수술이 끝나면 전신마취에서 깨면서 느끼는 통증을 실시간으로 조절하여 수술하면 아플 것이라는 선입관도 점차 없어질 것으로 기대가 되고 있다. 또한 회복실에서는 생체신호를 실시간으로 파악해서 빠른 시간 내에 환자의 호흡과 활력징후가 정상화 될 수 있도록 돕고 퇴원 후에는 자택에서 작동되는 원격 모니터링의 도움으로 안전하게 수술 후 관리를 할 수 있게 될 것이다.

발표 및 토론 주제

1. 4차 산업혁명에 관련된 요소 기술의 기술적 수준을 파악하고 이를 기반으로 한 의료서비스의 발전 방향에 대해서 토론하시오.

2. 4차 산업혁명에 관련된 기술을 기반으로 한 새로운 형태의 의료서비스 패러다임의 구체적인 내용에 대해서 토론하시오.

3. 4차 산업혁명시대에 부응하는 병원경영의 방향에 대해서 토론하시오.

4. 4차 산업혁명시대의 보건의료 종사자들의 미래에 대처할 구체적인 방안에 대하여 토론하시오.

참고문헌

1. http://www.fitbit.com/
2. https://www.healthit.gov/providers-professionals/meaningful-use-definition-objectives
3. https://www.ibm.com/cognitive/kr-ko/
4. https://deepmind.com/
5. https://www.ibm.com/watson/health/
6. https://www.intuitivesurgical.com/products/da-vinci-xi/
7. http://www-03.ibm.com/industries/ca/en/healthcare/documents/medical_records_text_analytics.pdf
8. https://www.alivecor.com/en/
9. http://gammaknife.com/

제 2 장

의료서비스 질관리의 전통적 방법론

학습목표

1 의료 질과 관련된 이해단체에 대해 알아본다.
2 질 성과 측정 방법과 자료수집 방법에 대해 알아본다.
3 의료의 질 향상을 위한 개선 활동 모형에 대하여 살펴본다.
4 질 향상 활동에 흔히 사용되는 도구들에 대해 알아본다.
5 환자안전과 위험관리에 대해 알아본다.
6 이용도관리의 4가지 프로그램에 대해 살펴본다.
7 의료기관 인증제도에 대해서 알아본다.

4차 산업혁명 시대의 의료서비스의 질 관리는 기존의 의료서비스 질 관리에 4차 산업혁명시대의 새로운 기술을 접목하여 양질의 의료서비스를 보다 저렴하게 제공하는 것이라 할 수 있다. 따라서 의료서비스 질 관리 방법론의 기본적인 사항은 기존의 것이 그대로 적용되고 시대변화에 맞는 새로운 접근방법을 접목하여야 할 것 이다. 본 교재에서는 기존의 의료서비스 질 관리 방법론을 의료서비스의 질 관리의 전통적 방법론이라 칭하고 본장에서 그 내용을 다루고자 한다. 4차 산업혁명시대에 맞추어서 새로이 추가해야할 방법론 및 기법은 3,4장에서 소개를 하고자 한다. 본 장에서 소개하는 2장의 의료서비스의 질 관리의 전통적 방법론과 3장의 보건관리공학론은 청구문화사에서 발간한 김유미 교수의 보건정보관리학 책자의 의료의 질 관리 부분은 발취하여 인용하였다.

1 의료의 질 관리 개요

1.1 개요

의료의 질이 무엇인가에 대해서는 여러 학자들의 이론이 있으나, 관점에 따라 관심을 두는 영역에는 차이가 있을 수 있다. 의사와 같은 전문가의 입장에서는 건강에 대한 위험과 편익이 가장 적절하게 균형을 이루는 진료를 양질의 의료라고 정의하고 주로 의학적인 기술을 제공하는 능력에 관심을 둔다. 이와 달리 환자와 같이 이용자 중심의 입장에서는 환자 개개인의 요구, 기대, 가치 등에 따라 의료의 질을 판단하며, 환자가 느끼는 서비스에 대한 만족도나 이용 가능성에 관심을 둔다. 사회적 입장에서는 보다 많은 사람들에게 사회적 편익이 돌아가는 것을 양질의 의료라고 정의하고 집단 전체의 건강과 진료비용에 관심을 둔다.

의료의 질에 대한 관심은 고대로부터 거슬러 올라갈 수 있다. 함무라비 법전에는 의료행위 과실에 대한 책임으로 의사의 손을 절단한다고 되어있다. 이렇게 의료 질 향상의 중요성은 전통적으로 안전성의 측면에서 강조되어 왔다. 사람의 생명과 건강을 다루는 의료의 특성상 안전성은 무엇보다도 중요한 질적인 요소로 강조되었기 때문이다. 근대와 현대로 오면서도 의료의 질 향상에 대한 관심과 노력은 지속되었다. 2000년 미국의학원(Institute of Medicine, IOM)에서 발간한 보고서 '인간은 실수하기 마련이다: 더 안전한 의료시스템 구축(To error is human: Building a safer Health System)'에 의하면 병원 입원환자 중 의료과오로 사망하는 환자가 연간 44,000~98,000명이며, 이는 교통사고, 유방암, AIDS로 인한 사망률보다 높은 것으로 보고되었다(Kohn et al., 2000). 현재 국제사회에서 의료의 질 향상에 대한 관심이 더욱 높아지고 있으며, 의료서비스의 복잡성과 특수성으로 인해 다양한 정책 수단을 동반한 의료의 질 향상에 대한 체계화와 활성화 방안이 활발히 논의되고 있다.

1.2 의료 질의 정의 및 구성요소

Myers(1969)는 "양질의 의료의 요소를 재정적, 지리적, 사회문화적인 이유로 필요한 의료서비스를 제공받는데 장애가 있어서는 안된다"는 개념의 접근성, 질, 지속성, 효율성 등의 4가지 측면을 정의한다. 살펴보면

- 접근성(Accessibility): 가능한 범위 내에서 최신 의학지식과 기술을 보건의료에 적용해야 하며,

- 질(Quality): 의료인의 전문적 능력이 중요하다는 측면과
- 지속성(Continuity) : 의료의 전문화와 세분화로 인한 단편적 진료가 아닌 예방-치료-사회복귀가 연결되어야 하며,
- 효율성(Efficiency) : 자원의 불필요한 소모를 지양하면서 최대의 효과를 달성하여야 한다

Donabedian(1982, 1988)은 의료의 질을 기술적 측면(Technical Aspect), 대인관계 측면(Interpersonal Aspect), 환경의 쾌적함(Amenity)으로 정의하였고, Vuori(1982)는 효과(Effectiveness), 효율(Efficiency), 의학적·기술적 수준(Medical/Technical Competence), 적합성(Adequacy)으로 정의하였다.

미국의학원(IOM)에서 '의료서비스 질의 간극을 넘어서-21세기를 위한 새로운 의료시스템(Crossing the quality chasm)'에서는 의료의 질을 6개의 관점에서 보고 있다(Institue of Medicine, 2001). 안전성(Safety), 효과적인 치료(Effectiveness), 환자중심성(Patient Centeredness), 시간의 적시성(Timeliness), 비용효율성(Efficiency), 형평성 있는 의료(Equity)가 반드시 보장해야 할 의료 질의 중요 요소라는 것이다.

- 안전성(Safety) : 진료의 모든 과정에서 일어날 수 있는 상해·손상으로부터 안전하게 피하는 것을 말한다.
- 효과성(Effectiveness) : 과학적 지식에 근거한 의료서비스를 제공하고(근거중심의학), 과소 이용 및 과다 이용과 같은 환자에게 이익이 되지 않는 의료서비스를 제공하지 않는 것을 의미한다.
- 환자중심성(Patient Centeredness) : 환자의 선호도, 요구도 및 가치를 존중하는 진료를 의미하며 환자의 가치가 진료의 모든 의사결정과정에서 가장 우선시되는 것이다.
- 적시성(Timeliness) : 대기시간 및 위해가 되는 진료지연을 감소시키는 것을 의미한다.
- 효율성(Efficiency) : 의료 장비, 물자, 아이디어, 에너지 등의 낭비를 피하는 것을 말한다.
- 형평성(Equity) : 성별, 인종, 지역, 사회경제적 수준과 같은 개인특성에 의해 제공하는 의료의 질을 차별화하지 않을 것을 의미한다.

1.3 의료 질과 관련된 이해단체

의료의 질에 대한 관심이 높아짐에 따라 이에 대한 외부의 요구도도 높아지고 있으며, 따라서 현대사회에서 의료의 질은 다양한 이해관계자들이 관여한 매커니즘을 통해 관리되

고 있다. 전통적으로 의료의 질 관리는 의료인에 의해 자발적으로 수행되어 왔으나 의료의 공적 책임이 강조되고 국민들의 의료에 대한 관심이 높아짐에 따라 국가에 따라 의료제공자 뿐만 아니라 국가나 의료소비자인 국민이 의료 질 향상 노력에 적극적으로 참여하는 형태로 변화되고 있다. 여기서는 미국의 의료의 질에 대한 이해단체가 어떻게 의료 질 향상에 관여하는지를 이해함으로써 우리나라의 의료의 질 관리 시스템의 현재를 이해하고 미래의 시스템을 예측하는데 도움을 주고자 한다.

1.3.1 정부

1.3.1.1 Centers for Medicare & Medicaid Services (CMS)

의료기관에서 국가건강보험(Medicare) 환자를 받기 위한 조건은 CMS의 COP(Conditions Of Participation)에 명시하고 있는데 COP는 의료기관의 기본적인 질 관리 사항을 규정하고 있다. 이 규정에서는 의료기관이 병원전체 데이터에 근거한 효과적인 질 평가 프로그램을 개발, 실행, 유지, 관리할 것을 요구하고 있다. COP의 개정 및 별표사항은 Federal Register에서 공시하고 있으며, http://www.federalregister.gov/에서 이용가능하다.

1.3.1.2 Quality Improvement Organizations (QIOs)

주(state) 정부는 국가적 차원에서 다양한 의료 질 향상 활동을 하고 있으며, 주 별로 민간비영리기관인 QIOs(Quality improvement organizations)와 3년 간격의 계약을 통해 해당 주의 의료 질 관리를 하고 이 기간의 성과에 따라 CMS와 재계약이 결정되며, 보고서를 국회에 제출하도록 하고 있다. 질 지표 보고, 수술 및 환자 진료향상, 재입원 감소 및 환자이송 등의 내용을 포함하고 있다.

1.3.2 의료기관 인증평가 기구

많은 의료기관들이 병원인증프로그램에 자발적으로 참여하고 있다. '인증'이란 의료기관 질 관리 등 일정 기준을 충족하는 의료기관에 대해 신임을 주는 것을 의미한다.

1.3.2.1 The Joint Commission (TJC)

비영리기구로 1951년에 설립되었으며, 현재까지 미국 내 19,000개 보건의료기관이 TJC로부터 인증을 받았다. TJC는 의료기관에 대해 질 향상 자료를 수집, 분석, 모니터링할 것을 요구하고 있으며, 그 자료를 통해 질 지표 CORE measure data set을 관리하고 있다. 대표적인 질 지표는 심부전(heart failure), 급성심근경색(acute myocardial infarction), 폐렴(pneumonia), 뇌졸중(stroke) 등이 있다.

1.3.2.2 National Committee for Quality Assurance (NCQA)

비영리민간기구로 1991년에 설립되었으며, HMO(Health Maintenance Oragnization)에서 PPO(Preferred Provider Organization)에 이르기까지 다양한 관리의료조직 단위의 프로그램을 담당한다. 미국인의 70.5%가 NCQA에서 인증한 민간보험에 가입하고 있다. 또한 의료서비스 질 측정 도구인 HEDIS(Healthcare Effectiveness Data and Information Set)를 이용하여 민간보험회사의 질 지표를 비교, 공개한다.

2 의료 질의 측정

2.1 질 측정의 개요

2.1.1 질의 측정의 기본개념

의료의 질 또는 성과 측정(Performance Measurement)은 투입, 산출, 결과, 효율성, 효과성을 정량화 하는 것을 말한다. 각 개념의 정의는 아래와 같다.

- 투입(Input): 과정에 이용되어진 물적 또는 인적 자원(예: X-ray 필름, 방사선사)
- 산출(Output): 과정의 산물(예: 검사결과)
- 결과(Outcome): 과정의 최종 결과(예: 수술 후 환자 상태)
- 효율성(Efficiency): 'doing things right'로 정의. 산출물 또는 결과를 위해 적절하게 사용되어진 자원의 비율(예: 장비 가동율이 적정한가)
- 효과성(Effectiveness): 'doing the right things'로 정의. 기대되는 결과를 나타내기 위해 시행된 올바른 서비스(예: 적절한 진단검사를 통해 환자상태를 호전시키는 치료계획을 세움)

2.1.2 근거중심의학

근거중심의학(Evidence-Based Medicine, EBM)은 환자진료를 위한 의사결정에 있어 최신의 검증된 연구결과를 이용하는 것이며, 최근 의료인들은 환자에게 'right thing'을 선택하기 위해 근거중심의학에 의존하고 있다.

2.1.3 임상진료지침

임상진료지침(Clinical Practice Guidelines)은 최신의 검증된 연구결과를 임상에 적용하기 위한 지침이다. 특정한 임상적 상황에서 제공되는 의료서비스에 대한 의료진 및 환자의 의사결정에 도움을 주기 위하여 체계적으로 개발된 진술로 정의된다. 최근 여러 국가에서는 국가적인 임상진료지침을 개발하고 인터넷을 통해 제공하려는 노력을 하고 있다. 미국 AHRQ(Agency for Healthcare Research and Quality)의 National Guideline Clearinghouse, 우리나라 대한의학회의 임상진료지침 정보센터와 근거창출임상연구 국가사업단 등이 있다.

2.1.4 표준진료지침(Critical Pathway, CP)[1]

2.1.4.1 표준진료지침(Critical Pathway, CP)의 개요

표준진료지침(Critical Pathway, CP)의 정의에 대해 살펴보면, Coffey(1992)는 "일정한 시간 틀 내에서 치료나 중재에 대한 대상자의 결과를 평가하는데 기틀이 되는 도구로서 의료서비스 제공시 충분한 자원을 이용하여 입원기간의 지연을 최소화하고 의료의 질을 최대화하기 위해 계획된 의사, 간호사, 그리고 기타 직원의 중재를 시간의 진행에 따라 적절한 순서로 배열해 놓은 것"이라고 정의하였다.

Zander(1988)는 "특정 질환 또는 동종의 질환을 가진 환자들에 대한 환자본인/가족 그리고 의료진의 예상되는 진료행위를 제시한 시간 틀로서 의사 및 모든 관련 부서에서 제공하는 최상의 진료패턴을 나타내며, 이는 각 분야의 개별 참여자들이 진료를 계획, 전달, 모니터, 기록, 검토하는 데 사용 된다"라고 정의하고, 가로축으로 나열된 시간 틀과 세로축에 포함된 항목들 즉 사정, 검사, 처치, 영양, 약물, 활동/안전 교육. 퇴원계획, 의뢰, 결과 평가 등으로 구성되며 시간대에 따라 종류, 수준, 상황적 조건들로 세분화 된다고 제시하였다.

2.1.4.2 표준진료지침(Critical Pathway, CP)의 기본구성

진료내용의 측면은 다양한 전문분야별 수행중재 혹은 주요 지표로 Y축을 이루며 기타 처치, 상담/의뢰, 검사, 투약, 활동, 영양/식이, 퇴원계획, 교육 등으로 구분된다.
진료과정의 측면은 시간대별로 X축을, 진단명에 따라 시간, 일, 주단위로 구분하거나 질병의 단계에 따라 Ⅰ,Ⅱ,Ⅲ, 회복기로 구분한다.

기능의 측면은 다양한 전문 인력의 수행에 따라 정해진 목표를 위해 정해진 시간대에

1) 한국QI간호사회, QI실무자에게 배우는 질향상 활동지침서, 2010

행하여야 하는 의료행위를 주요 지표에 맞춰 나열한다. 의사의 의견 수렴, 의무기록 검토, 문헌고찰, 최근의 의료수행 패턴, 타 병원의 벤치마킹 등을 토대로 어떤 중재가 언제 이루어져야 하는지를 결정한다.

2.1.4.3 표준진료지침(Critical Pathway, CP)의 모델[2)]

표준진료지침은 환자 중심 의료를 위한 '모델'로서, 진료 과정의 예측 가능성과 다학제팀 구성원 간의 의견 일치도에 따라 다양한 형태를 가질 수 있다.

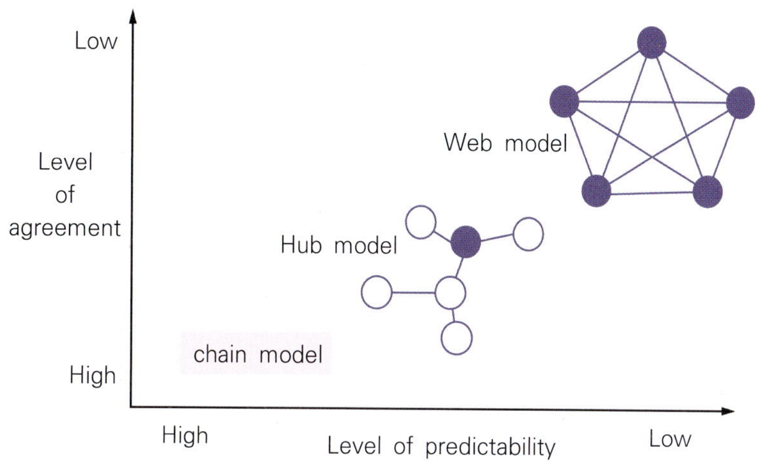

그림 2-1 예측가능성과 의견 일치도에 따른 CP모델

- **사슬 모델** (Chain model)

진료의 예측 가능성이 높고 다학제팀 구성원 간의 의견 일치도가 높을 경우에 사용할 수 있는 모델로서, 예정 수술 (elective surgery) 또는 항암 치료 과정이 이에 해당한다. Time-Task matrix (Gantt charts)를 사용하여 조직할 수 있으며 주로 일 단위로 계획을 작성하나 중증도에 따라 반일 또는 시간 별 계획을 작성할 수 있다.

- **허브 모델** (Hub model)

내과, 재활, 정신과, 완화의료 등 진료 과정의 예측성이 상대적으로 낮은 경우에 사용할 수 있는 모델로서, 한 명의 핵심 인력이 전체 과정을 이끄는 역할을 맡게 된다.

2) 국립중앙의료원, 보건복지부, 지역거점공공병원 적정진료 수행을 위한 '표준진료지침 작성 가이드라인' CP(Critical Pathway) 작성 원칙, 2015

- **그물 모델 (Web model)**

  여러 동반 질환이 있는 경우처럼 진료 과정의 예측이 어렵고 일 단위 다학제팀 미팅이 필요한 경우에 사용할 수 있는 모델로서 Tme-Task Matrix 보다는 Goal-Task Matrix를 작성하는 것이 적절하다.

2.1.4.4 표준진료지침(Critical Pathway, CP)개발 및 적용절차[3)]

[제1단계 : 대상 집단 및 표준진료지침서의 범위 설정]

- 선정기준의 개발
- 임상적 및 재정적 측면에서 이용 가능한 자료의 검토
- 대상 환자집단의 선정
- 표준진료지침서 범위의 선정

고비용이며 상대적으로 환자수가 많아 진료의 진행 과정이 비교적 일정하여 임상적으로 예측 가능한 진단명을 선택하도록 한다(DRG 대상 질병이 좋다).

[제2단계 : 표준진료지침서 개발 팀의 구성 및 교육]

다학제간 팀을 의사, 약사, 간호사, 사회사업사, 물리치료사 등으로 구성하며 자격요건으로는 임상에 대한 지식이 풍부하며 리더십과 각 해당 부서에서 영향력이 있는 사람으로 구성한다. 팀 리더와 팀원 각자의 업무분담을 분명히 하고 그에 따른 책임을 부여함과 아울러 선택된 질병명이나 진료절차에 대한 전문 지식을 전반적으로 교육한다.

[제3단계 : Critical Pathway의 개발]

- 표준진료지침서 과정에서의 환자 진료결과 목표 설정
- 문헌 및 비교 자료 검토
- 환자 진료 결과 목표의 달성 방법에 대한 가정의 설정
- 병원 내 진료 현황 자료의 수집
- 자료의 분석을 통한 결과와의 관계 규명
- 표준진료지침서의 작성
- 표준진료지침서의 승인

재원일수, 자원이용 현황과 같은 내부자료, 관계 서적 및 문헌 고찰, 타 병원이나 연구센터로 부터의 벤치마킹 결과자료 등 기본자료 검토가 중요하다.

---

3) 손기호, 표준진료지침서 소개 및 개발 사례, 한국병원약사회, 2000

[제4단계 : 직원교육]

본 표준진료지침서의 출현 배경, 개념과 목표, 적용 시기 및 적용 부서, 사용법, 진료지침서 위반시 대처방안, 기타 발생 가능한 문제점과 대응요령에 대해서 연관 직원들에 대해 교육하는 것이 중요하다.

[제 5단계 : 표준진료지침서의 적용]

- 적용과정의 관리
- 지원 기전 또는 도구의 개발

표준진료지침서가 개발되고 직원들에 대한 교육이 완료되면 적용상의 오류나 시행착오를 최소화하기 위해서는 일정기간동안 pilot study를 실시하는 것이 바람직하다. 개발된 지침서가 실제 임상에 적용하는데 문제가 없는지의 여부는 주로 발생하게 되는 지침서 위반의 빈도와 종류에 따라 평가되며 이를 합리적으로 적용하기 위해서는 해당하는 환자 중 적어도 60-70%에서는 적용이 되도록 해야 한다.

[제6단계 : 결과의 평가 및 검정]

- 진료 경로 정보의 수집
- 개별 사례의 관리
- 자료의 분석

모든 환자에게 지침서가 적용되었는지, 정해진 서비스가 정해진 시간에 제공되었는지, 지침서 위반은 정확하게 파악되었고 기록되었는지를 확인해야 한다. 직원들의 순응도가 성공에 필수적이기 때문에 순응도 향상에 필요한 각종 조치를 취한다.

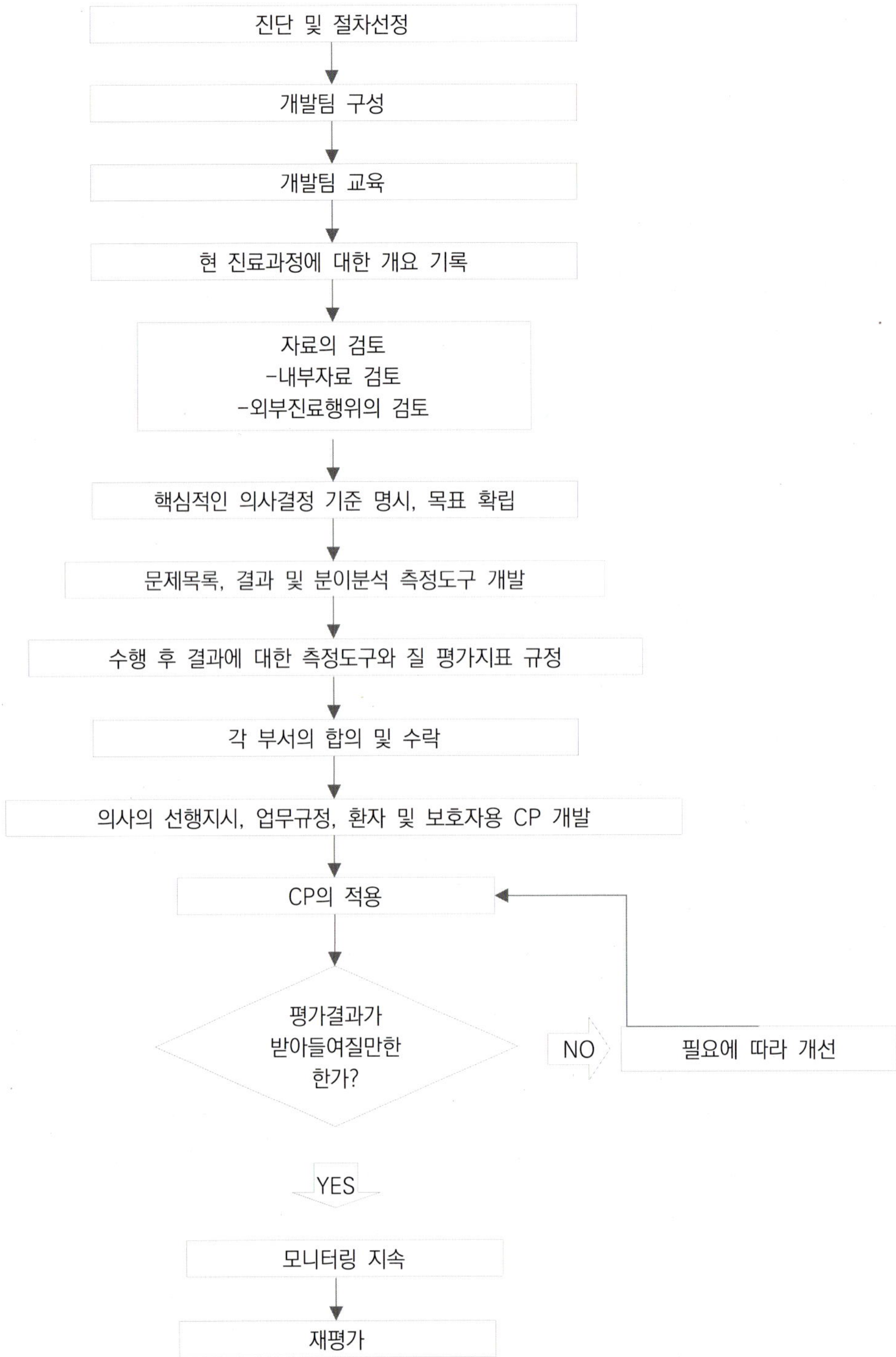

그림 2-2 CP 개발 및 적용 단계[4)]

4) Coffey RJ, Rkchards JS, Leroy SS, Schoville RR, & Baldwin PJ. An introduction to critical paths, Quality Management Health Care, 1992

2.1.4.5 표준진료지침(Critical Pathway, CP) 적용의 기대효과[5)]

표준진료지침 적용의 기대효과는 첫째로, 환자 이해도와 교육 효과 증가를 통한 환자만족도 향상이다. 둘째는 임상진료의 표준화, 업무 간소화 및 효율적 의사소통 증진 및 직원(신입, 근무지 이동) 교육 시 활용함으로써 직원만족도를 높일 수 있다. 셋째는 의료서비스 누락 및 중복 방지 및 진료지원 체계 개선으로 진료 효율성 제고를 통하여 의료의 질 향상을 꾀할 수 있다. 마지막으로 전산화 기본 자료로 활용되며, 재원일수 단축 및 의료 환경 변화에 대한 적응력 향상 등 병원 경영 효율화에 도움이 된다.

- 백내장 수술은 안과 수술 중 단일 질환으로 가장 건수가 많은 수술 중 하나로, 2005년부터 표준진료지침을 개발하여 환자 상태에 따라 1박2일(2005년 8월), 2박3일(2005년 10월)등을 개발하여 적용.
  - 적용률은 90%이상으로 입원일수와 총 진료비(식비와 입원료는 제외)는 감소하고 수술 건수는 증가.

(단위: 일, 월, 건)

연도	평균 입원일수	평균 총 진료비	월평균 수술건수
2006년	2.0	1,539,478	83.9
2007년	1.1	1,339,014	107.5
2008년	1.0	1,265,745	117.5

그림 2-3 서울대학교병원 안과 백내장 표준진료지침 효과분석 사례[6)]

이러한 표준진료지침을 적용함으로써 피라미드형 의료체제에서 환자중심의 의료체제로 전환하는데 기여한다고 할 수 있다.

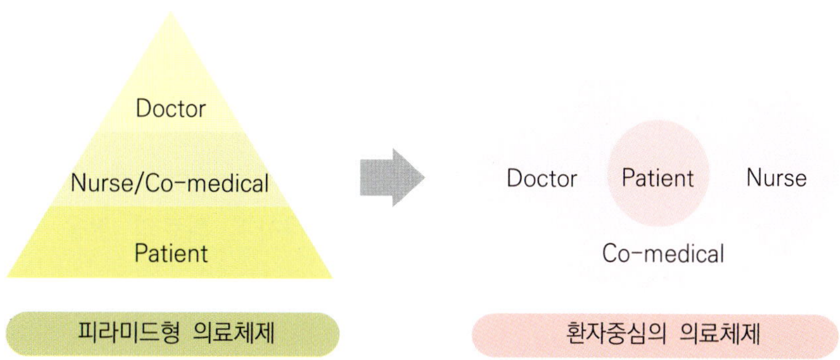

그림 2-4 CP 도입에 따른 의료체제의 변화

5) 한국QI간호사회, QI실무자에게 배우는 질향상 활동지침서, 2010)
6) 감사원, 감사결과보고서 -의료서비스 관리 실태 - 2015.3

2.1.5 지표

질/성과 측정은 숫자(number)와 측정단위(unit of measure)로 구성되며, 대개 '지표(indicator)'로 표현된다. 지표는 환자진료의 측면을 '정량적'으로 측정한 것으로 질을 직접적으로 측정하는 것은 아니나 보다 상세한 분석이나 추가적 조사가 필요한 영역을 나타내는 표지자(screen or flag) 역할을 한다. 예를 들면 '적절한 항생제 투여비율'은 진료지침에 따라 예방적 항생제를 투여 받은 고관절 수술환자 비율을 의미한다.

2.1.6 질 지표의 종류

질/성과 지표는 대개 두 가지 형태로 나누어진다. 발생 빈도에 따라서 드물게 발생하는 사건과 통상적으로 발생할 수 있는 사건으로 구분한다.

2.1.6.1 적신호 지표(sentinel indicators)

발생 빈도는 드물지만 예상치 못하게 발생하여 환자에게 사망 또는 심각한 신체적·정신적 손상을 가져오는 사건으로 즉각적인 조사가 필요하며, 원인을 밝히고 예방조치를 취해야 한다. 예를 들면, 예상치 못한 산과적 사망, 심각한 수혈부작용, 잘못된 부위 수술 등을 말한다.

2.1.6.2 비율 지표(rate-based indicators)

축적된 데이터에서 발견 가능한 패턴으로 적신호 사건에 비해 치명적이지 않으나 일상적인 진료과정에서 발생하며, 발생빈도의 변동이 크다. 일정한 수준(역치, 기준)을 정해놓고 기준치 이하일 때 선별적 중점 검토(focused review)를 수행한다. 예를 들면 배식시간 및 투약시간 지연 등이다.

2.2 구조, 과정, 결과 지표

Donabedian(1988)은 의료 질 측정 접근 방법으로 구조(structure), 과정(process), 결과(outcome)의 3가지를 제시하였으며, 이 개념은 현재까지 의료의 질을 평가하는 가장 일반화된 방법으로 이용되고 있다.

2.2.1 구조지표

진료수준을 간접적으로 평가하는 지표로 환자진료에 필요한 물리적 · 운영적 자원을 평가한다. 구조지표는 양질의 질을 제공하는 잠재적 능력으로 보고 있으며, 시설, 운영정책 및 절차, 기술적 능력 인력, 안전규정 준수정도 등이 포함되며 비교적 측정 및 계량화가 용이하다.

2.2.2 과정지표

진료제공 과정에서 무엇이 시행되었는가에 초점을 두고 평가하는 것으로서, 환자치료 과정에 직접적으로 영향을 미치는 의료진의 의사결정의 질과 직원의 능력을 평가한다. 임상 및 비임상 과정을 모두 평가하는 가장 일반적인 측정지표로 구조평가에 비하여 의료서비스의 질과 직접적인 관련이 있다. 예를 들면 임상진료지침을 다루고 있는가?, 항생제 처방을 지침에 따라 적절하게 하였는가?, 입원담당직원은 환자의 인적사항을 정확히 입력하는가? 등이다.

2.2.3 결과지표

환자진료의 결과를 평가하는 지표로서 의료행위의 궁극적인 목적과 직접 관련이 있다. 과정지표는 결과지표를 보충하기 위해 필요하며 최근 이 둘을 종합한 접근법을 이용하는 경향이 있다. 급성기병원(acute hospital)에서 사용하는 가장 일반적인 결과지표로는 사망률이 있으며, 그 외에 합병증 및 감염발생률, 환자만족도, 평균진료비용 등의 지표가 활용되고 있다.

2.3 질 지표의 개발

2.3.1 지표의 요건

Mainz(2003)은 질 지표의 요건으로 합의된 정의에 근거해야 하며, 지표 측정에 필요한 모든 내용을 담고 있어야 한다고 하였다. 또 민감도와 특이도 수준이 가능한 한 높아야 하고, 타당도와 신뢰도가 높아야 하며, 결과가 변이정도, 즉 차이를 잘 구분해 내야 한다고 하였다. 사용자와 관련된 명확한 지표여야 하는데 예를 들면 의사라면 임상시술과 관련이 있는 지표라야 한다. 또한 비교 가능해야 하고, 근거 중심 지표여야 함을 강조하였다.

2.3.2 지표의 선정

환자진료의 모든 과정을 측정할 수는 없기 때문에 성과(질)지표를 선정하는 것은 의료기관에 있어 중요한 일이다. 성과지표를 선정할 때 고려할 사항은 다음과 같다.

- 외부평가기구 및 규정

- 국가적 질 측정 우선순위
- 임상적 중요도
- 의료기관의 전략적 우선순위
- 가용 자원
- 분석도구
- 보고기술

2.4 측정자료의 수집

2.4.1 자료수집 방법

2.4.1.1 수작업

체크시트(check sheet) 또는 데이터시트(data sheet)를 이용한다. 데이터시트는 자료를 수집하기 위한 간단한 테이블 형식의 양식으로, 다음은 입원기간 중 특정사건 발생에 대한 정보를 파악하는데 사용된 데이터시트이다.

표 2-1 기록 검토를 위해 사용되어지는 데이터시트의 예

SAMPLE HOSPITAL
예기치 않은 결과 발생 스크리닝 보고서

지표	발생 건수
1. 예기치 않은 급성 의료기관으로의 전원	
2. 예정되지 않은 재수술	
3. 수술 중 또는 수술 후 계획되지 않은 장기 제거	
4. 입원 시 없었던 신경학적 결손	
5. 낙상	
6. 병원감염	
7. 욕창	
8. 외래수술 후 계획되지 않은 입원	
9. 자의퇴원	
10. 수술 후 사망	
11. 투약 부작용	
12. 수혈 부작용	
13. 24시간 이내 중환자실 재입실	
14. 마취합병증	

2.4.1.2 전산작업

전자의무기록(Electronic Medical Record)에서 자료 수집은 시간이 절약되지만 수작업에 의한 데이터 수집방법을 완전하게 대체하지는 않는다. 또한, 데이터웨어하우스 시스템을 적용할 경우 환자 진료 활동에 대한 통합적인 일련의 데이터를 제공하지만, 성과측정을 위한 정보를 제공하기 위해서는 주의 깊은 계획이 필요하다.

2.4.2 자료 질 관리

2.4.2.1 타당도

타당도(Validity)란 측정도구가 무엇을 측정하고 있느냐와 그 측정도구가 측정하려는 목표를 얼마나 정확하게 측정해 내느냐 하는 것이다. 즉, 측정의 목적을 정확히 이해하고 그를 얼마나 정확히 측정하였는가에 대한 정도를 나타내 주는 것이다. 예를 들어, 환자의 체중을 재고자 할 경우 일반 계량저울보다 영점이 잘 잡힌 디지털 체중계를 이용하여 측정하는 것이 타당도가 높다고 할 수 있다.

2.4.2.2 신뢰도

신뢰도(Reliability)란 언제 누가 측정하는가에 따라 결과가 변하지 않고 안정적인가와 관련되는 개념이다. 일반적으로 신뢰도는 같은 대상에 대해 2번 측정해서 얻은 2개의 측정치 사이에 어느 정도 일관성이 있느냐는 뜻으로 해석되기도 한다.

2.4.2.3 정확도

정확도(Accuracy)란 측정하는 방법이 얼마나 정확하게 참값을 측정하는가를 나타내는 것으로, 편향(bias)이 대표적인 오류의 예로 잘 설계한 데이터 수집방법론은 bias를 감소시킬 수 있다.

보건정보관리자는 자료의 질 코디네이터로서 가치 있는 성과 측정 정보가 될 수 있도록 일관성 있는 자료의 기록과 구축에 영향을 줄 수 있다.

3 질 평가와 개선활동

3.1 질 평가

질 평가 활동은 정기적으로 이루어져야 하며, 평가 시 검토해야 할 사항은 다음과 같다. 이를 위해 먼저 평가를 위한 보고서를 작성하여 평가를 수행한 후 개선활동을 하게 된다.

- 현재의 성과는 무엇인가?
- 어떤 경향성이 있는가?
- 조치를 취해야 하는가? 어떤 조치가 있겠는가?
- 원하지 않은 결과에 대한 가장 큰 요인은 무엇인가?
- 우선순위 높은 조치에 집중하고 있는가?

3.1.1 분석 보고서

3.1.1.1 자료의 정리

성과 평가를 위해서는 도출된 결과가 이해할 수 있는 형태로 정리되어야 한다. 그룹화하거나 요약하여 표, 그래프, 통계 비교 등의 형태로 제시하며, 스프레드시트(엑셀), 데이터베이스 등의 도구를 이용한다.

3.1.1.2 보고

평가 단계에서 목적은 정보를 의사결정권자에게 전달하는 것이다. 보고서는 대개 표와 그래프 및 기초적인 결론의 코멘트 정도로 구성하는 것이 바람직하며, 보고서 작성 시 고려해야 할 사항은 다음과 같다.

- 누가 보고를 받는가?
- 보고서의 용도는? 의사결정을 지원하고 조치를 취하는데 도움이 되는 보고서인가?
- 단순히 결과를 모니터하는 정도의 보고서인가?
- 당신이 전달하고자하는 최소한의 정보는 무엇인가?
- 어떤 형태가 가장 좋은가? (보고서, 브로셔, 구두보고 등)

3.1.1.3 통계적 도구

표나 그래프는 의사소통의 가장 강력한 도구이지만, 통계적 방법은 이를 더 상세하게 설명하고 타당성을 높여준다. 예를 들면 평균, 중앙값, 범위, 표준편차 등의 제시가 필요하거나 가설을 설정하고 이를 검증해야하는 경우가 있다.

3.1.2 개선 목표와 대상의 설정

과거 의료기관은 한 번에 한명의 환자에 대한 성과를 판단하였으나, 1917년 미국외과학회(American College of Surgeon)에서 'minimum hospital standards'를 개발한 이후로 의료기관은 사망, 합병증 등에 대한 자료를 모으고 그 축적된 자료에서 성과를 평가하기 시작하였다. 1953년 TJC(The Joint Commission)는 미국외과학회로부터 '병원표준화심사사업(Hospital Standardization Program)'을 이관 받아 새로운 질/성과 측정항목을 점진적으로 개발해 왔으나, 여전히 외부와 단절된 상태에서 병원내부의 자료로만 활동되었다. 즉 의료기관은 병원내부의 현재와 과거 데이터만 비교하는 수준으로, 1980년대 중반 이전에는 타병원 데이터와 비교가 거의 불가능한 실정이었다.

현재 표준(standard)과 역치(threshold)를 설정할 때 병원내부 과거 데이터뿐만 아니라 외부 병원의 데이터와 교과서 및 권위 있는 문헌을 참고로 한다. 최소한의 기준 또는 역치는 정밀검토를 시작할 것인지의 여부를 판단하는 기준점이라 할 수 있으며, 측정치와 기준치와 큰 차이가 없다면 계속 측정, 큰 차이가 있다면 개선 조치를 취한다.

3.2 질 향상 모형

3.2.1 PDCA 모형

W. Edwards Deming은 지속적인 질 향상을 위한 방법으로 Shewhart가 개발한 PDCA(Plan-Do-Check-Act) cycle을 제안하였다.

- Plan: 절차는 어떻게 이루어지는가? 개선을 위한 제약사항은 무엇인가? 무엇을 시도하였는가? 를 검토한다. 근거에 기반하여 개선활동을 개발해야 개선여부를 평가할 수 있는 지표설정과 성과예측이 필요하다.
- Do: 작은 규모로 파일럿 테스트를 수행하고 절차가 개선되는 것을 정확히 평가할 수 있는 자료를 수집한다.
- Check: 절차 개선의 효과와 예측 결과를 비교한다. 예측한 바와 같은 결과가 나왔다면 초기에 설정한 개선 계획을 확대하여 실행하고, 예측한 바와 다른 결과가 나왔다면 계획은 잘못된 것이다.
- Act: 개선활동을 지속적으로 실행하도록 하고, 새로운 시도와 개선활동을 보완한다. 결과를 공유하는 것이 중요한데 정보공유는 조직 학습과 지속적인 질 향상의 핵심이다.

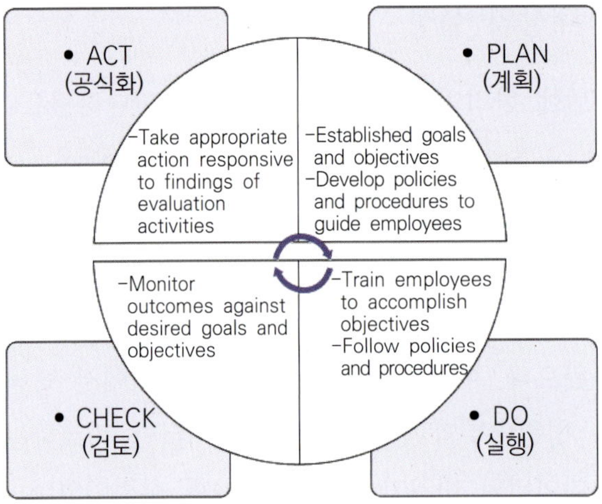

그림 2-5 슈하르트/데밍의 PDCA 사이클

3.2.2 TQM/CQI

총체적 품질 관리(Total Quality Management, TQM)는 1950년대 Deming, Juran 등에 의해 일본의 제조업자들에게 소개되었고, 이후 1980년대 미국의 제조업체를 통해 소비자 만족도 향상을 위한 방법론으로 광범위하게 활용되었다. 지속적 질 향상(Continuous Quality Improvement, CQI)은 1980년대 Berwick과 Bataldan이 TQM을 보건의료 영역에 적용한 것이다. 이 방법론은 조직의 목표를 설정하고 프로젝트를 수행하기 위해, 팀을 구성하여 과정 또는 절차의 순서도를 그리고 변이(variation)를 이해하기 위해 데이터를 사용한다. TQM/CQI는 오류를 개인이 아닌 잘못 설계된 '시스템'의 문제로 본다. 또는 TQM/CQI는 과정/절차를 개선하기 위한 개선 방안 계획, 개선 방안 실행, 개선 방안 분석, 결과의 시행 순으로 진행된다. 보건의료 분야에서 가장 널리 퍼져 있는 질 관리 철학이라고 할 수 있다.

3.2.3 식스 시그마

식스 시그마(Six Sigma)는 1987년 모토로라 등 제조산업의 품질경영 운동에서 기원한 것으로 결점을 제거하고 업무효율성을 증진하여 작업상의 결점을 최소화하여 비용을 절감하면서도 품질이 좋은 제품을 생산하고자 하는 개념이다.

시그마(Sigma, σ)는 표준편차를 나타내는 그리스어로, 6시그마 품질의 통계적 배경은 정규분포이다. 정규분포에서 약 99%가 3σ내에 위치하고 있으며, 6σ는 백만개 중의 3.4개의 결점을 나타내는 것을 목표로 하는 품질 경영 활동이다. Six Sigma를 수행하는 대표적 절차에는 DMAIC 방식이 있다. DMAIC은 Define(정의), Measure(측정), Analyze(분석), Improve(개선), Control(관리)의 약자이다.

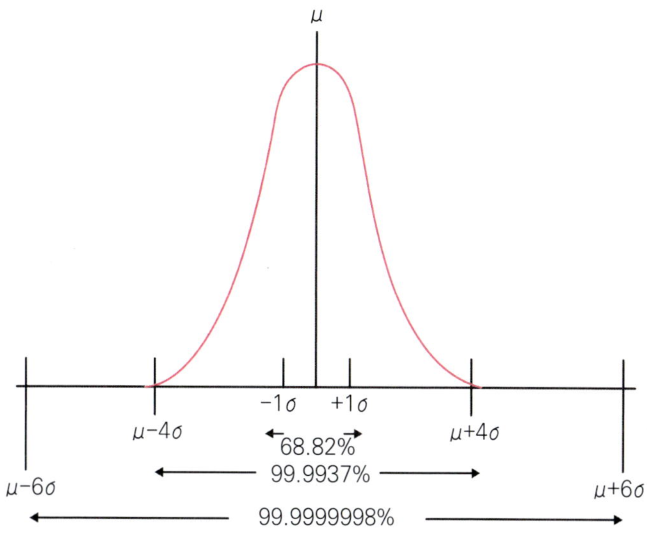

그림 2-6 식스시그마의 수준

표 2-2 식스시그마의 절차 DMAIC

단계		내용
STEP 1	문제 정의 Defining the problem	고객의 요구와 서비스 제공과정을 파악
STEP 2	문제(크기) 측정 Measuring the problem	· 고객의 요구를 알면 성과 측정 가능 · 자료의 수집 Measuring and Sampling System → '과정'을 파악하는 데 중요
STEP 3	자료 분석 Analyzing the data	· 정보 분석을 통해 문제의 잠재적 원인을 우선 순위화(원인에 대한 가설 설정) · 근본원인이 파악될 때까지 추가적인 정보 분석
STEP 4	시스템 개선 Improving the system	해결방안을 실행하고, 그 결과를 확인하기 위해 Sigma 점수를 산출
STEP 5	개선활동 관리/유지 Controlling and sustaining the improvement	성과지표 'Performance measures' – 기준(표준)에서의 변동을 파악 – 미래의 문제를 예측 – 지속적 질향상

3.2.4 린

토요타 생산시스템(Toyota Production System)으로도 알려져 있으며, Lean이란 '날씬한'라는 의미와 같이 불필요한 낭비요소를 제거하여 지속적인 비용절감과 자원을 관리하는 것을 말한다. 1980년대 일본의 세계시장 성공신화는 QI철학과 기법에 대한 국제적 관심을 유발하였으며, 제조업에서 시작하여 현재 보건의료산업을 포함한 서비스업에까지 퍼져있다. 자료를 수집하고 절차를 분석하는 활동을 '최우선순위 과제'에 집중하는 것으로, Six Sigma 모델을 보완한 것이다.

린의 핵심 4원칙은 첫째, 낭비를 제거하고 가치 있는 활동만 유지한다. 둘째, 가치 있는 활동을 개선하는데 집중한다. 셋째, 고객의 목소리에 응대한다. 넷째, 조직전체의 절차를 최적화하는 것이다.

린의 핵심 가치는 '고객'으로 고객을 중심으로 가치가 부여된 절차를 활용하고, 낭비를 제거함으로써 조직전체의 목표에 기여할 수 있도록 한다. 즉 '가치'란 절차(process)나 활동(activity)의 결과가 고객에게 의미가 있고, 구매 결정을 유도할 수 있는 것을 말한다. 즉 의료기관에서 환자, 보호자 또는 고객에게 제공되는 절차에 서비스의 '가치'가 부여되어야 한다. 검사서비스는 환자가 느끼는 진료서비스와 직접적 관련이 없다고 볼 수도 있으나, 조직의 구조적 관점에서 환자진료제공의 능력의 중요한 부분이다. 린 기법을 적용할 때 고객 및 환자에게 미치는 직간접적 활동을 모두 고려해야 한다. 즉 고객에게 영향을 미치지 않는 활동은 비부가가치 활동으로 '낭비 제거'의 대상이 된다. 관리자는 전체 '가치사슬(value chain)'에 따라 절차를 최적화하고 성과향상에 기여하는 활동을 구분해야 한다.

린 프로젝트의 수행절차는 다음과 같다. 응급실 환자에 대해 의무기록을 확인하지 않고 중복검사를 시행한 경우를 예로 생각하여 보자.

- 1단계: 고객의 관점에서 무엇이 문제인가 의문점을 제기한다.
- 2단계: 현재 업무 절차의 파악을 위해 실제로 무엇이 발생하고 있는가에 대한 흐름도를 작성해 봄으로써 문제가 되는 정보를 수집할 수 있다.
- 3단계: 구체적인 개선사항을 정량화한다. 문제가 얼마나 자주 발생하는지, 그것이 어떻게 고객에게 영향을 미치는지 파악한다.
- 4단계: 근본 원인의 조사, 업무관련자에게 왜 문제가 발생했는지 질문(인터뷰)한다.
- 5단계: 개선점 또는 개선 절차를 작성한다.
- 6단계: 개선 절차 실행 계획, 업무 순서, 책임소재, 기한 등을 설정한다.
- 7단계: 개선 계획의 실행결과를 예측, 어떻게 데이터를 수집할 것인가 결정한다.
- 8단계: 개선 계획 실행 후 결과를 측정하고 예측내용과 비교한다.

3.2.4 벤치마킹

벤치마킹(Benchmarking)이란 높은 성과를 산출하는 다른 기관과 비교하는 행위를 말하며, 타기관이 어떻게 더 나은 성과를 달성하는지를 파악하여 적용하기 위한 것이다. 1980년도 제록스에 의해 개발된 벤치마킹 모델을 대부분 적용하였으며, 의료기관도 경쟁이 심화되고 의료비용을 절감하기 위해 '벤치마킹'에 관심을 가지기 시작하였다.

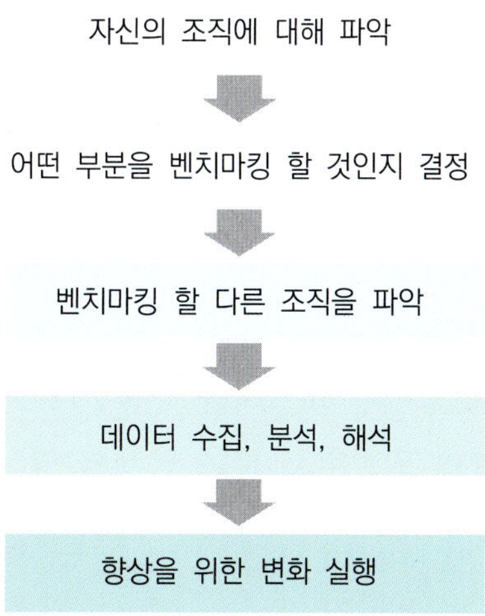

그림 2-7 벤치마킹의 과정

표 2-3 벤치마킹의 종류

벤치마킹 종류		목적	사례
내부 벤치마킹		오류의 제거 효율성 증진	검사환자 대기시간 감소를 위해 타과의 절차 벤치마킹
외부 벤치마킹	경쟁 벤치마킹	의료(경쟁)기관 간 격차 해소 데이터-지역사회/공공지료 활용	신생아중환자실 사망률비교 의무기록부서 생산성 비교
	비교 벤치마킹	타산업의 유사한 업무과정 적용	항공업계의 일정표 예약 시스템을 의료기관의 등록/예약 시스템에 적용

3.3 질 향상 도구

3.3.1 브레인스토밍

브레인스토밍(Brainstorming)은 아이디어를 최대화 하도록 설계되어 구조화되어 있지만 절차는 유연하다. 주로 문제를 발견하는 단계와 해결방안을 도출하는 과정에서 사용되며, 6-10명 정도로 구성된 팀은 특정 주제에 관해 아이디어를 도출하고 리더는 그것을 기록하고 회의를 이끄는 사람으로 구성된다. 주제와 시간이 정해지고, 모든 아이디어는 구두로 제시하며 다른 사람의 의견에 비판은 할 수 없다. 많은 아이디어를 도출하는 것을 목적으로 하며, 질 향상의 통합적 분야로서 조직구성원의 역량을 강화하고 모든 직급의 의견 수렴이 필요할 때 사용한다.

- 명목집단기법(Nominal Group Technique, NGT): 브레인스토밍과 유사하지만 구두로 하는 것이 아니라 투표 등 문서로 의견을 교환하고(silent generation of ideas) 모든 구성원들의 의견을 반영하는 보고서를 산출한다. 명목집단기법은 팀원들간의 이해관계가 복잡하거나 내용이 민감하고 많은 논쟁이 예상될 경우 사용한다.

3.3.2 친화도

친화도(Affinity Diagrams)는 도출된 아이디어와 아이디어를 정리하는 단계에 사용되는 도구이다. 초기 브레인스토밍 후 정보를 조직화하고 우선순위를 정하기 위해 아이디어를 집단화 및 카테고리화하는 것이다. 많은 양의 복잡한 정보를 다루는데 유용하며, 관리가 힘든 많은 분량의 정보를 유사한 특성을 가진 작은 그룹으로 축소를 하는 것이다. 브레인스토밍 단계에서 산출되는 새로운 정보의 양을 제한하기 위해 토론시간을 설정하기도 한다.

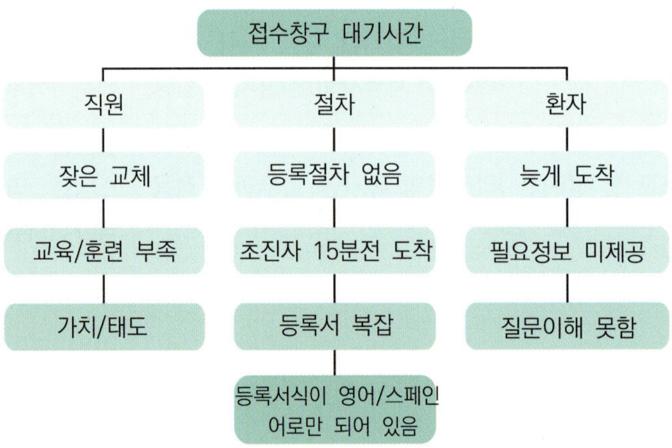

그림 2-8 친화도

3.3.3 흐름도

흐름도(Flowcharts)는 활동과정 또는 절차의 단계를 그림으로 표현한 것으로 절차의 실제 상황을 순서대로 정확하고 이해하기 쉬운 형태로 도식화하는 것이다. 개선이 필요한 절차의 현재의 상황을 보여주는데 사용하거나, 미래의 절차를 어떻게 개선할 것인지를 그림으로 표현한다.

흐름도를 사용함으로써 구성원은 절차의 단계와 일이 발생되는 순서를 파악하고, 중복되는 분야 및 가치가 없는 단계를 확인할 수 있다. 또한 사람과 조직과의 업무관계를 명확히 할 수 있으며, 개선이 필요한 절차의 구체적인 단계를 설정 할 수 있다. 흐름도 작성을 위해서는 시작과 끝 지점을 결정하고, 절차의 순서를 정하고 '의사결정이 필요한 지점'을 명확히 해야 한다.

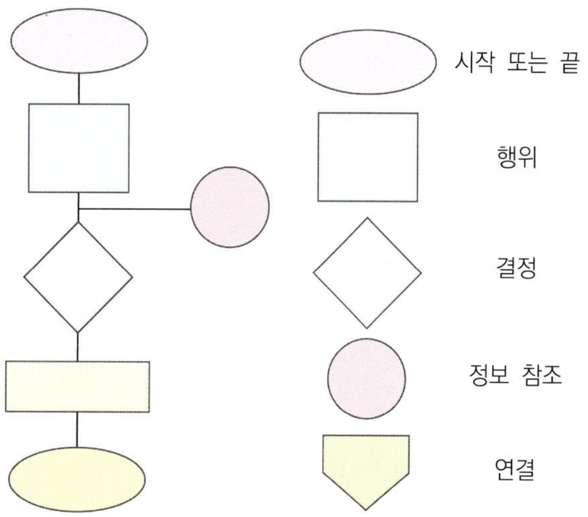

그림 2-9 흐름도에 사용되는 기호

3.3.4 의사결정 행렬

의사결정 행렬(Decision matrix)는 정보를 정리하고 범주화하여 의사결정에 도움을 줄 목적으로 사용되는 다차원적 도구(Multidimensional tool)이다. 브레인스토밍 등 아이디어 도출 기법(Idea-generating tools)으로 생산된 정보를 의사결정 매트릭스를 사용하여 미리 설정된 범주기준(criteria)에 따라 우선순위화한 다음 팀원은 각 아이디어를 분석한다. 모든 방안을 평가할 수 있는 범주기준의 목록을 작성하는 것이 먼저이며, 범주기준은 해결방안을 제시할 수 있고 개선목적에 부합해야 한다. 기준사례는 다음과 같다.

- 긍정적인 결과를 도출할 수 있는가?
- 구성원들이 참여가 가능하고 관리부서의 지원이 가능한가?
- 개선이 필요한 절차의 구성원들이 실제 참여하여 이를 실행할 수 있는가?
- 개선비용은 얼마나 소요되는가?
- 문제를 해결할 수 있는 방안인가?
- 실행하기 얼마나 어려운가?

매트릭스는 행(해결방안)과 열(평가기준)로 작성하고, 각 셀에 팀원이 답한 후 각 방안에 대해 평가기준을 비교한다. 선택된 방안에 대해 새로운 평가기준을 적용하여 평가 또는 분석할 수 있다.

표 2-4 의사결정 행렬

	긍정적 영향	지원가능 여부	실행 가능성	비용절감	실행 용이성
직원 고용	Yes	No	Yes	No	Yes
직원 교육	Yes	Yes	Yes	Yes	Yes
절차 자동화	Yes	No	Yes	No	No
타부서 업무이관	Yes	Yes	Yes	Yes	No

3.3.5 인과관계도/어골도

인과관계도(Cause and Effect diagrams) 또는 어골도(Fishbone diagrams)는 원인과 결과의 관계를 도식화하여 복잡한 문제를 해결하도록 도와주는 유용한 도구이다. PDCA cycle의 'Plan'단계에서 유용하며, 절차는 다음과 같다.

- 결과(effect, outcome, goal)를 원인선(causal line) 오른편 끝에 위치한다.
- 주요한 원인(major cause)을 원인선에 순서대로 연결한다.
- 세부 원인(minor cause)을 주요 원인선에 연결한다. 주요 원인 및 세부 원인의 목록을 도출하기 위해 브레인스토밍 방법 많이 이용하며, 친화도를 이용하여 모든 가능한 원인을 범주화 한다.
- 개선팀이 어떤 문제를 먼저 접근할 것인지를 선택한다. 이 때 의사결정 행렬을 사용할 수 있다.

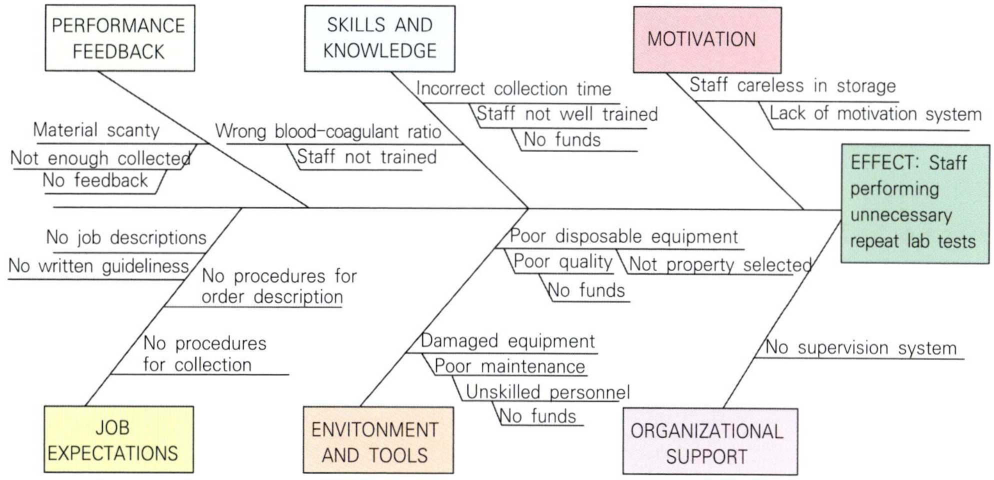

그림 2-10 어골도

3.3.6 장애구역분석

장애구역분석(Force Field Analysis)은 '역장분석'이라고도 하며 변수와 결과와의 관계를 도식화 한 것으로, 문제해결방안을 도출하는 단계에서 기대하는 결과를 지지하는 변수와 방해하는 변수를 확인할 수 있는 도구이다. 현 상황을 개선하려는 쪽과 유지하려는 쪽의 두 가지 힘의 균형에 대한 상황을 보여준다. PDCA cycle의 'Plan'단계에서 유용하며, 특히 개선계획을 저해하는 변수의 영향력을 최소화하기 위해 중요하게 사용된다. 브레인스토밍은 특정 결과에 대한 긍정적인 면(왼쪽에 위치)과 부정적인 면(오른쪽에 위치)을 파악하기 위해 이용된다.

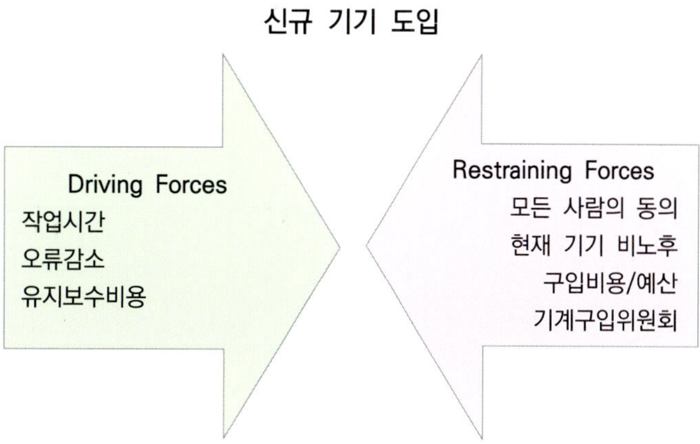

그림 2-11 장애구역분석

3.3.7 막대그래프와 히스토그램

막대그래프(Bar graph)는 빈도분포(표)를 도식화한 것으로 분포를 확인할 수 있다. 막대그래프는 요일별 외래환자수와 같이 불연속변수(categorical data)에 사용하고 히스토그램(Histogram)의 가로축은 반드시 연속변수(continuous data)이다. 따라서 막대그래프의 가로축인 변수값 사이는 떨어져있고, 히스토그램은 붙어있다.

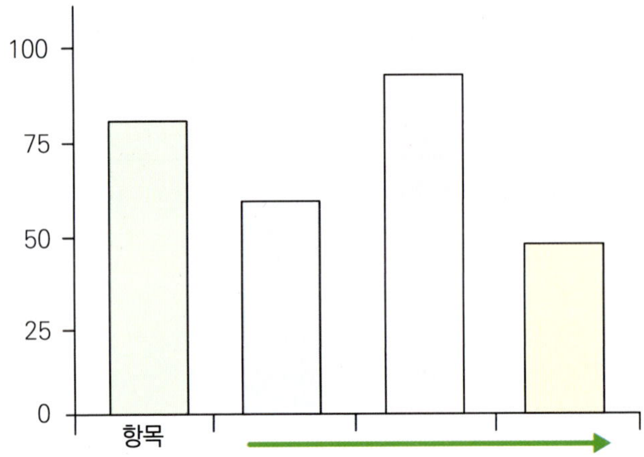

그림 2-12 막대그래프

3.3.8 파레토차트

파레토차트(Pareto charts)는 막대그래프와 유사하나 가로축이 빈도순(또는 중요도 순)으로 나열된다. 먼저 비교할 데이터를 선정한 후 표준을 선정해야 한다(예. 빈도, 비용, 크기). 가로 및 세로축의 이름을 표기하고, 마지막으로 순서에 따라 각 요인의 빈도를 막대로 표현한다. 오른쪽 세로축은 누적빈도선(cumulative frequency line)으로 표현하는데 이는 각 변수의 범주에 대해 상대적 크기를 나타낸다.

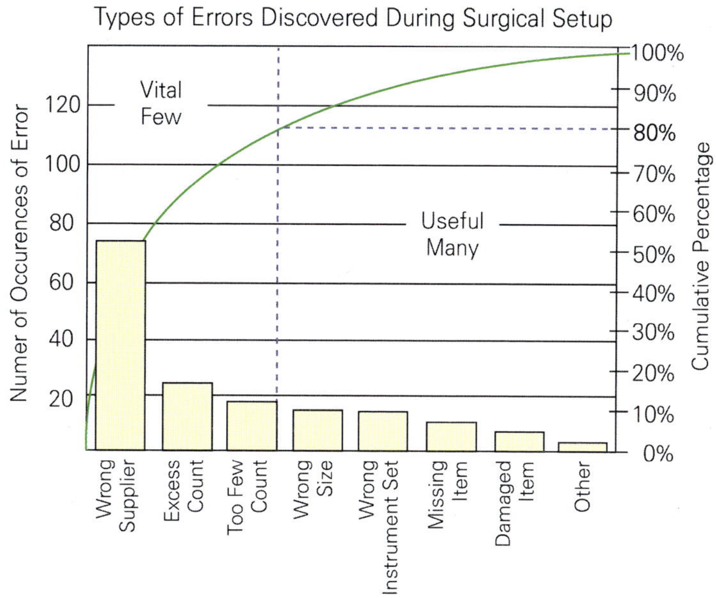

그림 2-13 파레토 차트

3.3.9 런차트/선그래프

런차트(run chart) 또는 선그래프(line graphs)시간에 따른 경향성을 모니터링하는 간단한 시각적 도구이다. 분석할 데이터의 시간 간격을 정하고 가로(시간) 및 세로축(빈도)을 그린 다음 데이터 포인트를 표시하고 선을 이어 경향성을 평가한다. 선은 예측을 가능하게 하고 또 실제 및 예측성과를 비교할 수 있도록 그리기도 한다.

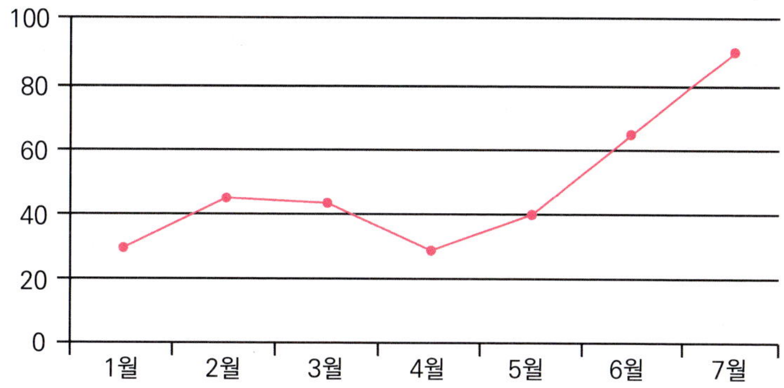

그림 2-14 런차트/선그래프

3.3.10 관리도

관리도(Control charts)는 성과를 모니터하기 위해 사용하는 특수한 형태의 선그래프이다. 성과분석을 위해 다른 차원인 상하한선을 추가하는데 이것은 통계적으로 관리범위 안에 있는지 여부를 판단하는 수단이 된다.

1920년대 물리학자 Walter A. Shewhart는 미국의 벨연구소에서 전화기 생산의 질을 향상시키는 일을 하였고, 과정상의 변이에 대한 이론 (Theory of process variation)을 개발하였는데 이것이 통계적 공정관리(Statistical Process Control, SPC)의 근간이 되었다. Shewhart의 변이이론의 중요한 특징은 변이의 종류에 따라 변이를 감소시킬 개선방법이 다르다는 것이다.

- 일상원인변이(common cause variation)는 절차를 변화시키거나 시스템 자체를 바꿔야 한다.
- 특별원인변이(special cause variation)에 대해서는, 통상적으로 발생하지 않는 원인을 발견하여 제거하여야 한다.

일상원인변이는 어떠한 절차에서도 발생할 수 있으며 일상적이고(routine)하고 무작위적(random)이다. 예를 들면 응급실 검사의 소요시간은 요일에 따라 변동성을 가진다. 요일에 따른 환자수의 변화 등에 의해 일정한 패턴이 가지는데 이 경우 어느 정도 예측 가능한 형태의 변이가 발생한다고 할 수 있다. 반면 특별원인변이는 무작위적이지 않고 드물게 발생하는 사건이다. 예를 들어 응급 검사실의 직원이 음주 근무로 검사결과가 늦어지는 경우 등이다.

이 두 가지 변이를 구분하기 위해 Shewhart가 창안한 것이 관리도이다. 관리도는 세 개의 중요한 선으로 구성되며, 평균 또는 중앙값과 상한선 및 하한선으로 이루어져 있다. 관리한계선을 벗어나는 데이터 포인트가 제거되어야 할 '특별원인'임을 나타낸다. 모든 데이터 포인트가 관리한계선 내에 있을 때는 통제범위 내에 있으므로 안정적이고 예측가능하며 변화가 필요 없다고 간주된다. 관리도는 어골도, 파레토차트, 흐름도 등과 통합하여 함께 이용할 때 유용성이 극대화된다.

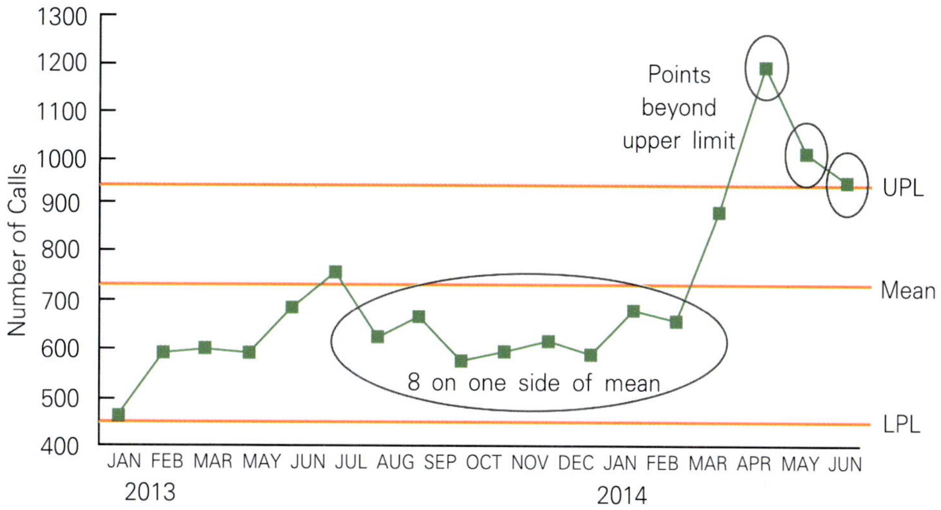

그림 2-15 관리도

3.3.11 상관관계 분석

상관관계 분석(Correlation analysis)은 변수간의 관계에 대한 관련 정도(strength), 방향성(direction), 통계적 유의성(statistical significant)을 나타낸다. 변수간의 상관관계를 가장 쉽게 파악하는 방법이 산점도(Scatter chart)를 그려보는 것이다. 상관계수(Correlation coefficients)는 산점도에서 상관성을 정확히 표현하는 수치로 다음의 부호로 상관관계를 나타낼 수 있다.

- -1.0 완벽하게 음의 관계
- 0 전혀 상관성이 없음
- +1.0 완벽하게 양의 관계

표 2-5 질 향상 활동에 흔히 사용되는 도구들

구분	질 향상 단계				
	문제분석	절차분석	방안도출	실행	결과평가
브레인스토밍	X	X	X		
명목집단기법	X	X			
친화도	X	X			
흐름도	X	X	X	X	
의사결정행렬	X	X	X		
어골도	X	X	X		
장애구역분석			X	X	
히스토그램	X	X			X
막대그래프	X	X			X
파레토차트	X	X			X
런차트/선그래프	X	X			X
관리도	X	X			X
상관관계분석		X			X

4 환자안전

4.1 환자안전 개요 및 용어

환자안전이란 의학적 치료로 인한 우발적 손상이나 의료과오가 없는 상태를 말한다. 지난 10여 년간 의학적 오류(medical mistakes)에 의한 비용과 관심이 증대함에 따라 환자안전을 보장하는 것은 현재 국가적인 과제가 되었다. 이에 따라 소비자가 환자안전 활동에 대한 영향이 증가하고 있지만 의료기관 인증평가기구가 중요한 역할을 수행하고 있다. 미국에서는 2003년부터 국가환자안전목표(National Patient Safety Goals, NPSGs)를 선포하고 이 기준을 충족시키기 위해 의료기관들이 의무적으로 질 향상 활동을 수행하도록 권고하고 있다. 매년 환자안전에 대한 다른 목표를 제시하고 있다. 예를 들면 환자확인을 위해 두 가지 이상의 환자정보를 이용할 것을 권고하는 것인데 예를 들면 혈액 체취 및 기타 다른 검사, 수술 시에 최소한 2개 이상의 환자정보를 사용하는 것이다. [표 2-6]은

2009년 OECD 18개국에서 보고된 비표준화 환자안전지표 비율의 최소값, 최대값, 그리고 최대/최소 비를 보여준다. 카테터 관련 혈류감염과 수술후 패혈증은 50배 이상이 차이가 났다(OECD, 2011).

표 2-6 OECD 환자안전 질 지표 (2009년 18개국)

지표(자료보고한 국가수)	최소(%)	최대(%)	최대/최소비
시술 중 이물질 체내 잔류(n=15)	0.002	0.011	5.50
카테터 관련 혈류감염(n=16)	0.004	0.425	106.25
수술후 패색전증(PE) 또는 심부정맥 혈전증(DVT)(n=15)	0.108	1.450	13.50
수술 후 패혈증(n=16)	0.140	8.081	57.73
우발적 천공 또는 열상(n=15)	0.013	0.402	31.15
산과적 외상- 도구를 이용한 질식 분만	1.556	16.626	10.69
산과적 외상- 도구를 이용하지 않은 질식 분만	0.193	3.811	19.75

4.1.1 환자안전(Patient Safety)[7)]

임상에서 사용하고 있는 환자안전은 '의료서비스 전달과정 중에 발생한 환자의 부상이나 사고로부터의 예방'을 뜻 한다(Baik et al., 2009[8)]).

'의료제공 과정에서의 오류의 예방 및 오류로 인하여 환자에게 발생하는 손상의 제거 또는 완화의 의미로 정의되며[9)], 세계보건기구(World Health Organization [WHO], 2009)에 의하면, '의료와 관련된 불필요한 위해의 위험을 허용되는 최소한으로 낮추는 것'으로 볼 수 있다. 한편, 미국 국립의학원(IOM, 2003)은 '환자안전'을 '작위 혹은 무작위에 의한 오류(error)로 인한 위해의 예방' 이라고 정의하여 앞선 개념들의 정의와 유사한 의미임을 알 수 있다. 환자안전에 관련된 여러 용어가 있다.

4.1.1.1 위해사건(adverse event, harmful incident)

위해사건은 용어의 범위에 따라 광의 또는 협의로 정의되며, 위해사건은 예방가능한 사건과 예방이 불가능한 사건으로 분류된다.

7) 환자안전(patient safety) 개념분석, 김미란 건양대학교 간호학과 강의전문교수
8) Baik, S. W., Lee, S. J., & Huh, J. A. (2009). Patients' rights and responsibilities and biomedicalethics, qualityimprovement and patientsafety. Seoul: Bomungak.
9) National patient safety foundation, 2003

표 2-7 위해사건 개념

넓은 의미	환자에게 위해(harm)를 일으킨 사건(WHO, 2009)
좁은 의미	의료 제공에 기인하여 환자에게 의도하지 않았던 위해 발생과 관련이 있는 사건[10)]

환자안전 활동에서는 위해사건 뿐만 아니라 근접오류의 파악도 중요하기 때문에 이들을 모두 포함하여 환자안전사건(Patient Safety Incident)이라는 용어를 사용하기도 한다.[11)] 환자가 가지고 있는 질병이 아닌 의학적인 처치에 의하여 발생한 손상으로, 환자의 입원기간을 연장시키거나 퇴원 시점에 장애를 초래한 경우를 말한다.[12)]

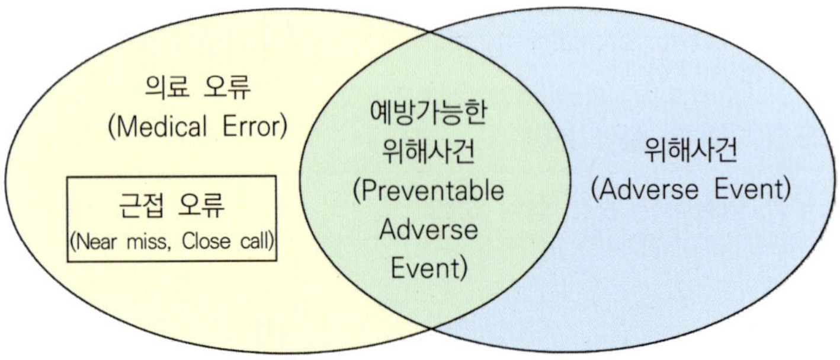

그림 2-16 의료오류와 위해사건의 관계도[13)]

4.1.1.2 중대사건(Critical incident)

중대사건은 '바람직한 방식이든 바람직하지 않은 방식이든 의미가 있는 중요한 사건'이다[14)]. 미국의 의료기관 인증기구인 The Joint Commission은 이를 '적신호 사건(sentinel event)'으로 분류하여 관리한다. '적신호사건'은 "사망 혹은 심각한 신체적 또는 정신적 손상을 동반하거나 그러한 위험을 동반한 기대하지 않은 사건"으로 이러한 사건들은 근본원인분석과 예방이 필요한 심각한 사건이 발생하였음을 알린다는 의미에서 '적신호

10) Cooper et al., 1978
11) Panesar et al., 2014
12) 7. Brennan TA, Leape LL, Laird NM, Herbert L,Localino AR, Lawthers AG et al. Incidence ofadverse events and negligence in hospitalizedpatients: Results of the Harvard MedicalPractice Study I. New England Journal ofMedicine 1991; 324:370-376.8. 이상일 옮김. 의료의 질 관리. 울산. UUP, 1999. 제5장
13) Adapted from: MMS Committee on Quality of Medical Practice and Trinity Communications, Inc. Medical Errors and Perspectives on Patient Safety. Massachusetts Medical Society, 2004
14) Cooper et al., 1978

(sentinel)'라는 수식어를 사용하고 있다.[15] 이 사건들은 대부분 명백한 과실성 위해사건으로 의료제공자에 대한 형사 또는 민사상의 법적인 책임의 추궁과 피해자에 대한 보상이 뒤따르게 된다.[16]

4.1.1.3 근접오류(near miss)

근접오류는 "위해를 유발하지 않은 의료오류"라고 할 수 있고 'close call'이라고도 부른다.[17] 문제 발생 전에 발견되었거나 환자에게 해를 끼치지는 않았으나 발생 시 환자에게 위해를 초래할 수 있는 시스템이나 업무과정상의 문제로 자주 발생하는 경우 심각한 위해사건으로 이어질 수 있는 오류이다.

4.2 환자안전의 측정

4.2.1 사고보고서

환자안전의 정도를 측정하는 가장 일반적인 형태가 사고보고서(incident reports)이다. 사고보고서는 환자, 직원, 방문객 등에게 재난 및 사고가 발생했을 때 관련 직원이 작성하도록 한다. 개인적 판단이 들어가면 안되며 객관적인 사실과 그 결과만을 기록하도록 한다. 의료기관 내 문제분야를 파악하고 개선하도록 하며 법적문제에 대처할 수 있도록 한다. 사고보고서는 의무기록과 함께 보관하는 것이 아니라 행정문서에 별도로 관리하며 보안에 주의한다. 사고보고 시스템은 조직문화 및 그 정보를 어떻게 활용하는가에 달려있으며, 개인이 사고를 보고하려는 의지는 조직문화와 그 정보가 어떻게 활용되느냐에 밀접한 관련을 가진다. 즉 사고에 관련된 직원이 사건의 발생에 대해 관여되었다는 이유로 비난받고 책임을 져야한다면 보고서를 작성할 때 자발적으로 잘못을 시인하지 않을 것이다. 그러므로 사고에 대한 훈계 조치로부터 보호받을 때 사고보고가 더 잘 이루어질 수 있다. 환자사고 데이터 수집의 가치는 데이터를 분석하여 정보를 생산할 때 발생되며, 환자사고 데이터의 수집, 분석, 보고는 질 향상부서에서 담당하게 된다.

---

15) JCI, 2005

16) 실무지침서

17) 5. WHO. Final Technical Report for The Conceptual Framework for the International Classification for Patient Safety v.1.1, 2009

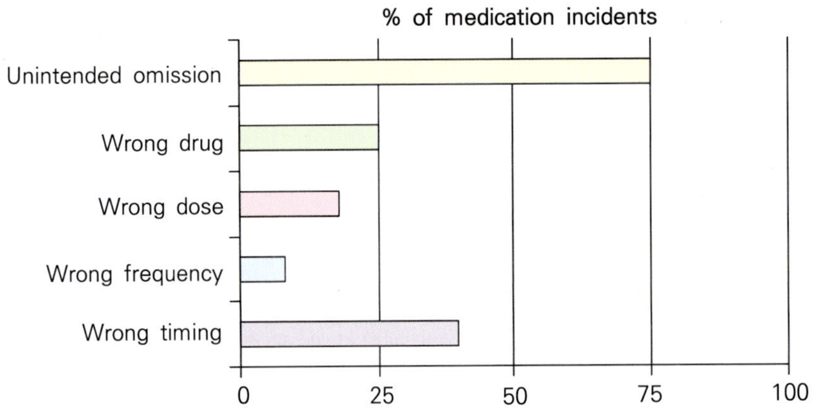

그림 2-17 의료과오(사고)의 유형

4.2.2 환자안전지표

AHRQ(Agency for Healthcare Research and Quality)에서 제시한 환자안전지표(Patient Safety Indicators, PSIs)는 표 2-8와 같으며, 퇴원요약자료로부터 산출, 문제를 발견하고 사고를 예방할 수 있도록 정보를 제공한다.

표 2-8 AHRQ의 환자안전지표

PSI No.	Patient Safety Indicators - Provider
1	Complications of Anesthesia
2	Death in Low - Mortality DRGs
3	Decubitus Ulcer
4	Failure to Rescue
5	Foreign Body Left During Procedure
6	Iatrogenic Pneumothorax
7	Selected Infections Due to Medical Care
8	Postoperative Hip Fracture
9	Postoperative Hemorrhage or Hematoma
10	Postoperative Physiologic and Metabolic Derangements
11	Postoperative Respiratory Failure
12	Postoperative Pulmonary Embolism or Deep Vein Thrombosis
13	Postoperative Sepsis

14	Postoperative Wound Dehiscence
15	Accidental Puncture or Laceration
16	Transfusion Reaction
17	Birth Trauma - Injury to Neonate
18	Obstetric Trauma - Vaginal with Instrument
19	Obstetric Trauma - Vaginal without Instrument
20	Obstetric Trauma - Cesarean Delivery

4.2.3 국가보고시스템

1999년 미국의학원의 환자안전패널에서는 심각한 환자 손상이나 사망을 초래하는 의학적 오류(medical errors)를 국가보고시스템(Nationwide Reporting System)에 보고해야 한다고 권고하고 있으며, 축적된 데이터는 미래의 사건에 대해 예방할 수 있는 정보로 사용할 수 있도록 해야 한다고 하였다(Kohn et al., 2000). 환자에게 심각한 위해(serious patient harm)를 초래하는 조직 시스템의 취약점을 발견하기 위해 사소한 오류(less serious errors)에 대해서도 자발적인 보고시스템을 개발해야한다는 주장도 지지를 받고 있다. 몇몇 주정부는 이미 특정 환자사고에 대해 보건부 주보건부서(State Health Department)에 보고하도록 의무화하고 있다.

AHRQ(Agency for Healthcare Research and Quality)는 국가보고시스템의 기능을 수행할 수 있는 기관을 인증하고 있다. 환자안전기구(Patient Safety Organizations, PSOs)는 독립적이고 전문적인 외부기관으로 환자안전사고에 관한 정보를 수집, 분석, 축적하여 잠재적인 원인을 밝히는데 이용한다. 환자안전 관련 사건의 종류는 다음과 같이 구분한다.

- 환자에게 영향을 미친 위해사건(incident)
- 환자에게 영향을 미치지 않은 위해사건(near miss or close call)
- 환자안전사고를 유발할 가능성이 높은 환경(unsafe condition)

미래에는 궁극적으로 의료기관 등이 자발적으로 보고하는 환자안전 데이터베이스 네트워크(Network of Patient Safety Databases, NPSD)가 구축되어질 것이며, 근거에 기반한 네트워크는 보건의료 공급자, 환자안전기구, 기타 기관들 간 상호작용을 통해 유지되어 질 것이다. AHRQ는 축적된 데이터를 이용하여 국가 및 지역 통계를 분석하여 결과를 매년 공개하고 있다.

4.3 환자안전법

4.3.1 환자안전법 제정 배경

2010년 5월 의료진의 실수로 정맥으로 주사되어야 할 빈크리스틴(Vincristine)과 척수강 내로 주사되어야 할 시타라빈이 바뀌어 주사되는 사건이 발생하였고, 이로 인해 9세 백혈병 항암치료를 받은 환자가 사망하였다. 이 사건은 언론 보도로 이어져 사회적으로 이슈화가 되었으며, 의약품 사용뿐 아니라 병원감염 등 환자안전을 위협하는 각종 위험으로부터 환자를 보호하기 위한 환자안전에 관한 법률 제정에 관한 논의가 시작되었다. 이후 환자단체를 중심으로 「환자안전법」제정 청원 운동으로 확산되었다. 이러던 중 2014년, 세월호 침몰사건이 발생하면서 안전에 관한 국민의 관심이 극대화되었으며, 2014년 유명연예인의 의료사고는 한층 더 환자안전에 관한 국민적 관심과 관련 법률 및 제도의 필요성이 강조되었다. 이후 2015년 1월 「환자안전법」이 제정되었다.

4.3.1.1 환자안전법의 목적

「환자안전법」은 환자안전을 위하여 필요한 사항을 규정함으로써 환자의 보호 및 의료질 향상에 이바지함을 목적으로 한다(제1조).

4.3.1.2 환자안전법의 정의

세계보건기구(WHO)에서는 '환자안전'을 보건의료와 관련된 불필요한 위해의 위험을 허용 가능한 최소한의 수준으로 축소하는 것이라 정의한다.[18] 사용하는 주요 용어의 정의는 다음과 같다.

표 2-9 환자안전법 주요 용어의 정의

용어	정의
환자안전사고	보건의료인이 환자에게 보건의료서비스를 제공하는 과정에서 환자안전에 위해가 발생하였거나 발생할 우려가 있는 사고
환자안전활동	국가, 지방자치단체, 보건의료기관, 보건의료인, 환자 및 환자의 보호자가 환자안전사고의 예방 및 재발 방지를 위하여 행하는 모든 활동
위해	사망·질환 또는 장해 등 환자의 생명·신체·정신에 대한 손상 또는 부작용

18) Patient safety is the reduction of risk of unnecessary harm associated with healthcare to an acceptable minimun. An acceptable minimun refers to th collective notions of given current knowledge, resources available and the context in which care was delivered weighed against the risk of non-treatment or other treatment(WHO, 2009).

4.3.1.3 환자안전법의 내용

환자안전법은 환자안전에 대한 책무와 함께 환자안전종합계획을 수립해야할 것과 환자안전의 기준과 지표를 개발하고 보급하는 내용, 국가적 위원회를 구성하고 활동하는 것, 환자안전의 전담인력을 두어야 하는 것, 환자안전 교육과 안전사고의 자율보고와 관련된 사항, 환자안전 보고 학습시스템의 내용 등으로 구성되어 있다.[19]

환자안전사고는 보건의료서비스 제공과정에서 위해가 발생하거나 발생할 우려가 있는 사고로 정하며, 의료기관, 의료인, 환자 및 보호자가 이러한 환자안전사고의 방지를 위해 하는 모든 활동을 환자안전활동 이라고 정한다(제2조).

국가는 환자안전과 질 향상의 제도의 기반을 마련하고 행정적·재정적 지원을 하고, 의료기관은 환자안전사고가 발생하지 아니하도록 시설·장비·인력을 갖추어야하며, 환자는 안전한 보건의료를 제공받을 권리가 있다(제2조, 제3조, 제4조).

환자안전종합계획을 5년마다 수립하여 시행하고, 국가환자안전위원회를 운영하여 환자안전 및 의료 질 향상을 위한 주요 시책, 보고의 분석 결과 활용 및 공개 등 매년 1회 이상 개최하도록 하고 있다.(제7조, 제8조)

환자안전기준과 지표를 개발 및 보급하고(제9조, 제10조), 의료기관차원의 환자안전위원회를 설치·운영하도록 하고 있으며(제11조), 일정규모 이상의 기관에는 전담인력을 배치해야한다(제11조).

환자안전사고에 대한 보고·학습시스템을 운영하고, 보고방법과 절차를 별도로 정한다(제14조). 환자안전사고 발생 시 주의경보를 의료기관에 발령하고, 자료의 제출과 의견 진술에 협조하도록 정하고 있다(제16조). 이러한 안전사고 보고자의 정보는 개인식별이 불가능하도록 하고 불리한 처우나 조치를 할 수 없다고 정하였다(제17조).

---

19) 환자안전실무지침서

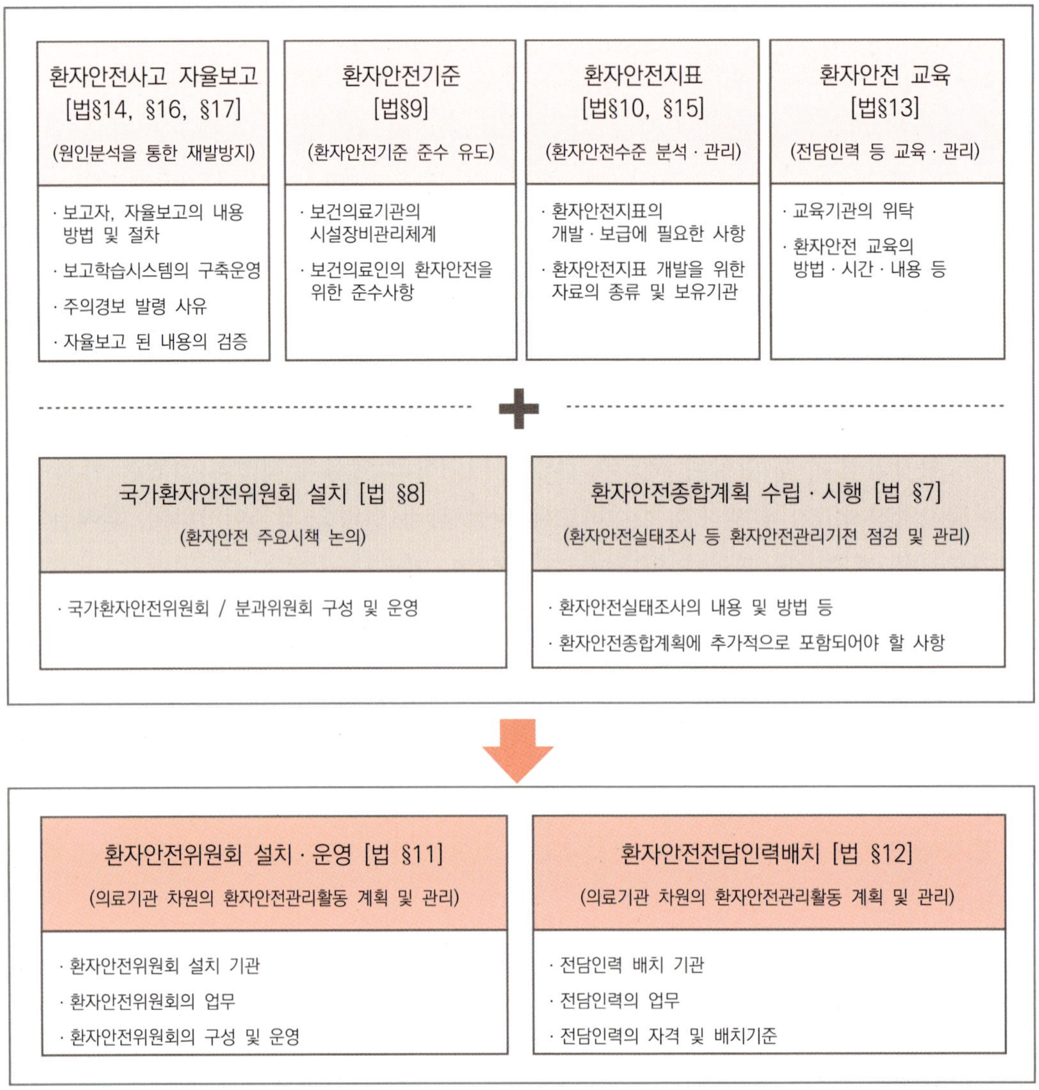

그림 2-18 환자안전법[20]

4.4 환자안전 향상활동

환자안전을 보장하는 것은 오류발생 가능성을 최소화하고 발생 조짐을 최대한 빨리 인지하는 시스템과 절차를 확립하는 것이다. 환자안전 향상활동 기법은 질 향상 방법론과 유사하며 개선이 필요한 분야를 정하고, 분석한 후 개선 목표를 정하고 실행하는 것이다. 그러나 심각한 환자 사고가 발생한 후 시행되는 환자안전향상 프로젝트(Patient Safety Improvement Project)는 대체로 수동적이다.

20) 의료기관평가인증원

4.4.1 근본원인분석

근본원인분석(Root Cause Analysis, RCA)는 사후 위험평가 방법론이다. 환자의 잠재적 질병상태가 원인이 아닌, 의학적 관리가 소홀하여 발생한 합병증이나 부작용 등 환자위해사건을 체계적으로 조사하는 과정 및 절차이다.[21]
적신호 사건(sentinel event)은 근본원인분석이 필요한 중증도의 환자위해사건으로 다음과 같은 예를 포함한다.

- 예측하지 못한 환자 사망이나 영구적인 주요 기능 상실을 초래한 사건
- 24시간 진료서비스를 받는 환자의 자살
- 정상 신생아의 예상치 못한 사망
- 신생아 유괴 또는 다른 가정으로 바뀜
- 용혈성 수혈 반응 또는 혈액형 부적합 혈액성분
- 잘못된 환자 또는 잘못된 부위 수술

근본원인분석은 간단히 무엇이, 어떻게, 왜 발생했는지를 조사하는 과정으로 어떻게 하면 동일한 사건을 예방할 것인지를 분석한다. 예를 들어, 의무기록부서 직원이 절차에 따라 정보를 공개하지 않았다고 가정하자. 흔히 관리자는 실수 혹은 직원의 책임이라 생각하고 그냥 넘어갈 것이다. 하지만 더 깊이 조사하지 않으면 문제는 반복될 수 있으므로 '근본적인 원인'에 대해 추적해야 한다는 것이다. 즉 '왜 절차대로 하지 않았나?', '절차가 명확하고 이해하기 쉬운 형태인가?', '직원이 교육 또는 훈련 받은 범위를 넘어서는 일을 하도록 하지 않았나?' 등의 계속적인 '왜'라는 질문은 어떤 사건에 대한 근본원인을 파악할 수 있도록 해준다.

근본원인분석은 자료수집, 근접원인분석, 근본원인분석, 개선방안수립 등의 4단계를 거친다.

- 자료수집 : 팀을 구성하여 무엇이 언제 어떻게 발생하였는지 확인하고, 왜 발생하였는지 탐색하기 시작한다. 팀 구성원에는 사건에 관여한 사람, 해당분야 전문가(임상의사, 인사관리자, 치료사 등), 개선활동의 장애물을 제거할 수 있는 조직의 리더가 포함되어야 한다.
- 근접원인분석 : 사건의 발생 가능성을 증가시키는 요인들을 분석한다. 이러한 근접원인(causal factors)은 각각이 사건을 직접 유발하지는 않으나 동시에 작동했을 때 사건을 발생시킨다(Swiss cheese theory).

21) Brennan et al., 1991

- 근본원인분석 : 근본원인은 제거하면 비슷한 사건의 재발을 예방할 수 있는 것이므로, 단편적인 하나의 문제나 요인이 아니라 조직의 시스템에 내재되어 있는 근원적인 요인를 말한다. 이 단계에서 어골도를 많이 이용한다.
- 개선방안 수립 : 개선활동은 첫째, 오류가능성을 제거하고, 둘째 올바르게 실행할 수 있도록 절차를 쉽게 하며, 셋째는 사건발생 후 나타날 수 있는 오류의 효과를 최소화한다. 무엇보다 개선과정에 대한 정보를 공유하는 것이 중요하다.

4.4.2 오류유형 및 영향분석

오류유형 및 영향분석(Failure Mode and Effect Analysis, FMEA)은 제조, 항공, 컴퓨터 S/W설계 등 산업분야에서 안전시스템평가(Safety System Evaluation)를 위해 사용하는 위험도 분석기법(Risk Analysis Technique)이다. 근본원인분석이 사후 위험평가 방법이라면 FMEA는 사전 위험평가 방식이다. 현재 의료분야에서도 현재의 시스템을 분석하고 새로운 절차의 시행 전 평가를 위해 사용하고 있으며, 환자진료과정에서 체계적 사고(systematic thinking)를 촉진시키는 기법이다. FMEA의 목적은 절차상의 실패 가능성을 줄이는 조치를 취하는 것이며, 무엇이 환자안전에 문제가 될까?', '그 문제의 크기는?', '예방을 위한 조치가 무엇인가?'에 대한 답을 얻어가는 과정으로 다음과 같은 단계를 거친다.

FMEA는 다음의 4단계를 거친다.

- 분석할 과정 및 절차의 정의: FMEA는 매우 노동집약적인 작업이므로 약물투약 절차 등 고위험도 또는 잘 알려진 문제를 선택하는 것이 가장 좋다.
- 팀 구성: 관련 문제의 전문가와 다양한 관점을 가진 대표자로 구성하며, 선택된 문제 영역의 절차에 대한 흐름도를 작성하면서 시작한다.
- 오류의 원인 규명
  - 오류 규명: 절차의 각 단계가 어느 정도의 실패(오류) 가능성이 있는지를 규정한다. 이를 위해 팀은 브레인스토밍 등의 기법을 이용하여 각 단계에서 모든 가능한 실패 가능성을 확인한다. 예를 들면 약 처방을 내는 단계에서 의사가 잘못된 약물을 처방하거나 약 용량 오류를 낼 수 있고, 식별하기 어려운 글씨체를 사용하거나 혼동되는 약어를 사용할 수 있다.
  - 오류의 영향 분석: 오류의 영향력에 대한 분석 단계로, 환자에게 중대한 해를 입히는 치명적 사건(vital few failure)의 영향 정도를 규명하는 것이 중요하다.
  - 오류의 원인 규명: 각각의 중요한 오류에 대해 간단한 근본원인분석(RCA)를 시행한

다. 오류가 매우 이론적이라 할지라도 오류의 원인과 기여요인을 파악하고자 하는 노력이 중요하다.

- 개선방안의 수립: 질 향상 프로젝트와 같이 파일럿 테스트를 통하여 효과성을 확인하고 효과가 있을 시 전체 확대 시행하고 지속적으로 모니터링을 실시한다. FMEA의 주요 제한점은 한 번에 '하나의' 절차에 대해서만 실행이 가능하다는 점이다.

5 위험 관리

5.1 위험관리의 개요

5.1.1 위험, 상해, 위해

의료기관에서 위험(risk)이란 개인에게 상해(injury)를 유발하거나 의료기관에 재정적 손실을 미칠 수 있는 잠재적인 상황 또는 사건을 이야기 한다. 법률용어에서 상해(injury or harm)란 신체적 손상보다 포괄적인 용어로, 개인이나 개인의 권리 또는 재산에 잘못을 하거나 해를 끼치는 것을 말한다.

의료기관에서 위험 관리 프로그램(Risk Management Program)은 안전한 물리적 환경에 대한 공적책임성(public accountability)과 표준임상지침 준수에 대한 사항을 포함한다. 의료사고 소송(malpractice litigation)은 금전적 보상을 동반하고 공적 가시성(public visibility)이라는 측면에서 큰 관심영역이지만, 의료기관의 경영자는 어떤 이유로든 의료기관을 방문하는 사람에게 일어날 수 있는 잠재적인 상해(potential injury)에 관심을 가져야 한다. 이러한 잠재적 의료소송자(potential claimants)는 환자뿐만 아니라 직원, 방문객, 계약 및 제휴기관(외주업체) 등을 모두 포함한다.

5.1.2 위험관리

위험관리(Risk Management)는 위험을 감소시키기 위한 모든 정책(policy), 절차(procedure), 활동(practice)과 상해에 대한 법적책임(liability) 관리를 포함한다. 위험관리프로그램을 구성하는 정책과 절차는 법률적 해석이 계속 변화하기 때문에 의료기관의 법률 자문가와 협력하여 개발하여야 한다. 일반적으로 위험관리활동은 아래를 포함한다.

- 상해발생 가능성을 최소화한다.
- 상해를 당한 환자에 대한 즉각적이고 적절한 조치(대응)를 취한다.
- 상해가 발생했을 때 법률적 책임을 확인하는 과정(계획 및 예측): 금전적 손실을 예방 또는 최소화하고 보상 사건에 대한 배상액의 산정, 소송으로 인한 의료기관의 부정적인 이미지를 최소화한다.

5.1.3 위험관리 정보관리

위험관리에 관한 문서는 정보유출을 방지하기 위해 법률 지침에 따라 엄격하게 관리되어야 한다. 변호사-의뢰인 면책특권은 일반적인 계약서나 환자진료 문서에 언급되지 않는다. 따라서 특정 사건이나 환자에 대한 정보는 위험관리자 및 의료기관 대표자와 법률 자문가 사이의 사적인 의사소통 문서로서 관리되어야 한다. 이러한 정보는 이미 알고 있는 위험사건이나 보상이 필요한 잠재적 위험사건(Potentially Compensable Event, PCE)에 대한 행정적 의사결정이나 대응방안 마련하는데 중요한 정보가 된다.

5.1.4 위험관리의 결과와 배상

일반적으로 의료소송은 의료사고가 발생하고 의료기관이 금전적 보상을 해야 한다는 법적판결이 나기까지 수년 동안의 법적 대응으로 진행된다. 이러한 법적 대응 과정에서 의료기관의 승소여부와 관계없이 발생하는 막대한 비용 때문에 재정계획(financial planning)을 위한 정확하고 완전한 정보를 필요로 한다. 보험회사 또는 의료기관은 방어를 위한 정보 부족, 합의금보다 더 큰 재정적 손실, 병원의 이미지 손실 등과 같은 이유로 재판보다는 합의를 선택할 수도 있다.

5.2 법적 손실의 예방 및 최소화

5.2.1 위험 예방

위험관리를 위한 최선의 방안은 '예방'이며, 고위험의 문제가 발생하기 쉬운 분야, 과정, 절차를 찾아내고 지속적으로 모니터링 하는 것이 중요하다. 상해(injuries), 위해요인(safety hazards), 고객불만사항(complaints), 법적 소송에 대한 정보(liability claims) 등의 자료가 주요 정보가 된다. 예를 들어, 진료행태(올바른 손씻기), 물리적 환경(미끄러지기 쉬운 젖은 바닥), 개별 보안(락커 등의 잠금기능 점검) 등에 대한 평소의 평가와 모니터링이 중요하며, 문제점의 개선과 재발 방지는 위험방지 절차(Risk Prevention

Process)에서 매우 중요한 과정이다.

5.2.2 손실의 최소화

손실의 최소화(loss reduction)를 위해서는 하나의 사건이나 소송에 초점을 맞추어 또 다른 연쇄사건이 발생하지 않도록 즉각적으로 대처하는 것이 중요하다. 사건의 조사를 위해서는 사건발생 즉시 발생장소, 목격자의 진술 등 모든 가능한 요인을 수집하는 것이 중요하며, 만약 사건이 보상 가능한 경우라면 보험회사의 법률 담당자와 연락을 취하여 모든 필요한 정보를 수집하고 적절한 대응책을 마련해야 한다. 많은 경우에 있어 의료기관의 즉각적이고 진지한 노력이 재정적 손상이 필요한 법적 소송을 방지할 수 있다.

5.2.3 소송관리

소송관리(Claims Management)는 의료사고에 대한 행정적/법적 절차를 말하며 아래의 과정을 거치게 된다.

- 청구비용에 대한 내부감사
- 의무기록 완결도 검토
- 재정 및 의무기록의 별도보관
- 내부 인터뷰 및 조사
- 재판 준비
- 소송진행상황의 추적
- 관련 소송 및 법적 손실 요약정리
- 소송결과를 질 향상 자료로 이용

의료기관 전체 차원에서 모니터링하고 평가하는 활동, 위험도 조사, 감염관리 및 기타 질 검토 활동을 통해 축적된 정보는 질 향상 및 환자안전 기능으로 통합되는 것이 타당하며, 이러한 정보는 다음의 목적을 위해 이용할 수 있을 것이다.

- 시스템의 절차 개선
- 환자와 직원의 만족도 향상
- 임상 결과의 향상
- 위험요인 감소

6 이용도 관리

6.1 이용도 관리의 개요

이용도 관리(Utilization Management, UM) 활동은 의료시설과 의료자원이 얼마나 환자의 의료요구도에 맞게 적절하게 사용되었는가를 평가하는 것이다. 즉 의료의 '질과 비용'에 관한 문제이다. 과소이용(의학적 요구도 미충족)과 과다이용(의학적으로 불필요) 둘 다 문제가 된다. 환자의 50-60%가 이러한 유형의 이용도 관리에 문제가 있는 것으로 알려져 있으며,[22] 관리의료(managed care)의 시행률이 높은 지역에서 이러한 문제는 더 심각한 것으로 알려져 있다.

이용도 관리의 목적은 자원을 효율적으로 사용하면서도 의료의 질과 접근도를 향상시키는 것으로 의료기관, 의료인, 보험회사가 모두 이용도관리 활동에 참여해야 한다. 이용도 관리는 자원사용에 대한 측정과 얼마나 잘 사용되었는지의 평가, 자원 이용도의 향상 과정을 포함한다. 이용도관리 활동은 독립적이면서도 의료 질 및 환자안전 향상 활동과 상호 의존성이 높은 활동이다.

6.2 이용도 관리에 대한 외부기관의 요구

이용도 관리는 의료자원의 국가적 관리의 필요성, 민간보험회사의 의료자원 관리의 필요성 등으로 인하여 미국에서 발전하였다. 우리나라는 건강보험심사평가원이 이러한 기능을 부분적으로 수행하고 있으며, 여기서는 미국의 제도를 중심으로 살펴보고자 한다. 이를 통해 향후 우리나라의 이용도 관리에 대한 제도가 어떻게 발전하게 될지를 전망해 볼 필요성이 있다.

6.2.1 Medicare COP

Medicare and Medicaid programs는 환자를 진료하기 위해서는 의료기관과 의료진은 환자에게 제공한 의료서비스의 필요성을 검토하는 절차(review activities)를 갖추도록 요구하고 있다. 의학적 필요성(medical necessity)이란 환자의 임상적 상태가 입원진료의 필요성을 증명해야 하는 것을 말하며, 기타 의료서비스의 의학적 필요성도 검토하여야 한다. 특히 진단 검사, 신체검진 등이 기록으로 확인되어야 한다. 의료기관은 이용도관리 활

---

22) Wickizer and Lessler, 2002

동을 감독하는 이용도관리 위원회를 두어야 한다.

6.2.2 The Joint Commission Standards

TJC 평가기준의 대부분이 사실상 이용도 관리의 주제라고 할 수 있다. 예를 들어 평가항목 중 '진료제공(Provision of Care)' 부문의 기준은 퇴원한 환자에 대해 진료의 지속성을 보장하는 진료활동에 대해 평가하는 기준들로 구성되어 있다. 따라서 이용도관리활동의 데이터는 의료 질 향상 활동과 의료기관 차원에서 전체적으로 통합되는 것이 바람직하다.

6.2.3 Health Plans

민간보험회사는 CMS와 주정부의 규정에 따라 이용도관리 활동을 감독 받으며, NCQA, URAC(Utilization Review Accreditation Commission)의 인증을 받는 기관은 CMS와 주정부 이용도관리 규정과 유사한 기준에 통과해야 한다. 이용도관리는 보험회사 내부의 업무영역일 수도 있고, 제3자 회사(독립적 UM 외주회사)에서 그 서비스를 제공할 수도 있으며, 보험회사는 타 기관에 여러 의료분야에 대해 이용도관리를 위임할 수 있다. 예를 들면, 정신과 영역, 약제 서비스 영역, 의학 심사 영역 등은 각각의 기관에 의해 심사가 가능하다. 많은 보험회사 또는 UM회사는 실제로 기업이나 회사 및 개인에게 복수의 의료관리 프로그램을 제안하고 프로그램 간에 직원과 정보를 공유하는 시스템을 운영한다.

6.3 이용도 관리의 유형

이용도 조사는 진료의 적정성을 조사함으로써 과다이용과 과소이용을 줄이고자 하는 활동이다. 진료의 적정성(appropriate care)은 진료서비스가 환자의 의학적 요구에 얼마나 맞는가를 의미한다. 예를 들면 고관절 치환술을 받은 노인환자의 재활치료의 필요성 등을 말한다. 이용도 관리 활동은 사전심사, 재원심사, 퇴원심사, 사후심사로 구분한다.

6.3.1 사전심사

사전심사(Prospective Review)는 환자진료가 시작되기 전 병원이 이용도관리 회사 또는 보험회사에 승인을 받는 것으로 환자가 가입한 보험회사에서는 의료기관에 대해 핵의학검사, 수술 등과 같은 '고비용 서비스'에 대해 사전승인을 요구한다. 보험회사의 UM 간호사는 임상정보를 수집하고 해당 기준(criteria)을 이용하여 의학적 필요성을 검토한다. 기준은 주로 Milliman 또는 McKesson 컨설팅회사의 IS/SI(Intensity of Service/

Severity of Illness) criteria를 사용한다. IS/SI criteria는 환자신체손상등급(severity)에 기초하여 제공하는 서비스의 강도(intensity)를 결정한다. 평가기준에 의해 의학적 필요성이 있다고 판단되면 비용지급에 대한 승인이 이루어지고, 평가기준에 의해 의학적 필요성이 없다고 판단되면 추가 심사(조사)가 이루어지는데, 이 때 상세한 임상 정보, 의사간의 임상 컨설팅, 전문가에 의한 심사가 필요하다. 의학적 필요성에 대한 보험회사의 최종결정은 전자문서형태로 의료기관(또는 의료인)에게 통보되며, 최종결정 불수용 시 이의 신청 절차가 있다.

6.3.2 재원심사

병원, 가정간호사, 재활치료소, 가정진료 기관은 환자 입원 시 및 재원기간 중 정기적으로 이용도관리를 시행하여야 한다. 재원심사(Concurrent Review)는 입원 후 24시간 내에 입원기간 지속을 위한 재원타당성을 평가하는 것으로 그 목적은 어느 시점이 더 이상 현재수준의 치료가 필요 없는지를 판단하는 것이다. 예를 들어 환자가 퇴원해도 되는가? 적절한 가정진료가 필요한가? 등을 평가한다. UM 담당직원(간호사 또는 보건정보관리자)이 InterQual IS/SI criteria를 이용하여 일차 판단을 하고 최종결정은 의사에 의해 결정되어진다. UM staff은 기준(IS/SI cirteria)에 따라 의무기록을 검토하여 기록이 충분하고, 기준에 맞으면 재원기간을 연장한다.

기준에 맞지 않으면, 주치의사는 부가적인 정보를 제시하거나 해당 사례를 자문의사에게 의뢰하게 되는데, 의료기관의 자문의사는 해당 사례를 검토한 후 주치의와 토의한다. 더 이상의 입원이 필요 없다고 판단되면 해당 의료기관은 보험회사로부터 비용지불을 거부 받게 된다. 따라서 환자의 입원이나 재원이 의학적으로 불필요하다고 판단되면 의료기관은 환자에게 보험회사의 보험적용이 되지 않음을 알리게 되고 통보를 받은 날짜이후로는 환자가 본인부담을 하게 된다. 보험회사는 수시로 재원심사를 하는데, 주로 원거리(전화, 이메일 또는 팩스)에서 해당 의료기관의 UM 담당직원과 함께 심사를 하며, 일부 보험회사는 UM 간호사를 고용하여 현지 조사를 의뢰하기도 한다.

6.3.3 퇴원계획 및 사례관리

퇴원계획(Discharge Planning)은 환자가 퇴원 후 다음 단계의 진료를 계획하는데 도움을 주는 이용도관리의 기능 중 하나이다. 보통 UM 담당직원이 초기 퇴원평가를 실시하고, 보다 심도 있는 퇴원계획은 사례관리 서비스(Case Management Service) 쪽으로 의뢰하게 된다.

사례관리(Case Management)는 환자중심으로 환자의 복잡한 의료 요구도 또는 퇴원 후 진료에 대해 진료 코디네이션을 추가적으로 제공하는 것으로, 간호사, 사회사업가 등과 같은 사례관리자(case manager)는 진료 효율을 극대화하기 위해 환자와 의료기관 또는 의사를 연결해주는 역할을 한다. 만약 퇴원 후 계획이 잘 수립되지 않으면 환자의 재원일수는 불필요하게 길어지게 되므로 Medicare COP requirements, TJC 기준은 이러한 퇴원심사에 대한 사항을 요구하고 있다.

6.3.4 사후 심사

보험 관할 지역 외 또는 응급상황이 아닌 환자의 응급실 이용, 사전승인을 받지 않은 진료 등에 대해 환자진료가 끝난 후에 해당 의료기관이 의학적 필요성과 진료의 타당성을 평가한다. 사후 심사(Retrospective Review)는 과다이용이나 과소이용을 예방하지는 못하지만, 향후 진료의 질을 향상시킬 수 있는 바람직한 진료행태에 대한 가치 있는 정보를 제공한다. 즉, 의료기관의 사후심사 중 자원이용도에 대한 분석은 진료효율을 증대시키고 비용을 감소시켜야 하는 분야를 파악하는데 중요하다.

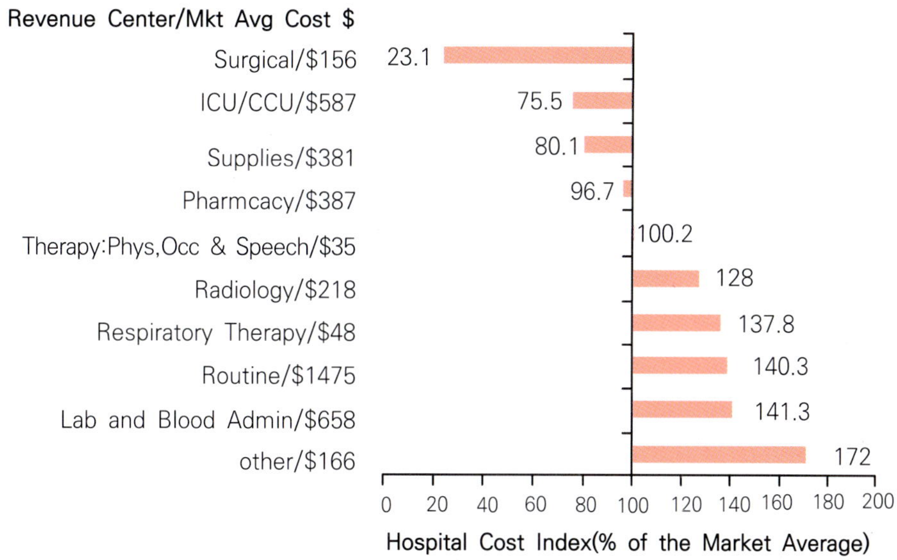

그림 2-19 수익비용 분석: DRG-174 위장관 출혈

6.4 이용도 관리 프로그램의 기획

6.4.1 이용도 관리의 기능

의료기관과 보험회사는 측정-평가-개선 활동을 명시한 이용도 관리 계획을 세워야 하며 아래의 사항을 포함하도록 한다.

- UM 프로그램 실시 과정/절차에 대한 권한과 책임
- 해당 사례에 대한 책임소재 및 보고체계
- 자문의사 역할
- 심사과정
- 의사결정 및 이의신청 절차

6.4.2 이용도 관리 위원회

이용도 관리 위원회의 일차적인 역할은 이용도 자료를 검토하고 환자진료행태와 진료과정에 대한 개선 방안을 권고하는 것으로 다음과 같이 구성한다.

- 의료진 대표: 외과, 가정의학과, 내과, 정신과, 소아과, 산부인과 등
- 진료지원과 및 행정부서: UM 또는 사례관리 부서장, 행정 또는 간호부서장, QI실장, 의무기록부서장, 재무부서장 등

6.4.3 이용도 관리 부서

이용도 관리 기능을 담당하는 직원의 배치는 병원의 규모에 따라 다양하며, 작은 병원에서는 한 사람이 이용도 관리 업무 외에 다른 업무를 담당하기도 한다. UM 코디네이터는 주로 임상지식을 가지고 있는 전문가인 경우가 많으며, UM 부서에서는 대체로 재원심사와 사후심사를 지원하는 데이터 분석전문가를 두고 있다.

6.4.4 이용도 관리에서 의사의 역할

UM에서 의사의 참여는 매우 중요하며 보험회사는 진료부장이 UM활동을 감독하도록 권고하고 있다. 보통 의료기관은 이용도 심사(Utilization Review) 과정을 지원하기 위해 한 명이상의 자원 자문의사(volunteer physician advisors)를 두고 있다. 어떤 경우는 순환을 시키고 어떤 경우는 풀타임 전담 자문의사를 두는 경우도 있으며, 최근에는 'Physician advisor'보다 'Medical advisor'라는 명칭을 사용하는 추세이다.

표 2-10 질 향상, 이용도 관리, 위험 관리의 비교

	질/성과 향상	이용도 관리	위험 관리
목적	의료 질 향상	자원이용의 효율/효과성	재정적 손실 관리
대상	유사 사례의 집단	개별 환자	개별 환자, 직원, 방문객 등
절차	기준에 근거한 기록검토	기준에 따른 의학적 필요성 검토	단일 사건의 원인 및 경향성 분석
도구	통계 분석	퇴원계획사례관리	발생가능성 검토
이슈	진료결과가 향상될 수 있는가?	진료가 비용효과적인가? 비수술적 치료의 효과와 같은가?	예방이 가능한가? 손실을 최소화할 수는 없는가?
조치결과	정책, 절차, 과정의 개선	진료비용의 승인 또는 거부	절차 및 환경 개선, 자원의 배치
관련 기관	인증기관, 정부규제기관, 관리의료기관, 지불자	관리의료기관, 지불자	법률 보험회사

7 한국의 의료기관 인증제도

한국의 의료기관 인증제도로는 급성기 의료기관 인증제도, 적정성 평가, 병원표준화 심사 등이 있는데 본 장에서는 급성기 의료기관 인증제도와 적정성 평가제도에 대해서 소개를 하고자 한다.

7.1 의료기관 인증제도의 개요

7.1.1 도입배경

의료서비스는 공급자에 비해서 소비자의 지식 부족으로 인해 공급자(의사) 중심으로 서비스가 이루어지고 있다. 최근에 이를 개선하기 위해 다양한 시도가 있다. 국가차원에서는 의료기관 인증제도를 통하여 의료기관이 자발적으로 의료의 질 향상을 위해 노력을 하도록 유도하고자 하였다. 우리나라는 2004년부터 의료법에 근거하여 300병상 이상 병원에 대하여 의료기관 서비스 평가제도를 실시하였고, 2010년부터는 이를 개선하여 의료기관 인증제도를 실시하고 있다.

7.1.2 정의

의료기관 인증제는 모든 의료기관을 대상으로 의료기관으로 하여금 환자안전과 의료의 질 향상을 위한 자발적이고 지속적인 노력을 유도하여 의료소비자에게 양질의 의료 서비스를 제공하기 위한 제도이다. 의료기관의 자율신청에 따라 인증전담기관 전문 인력이 인증기준의 충족여부를 평가하여 인증등급을 결정하고 인증결과의 공표를 통해 소비자의 알 권리 및 선택권을 강화할 수 있다. 환자의 권리와 안전, 의료기관의 의료서비스 질 향상 활동, 의료서비스의 제공과정 및 성과, 의료기관의 조직 인력관리 및 운영, 환자만족도를 주요내용으로 한다.

7.1.3 목적

의료기관 인증제도의 목적은 크게 4가지로 의료기관이 제공하는 의료서비스 평가를 통해 수준 향상도모, 의료기관 이용 상 불편 개선 및 양질의 의료서비스 제공, 의료기관 간 서비스 격차 해소 및 적정수준의 의료서비스 보장, 사후관리 강화를 통한 의료서비스의 질적 수준 향상 이다.

7.2 기준 및 평가

7.2.1 기준의 틀

인증조사 기준은 의료기관이라면 마땅히 안전보장과 질 향상을 위해 노력하여야 한다는 전제 하에, 환자의 입장에서 진료의 전 과정을 추적조사 할 수 있도록 구성되었고 양질의 환자진료를 지원하는 기능과 조직의 전문성을 강조 한 후 지표를 통한 성과관리측면으로 평가 할 수 있도록 되어 있다.

표 2-11 조사기준의 기본 틀

기본가치 측면	환자진료 측면	지원 측면	성과관리 측면
1. 안전보장활동	3. 진료전달체계와 평가	8. 경영 및 조직운영	13. 성과관리
2. 지속적 질 향상	4. 환자진료	9. 인적자원관리	
	5. 수술 및 마취진정관리	10. 감염관리	
	6. 의약품 관리	11. 안전한 시설 및 환경관리	
	7. 환자권리존중 및 보호	12. 의료정보/의무기록관리	
▼	▼	▼	▼
Ⅰ. 기본가치체계	Ⅱ. 환자진료체계	Ⅲ. 지원체계	Ⅳ. 성과관리체계

7.2.2 기준의 구성

의료기관 인증조사 기준은 의료기관에서 중요하게 관리해야 할 핵심 영역인 의료의 질과 환자안전에 대한 영역을 강화하고, 임시적 대응보다 지속적인 운영과정을 점검할 수 있도록 개발되었다. 이는 기본가치체계, 환자진료체계, 지원체계, 성과관리체계 4개의 영역으로 구분되며, 구체적으로 안전보장활동, 지속적 질 향상, 진료전달체계와 평가, 환자진료, 수술 전 마취진정관리, 의약품관리, 환자권리존중 및 보호, 경영 및 조직 운영, 인적자원관리, 감염관리, 안전한 시설 및 환경 관리, 의료정보/의무기록 관리, 성과관리에 대해 총 13개의 장으로 구성되어있다. 기준은 2016년 현재(ver 2.1) 13개장, 48개 범주와 94개 기준, 549개 조사항목이 세부적으로 적시되어 있다.

장 (Chapter)	범주 (Category)
Ⅰ. 기본가치체계	
1. 안전보장활동	1.1 환자안전
	1.2 직원안전
	1.3 화재안전
2. 지속적 질 향상	2.1 질 향상 운영체계
	2.2 질 향상 활동
	2.3 환자안전보고체계 운영
	2.4 지표관리체계
	2.5 진료지침 관리체계
Ⅱ. 환자진료체계	
3. 진료전달체계와 평가	3.1 진료전달체계
	3.2 환자평가
	3.3 검사체계

장 (Chapter)	범주 (Category)
4. 환자진료	4.1 환자진료체계
	4.2 고위험환자진료체계
5. 수술 및 마취진정관리	5.1 수술/시술관리
	5.2 마취진정관리
6. 의약품관리	6.1 의약품관리체계
	6.2 구매선정 및 보관
	6.3 처방 및 조제
	6.4 투약 및 모니터링
7. 환자권리존중 및 보호	7.1 환자 권리존중
	7.2 불만고충처리
	7.3 의료사회복지체계
	7.4 동의서
	7.5 임상연구관리
	7.6 장기이식관리
Ⅲ. 지원체계	
8. 경영 및 조직 운영	8.1 경영관리체계
	8.2 의료기관 운영
	8.3 부서 운영
	8.4 의료윤리경영
9. 인적자원관리	9.1 인적자원관리
	9.2 직원교육
	9.3 의료인력 적정성
10. 감염관리	10.1 감염관리체계
	10.2 부서 감염관리
11. 안전한 시설 및 환경 관리	11.1 시설환경 안전관리체계
	11.2 설비시스템
	11.3 위험물질관리
	11.4 보안관리
	11.5 의료기기 관리
	11.6 재난관리
12. 의료정보/의무기록관리	12.1 의료정보/의무기록 관리
	12.2 의무기록 완결도 관리
	12.3 의료정보수집 및 정보공유 활용
	12.4 개인정보 보호 및 보안
Ⅳ. 성과관리체계	
13. 성과관리	13.1 환자안전 지표
	13.2 질환영역 지표
	13.3 진료영역 지표
	13.4 관리영역 지표

그림 2-20 의료기관 인증조사기준의 구성

7.2.3 의료기관인증조사 방법[23)]

7.2.3.1 추적조사방법(Trace Methodology)

추적조사법이란 화학, 생물학, 생화학 분야에서 특정 물질을 대체하여 추적함으로써 전달과정을 연구하는 방법으로 흔히 사용되었으며 20세기 초 소개된 이후 많은 과학 연구 분야에서 유용한 수단으로 활용된 방법이다. 직원면담, 환자(또는 보호자)면담, 현장 관찰, 경영진 인터뷰, 의무기록 및 관련자료 검토 등의 다양한 방법을 활용하며 환자에게 제공하는 서비스의 실제 경로를 따라(추적)조사한다. 조사방법은 개별 환자 추적조사(Individual Tracer, IT)방법과 질 시스템 추적조사(System Tracer, ST)방법 2가지로 구분 할 수 있다. 조사는 기준을 토대로 현장에서 다수의 조사위원이 의료기관에서 정한 규정의 내용과 그에 따른 수행과정, 수행 결과, 결과에 따른 개선활동 등 을 추적조사방법을 적용하여 진행한다. 인증의 핵심가치는 '환자의 안전, 질 향상'이다. 조사위원은 의료기관이 이 원칙을 바탕으로 기본적인 원칙과 절차를 갖추고 그에 따라 전 직원이 일관되게 수행하며, 질 향상을 위한 기관 차원의 지속적인 노력을 하고 있는지 여부를 의료소비자인 환자의 시각으로 조사한다.

7.1.3.2 추적조사법의 유형

① **개별 환자 추적조사**(Individual Tracer, IT)

개별 환자 추적조사란 의료기관에서 진료·서비스를 받은 한 환자가 실제 겪게 되는 경로를 따라 서비스를 제공하는 직원이나 환자(또는 보호자)를 면담하거나 의무기록을 검토, 수행과정 관찰 등을 통해 조사하는 방법이다. 우선 추적할 개인을 선정하기 위하여, 먼저 부서(과)를 결정하고 다음으로 실제 추적할 개인을 선정한다. 현장평가 동안 처음 알게 된 사실에 따라 대상을 추가로 선정할 수도 있다. 개인 추적을 시작하기 전 최근의 자료를 검토하고 대상 개인을 선정한다. 추적할 진료 경험과, 진료 절차, 약물 처방과 투약 등을 파악하기 위해 의무기록도 검토한다. 조사위원은 흔히 복잡한 케어/치료/서비스를 받은 개인을 잘 선정한다. 이는 복잡한 절차를 거친 개인이 보다 많은 부서(과)를 거칠 것이므로 그 기관 전반에 걸쳐 서비스 제공이 어떻게 이루어지는지를 보다 잘 보여줄 것이기 때문이다. 예를 들어, 선택된 환자가 응급실을 통해 병원에 입원하였다면, 추적 또한 응급실에서 시작하여 검사실, 심장천자검사실, 영상의학과, 수술실, 중환자실, 회복실, 약국, 또는 소아과 병동 순으로 이동하게 된다. 이 과정동안, 조사위원은 진료의 절차 및 시스템과, 문서화된 기관 정책 및 절차 등이 평가기준에 부합하는지

---

23) 의료기관인증 기준집의 내용을 정리하였음

를 총체적으로 그려 내어야 한다. 즉, 안전과 양질의 진료가 마련된 기준에 따라 일관되게 준비되고 전달되는지를 확인하여야 하며, 추적은 이를 확인하는 것이다. 조사위원은 전형적으로 서비스가 제대로 제공되었는지, 누가 이를 담당하였는지를 알기 위해 차트와 기록을 검토한다. 직접 진료를 제공한 담당 간호사와 직원들은 현재 진행 중인 진료를 방해하지 않게하기 위해 별도로 인터뷰에 임하게 된다. 환자 진료에 대한 병원 정책 지침서 같은 다른 서류들을 검토할 수 도 있다. 한 외과 환자 추적을 예로 들어보자. 우선 의무기록 검토와 통증관리 및 진료 계획을 검토하고 해당 직원들과의 간단한 대화로 시작할 것이다. 의무기록에서 응급실(ED) 경유 입원 사실을 인지하게 되면, 입원 경로 파악을 위해 응급실을 방문할 것이다. 이어 수술실 방문에서는 사전 동의 획득, 잘못된 선택과 절차, 잘못된 수술, 마취 문제, 감염 예방 등에 어떻게 대처하고 있는가를 점검하게 될 것이다. 전 과정에서 간호사, 의사, 비임상 직원과의 대화가 이루어질 것이며, 필요하다면, 환자 진료에 직간접적으로 참여한 약사, 영양사, 사회사업가, 원내 종교인, 물리치료사, 환자 교육가와 어떻게 그들이 협조하여 조화로운 진료를 제공하며, 환자 요구에 대해 적절히 부응하기 위하여 상호 의사소통을 하였는지도 검토할 것이다. 이들 예에서 보듯이, 추적조사 동안 조사위원은 대상기관의 누구와도 거리낌 없이 대화 할 수 있어야 한다. 하지만, 환자/고객이나 직원이 지금하고 있는 진료에 방해받지 않도록 주의를 기울여야 하며 공공장소에서는 비밀스런 이야기를 나누지 않아야 한다.

② 시스템 추적조사(System Tracer, ST)

시스템 추적조사는 질 관리와 안전을 요하는 주요 영역에 대한 의료기관 차원의 체계를 갖추고 있는지 확인하기 위해서 담당자 면담, 관련 자료 확인, 관련영역에 대한 현장 확인 등을 통해 조사하는 방법으로 지속적 질 향상, 의약품 관리, 인적자원 관리, 안전한 시설 및 환경 관리, 감염관리, 의무기록/의료정보관리 등 6개의 장을 대상으로 기관에서 하나의 공동 목표를 향해 함께 작동하는 일련의 요소들을 점검함으로써 그 기관의 시스템이 얼마나 잘 작동하고 있는지를 평가하는 절차로 통상 개인 추적이 완료된 후에 시작된다. 시스템 추적에서는 스텝진의 자격, 특전 등 개인 추적으로는 쉽게 평가할 수 없는 영역에 대한 조사위원과 관련 직원 간의 그룹 토의(group discussion)가 반드시 포함되어야 한다. 시스템 추적 동안, 환경관리기준에 부합하는지를 확인하기 위한 응급관리 계획 점검, 현장 투어, 해당 직원과의 인터뷰 등을 포함하는 진료환경 평가도 이루어진다. 예를 들어 의료정보/의무기록관리 시스템 추적조사는 대상 기관이 안전과 진료의 질 개선을 위해 자료(정보)를 어떻게 이용하고 있는가에 중점을 둔다. 의약품관리 시스템 추적조사는 약물 선정, 저장, 처방, 조제, 투여, 복용감시 등 전반적인 투약 계획 평가에 중점을 둔다. 감염관리 시스템 추적조사는 감염예방·관리 체계구축 및 운영, 감염감시 및 개선활동 등의 평가에 중점을 둔다. 조사위원은 시스템 추적조사의 결과에 따라 개인 추적 대상자를 다시 선정할 수 있다. 이처럼 시스템 추적조사는 안전과 양질의 진료에 관여하는 수많은 요소들의 상호관련성을 분명하게 하며 기준에 잘 따르는 것이 어떻게 기관 전반에 영향을 미치는 지를 잘 보여줄 수 있다.

7.3 적정성평가 제도[24)]

7.3.1 개요

7.3.1.1 도입배경 및 평가의 목적

건강보험으로 제공되는 의료서비스, 즉 요양급여에 대한 적정성평가는 2000년 심사기구가 보험자로부터 독립되면서 국민건강보험법에 심사평가원의 업무로 신설되었다. 당시에 정부의 심사기구 설립 추진단에서는 진료행위별 수가제도 하에서 진료비 심사만으로는 요양급여의 의·약학적, 비용·효과적 측면에서 적정성을 견지하는데 한계가 있음을 판단하고, 의료의 질을 향상시키기 위한 방안으로 평가기능을 도입하였다.

건강보험으로 제공되는 의료서비스는 지불보상제도에 따라 다양한 질적 문제를 가지고 있다. 행위별수가(Fee For Service)를 적용함에 따른 서비스의 과다이용(overuse), 정액수가 또는 포괄수가 적용에 따른 과소진료(underuse), 의료과오(misuse), 동일한 조건에서 요양기관 간의 진료의 변이 등이 있을 수 있다. 심사평가원은 이러한 질적 문제를 진료제공 여건인 구조와 진료과정, 진료결과 측면에서 진단하고 평가함으로써 건강보험에서 제공된 의료서비스의 의학적 타당성과 비용효과성을 판단한다. 또한 이를 통해 의료서비스 제공자들에게 적정진료를 유도하여 의료의 질 향상을 도모하고, 국민에게는 의료이용의 적정성을 보호하여 양질의 의료와 비용의 적정성을 보장하는데 그 목적을 두고 있다.

7.3.1.2 평가대상

평가대상은 진찰, 검사, 약제, 치료재료, 처치, 수술 등 요양급여 항목 중에서 질적 문제가 있는 내용을 선정한다. 선정 시에는 의료공급자의 인력, 시설 및 장비 등 요양급여와 밀접하게 연관되어 있거나 요양급여에 영향을 미치는 사항도 포함한다.

평가대상을 선정할 때는 의료의 질 저하로 국민보건에 심각한 결과를 초래할 수 있는 경우이거나 의료자원 배분의 왜곡 등으로 인해 요양급여의 비용효과가 낮은 경우, 그리고

24) 송재성, QI 활동 따라잡기, 2010

요양급여 심사만으로 요양급여의 적정성확보 및 개선을 기대하기 곤란한 경우 등을 고려한다. 대상항목 선정의 우선순위는 전체 요양급여에서 차지하는 빈도나 비용의 비중이 큰 경우, 의약학적 중요성, 사회적 관심의 정도, 평가실시로 기대되는 개선효과가 큰 경우, 평가수행의 용이성 등을 참고하여 선정한다.

7.3.1.3 평가기준

적정성평가는 질병별, 특정 수술, 시술 또는 서비스 영역, 요양기관별로 분류하여 시행한다. 이때 평가 기준은 각 항목별로 평가지표를 개발하여 사용한다. 지표는 구조부문과 진료과정, 진료결과 영역 중에서 질 개선이 필요한 부문을 중심으로 선정하여 평가한다.

2017년 부문별 평가영역을 보면 아래 표와 같다.

표 2-12 요양급여 적정성 평가

2017년도 요양급여 적정성 평가 계획안내

구분(총 32항목)		평가항목(55개 세부항목)
신규 (2)	환자중심의료(1)	환자경험
	감염질환(1)	결핵
계속 (30)	급성질환(5)	급성기뇌졸중, 폐렴, 관상동맥우회술 허혈성심질환(급성심근경색증, 경피적관상동맥중재술)[주1]
	만성질환(5)	고혈압, 당뇨병, 천식, 만성폐쇄성폐질환, 혈액투석
	암 질환(5)	대장암, 유방암, 폐암, 위암, 간암 진료결과
	약제(8)	주사제처방률, 항생제처방률, 약품목수, 투약일당약품비, 골관절염진통소염제 중복처방율[주2] 성분계열별 항생제 처방률, 유소아중이염 항생제, 수술의예방적항생제(15개 수술)[주3]
	정액수가(3)	요양병원, 의료급여정신과, 질병군포괄수가(7개 질병군)[주4]
	중환자실(1)	중환자실
	진료량(1)	진료량(4개수술)[주1,주5]
	일반질(2)	병원표준화사망비, 위험도표준화재입원비
예비 및 연구	예비평가	마취분야, 치과분야, 신생아중환자실
	기초연구	중소병원, 정신건강영역

주1) 연구 완료 후 평가방향 재설정 예정
주2) '17년에 '16년 심사 결정분으로 평가하여 공개, '17년 심사 결정분부터 종료
주3) 15개 수술(위수술, 대장수술, 복강경하담낭수술, 고관절 및 슬관절치환술, 자궁적출술, 제왕절개술, 심장수술, 개두술, 전립선절제술, 녹내장수술, 갑상선수술, 유방수술, 척추수술, 견부수술)
주4) 7개 질병군(수정체수술, 편도 및 아데노이드수술, 탈장수술, 충수절제술, 항문수술, 제왕절개분만, 자궁적출술, 기타 자궁 및 자궁부속기 수술)
주5) 4개 수술(고관절치환술, 식도암수술, 체장암수술, 조혈모세포이식수술)

7.3.2 요양급여 비용의 가감지급사업

진료비 가감지급사업은 적정성 평가결과에 따라 진료비를 가산 또는 감액하는 사업이다. 의료기관의 의료서비스 질을 향상시키기 위한 평가정보를 요양기관에 제공하는 것 뿐 아니라 언론을 통해 평가결과를 공개하거나 경제적 인센티브를 제공한다. 가감지급사업은 평가결과에 따라 우수한 기관에는 경제적 인센티브를 제공하고 낮은 기관에는 진료비를 감액함으로써 건강보험으로 제공되는 의료서비스의 질을 향상시키기 위한 방안으로 추진 중인 사업이다. 평가결과가 1등급인 요양기관에 대상항목 진료비의 1%를 가산지급하며 감액지급은 적용하지 않는다. 또 5등급 기준을 넘지 못하는 요양기관에는 진료비를 감액한다. 만일, 모든 요양기관이 질 향상 활동을 통해 5등급 기준선을 넘는다면 감액이 발생되지 않는다. 또한 1등급이 아니라도 일정 정도 질이 향상된 요양기관에 대하여도 인센티브 지급을 고려하고 있다. 이는 중간 등급기관에 대한 노력을 보상함으로써 질 향상을 적극 유도하기 위한 것이다.

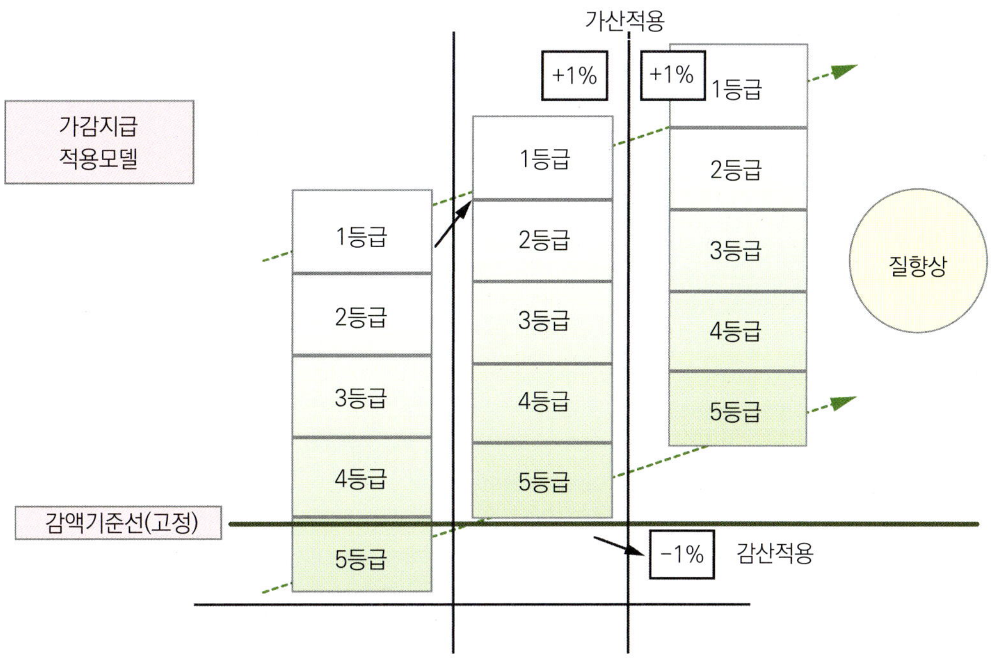

그림 2-21 평가결과에 의한 연차별 인센티브 지급 모형

발표 및 토론 주제

1. 4차 산업혁명 시대의 질 성과 측정 방법과 자료수집 방법에 대해서 토론하시오.

2. 4차 산업혁명 시대에 적합한 의료 질 향상 개선 활동모형에 대해서 토론하시오.

3. 4차 산업혁명 시대의 환자안전과 위험관리 방안에 대하여 토론하시오.

4. 4차 산업혁명 시대의 이용도 관리 방안에 대하여 토론하시오.

5. 의료기관의 인증을 기반으로 한 의료서비스 관리방안에 대하여 토론하시오.

참고문헌

1. 강성홍, 김병인, 전치혁, 최병관, & 이신호. (2013). 의료서비스 최적화 : 현황 및 활성화 방안. 대한산업공학회지, 39(4), 313-324.
2. 한국QI간호사회. (2010). QI실무자에게 배우는 질향상 활동지침서.
3. Abdelhak M, Grostick S, Hanken MA, Jacobs E. (2011). Health information: Management of a strategic resource. 4th edition. Philadelphia: Saunders.
4. Brennan, TA, Leape LL, Laird N, Hebert L, Localio AR, Lawthers AG, et al. (1991). Incidence of adverse events and negligence in hospitalized patients: Results of the Harvard Medical Practice Study I. N Engl J Med., 324, 370-6. A
5. Donabedian, A. (1988). The Quality of care. How can it be assessed? J Am Med Assoc, 260, 1743-1748.
6. Institute of Medicine, Committee on Quality of Health Care in America. (2001). Crossing the quality chasm: A new health system for the 21st century. Washington, D.C. ; National Academy Press.
7. Kohn, L. T., Corrigan, J., & Donaldson, M. S. (2000). To err is human : Building a safer health system. Washington, D.C.: National Academy Press.
8. Mainz J. (2003). Defining and classifying clinical indicators for quality improvement. IJQHC, 15(6): 523-530.
9. OECD. (2011). OECD Health Policy Studies. Improving Value in Health Care. Measuring Quality. Paris; OECD.
10. Wickizer TM, Lessler D. (2002). Utilization management: Issues, effects and future prospects, Annu Rev Public Health, 23, 233-254.

제 3 장

보건관리공학론

학습목표

1 4차 산업혁명시대의 보건관리공학의 이론과 방법론을 이해한다.
2 보건관리공학의 활용 영역에 대해서 파악한다.
3 보건관리공학의 주요 기법에 대해서 파악한다.

4차 산업혁명은 기본적으로 IoT 등을 이용하여 방대한 데이터를 실시간으로 수집하여 이를 효율적으로 활용하는 시대라 할 수 있다. 의료서비스의 질 관리에 있어서도 이제 직관이나 경험이 아닌 데이터를 체계적으로 분석하여 과학적으로 대처할 필요가 있다. 이러한 분야를 보건의료공학이라 한다. 보건의료공학은 최근에 나온 개념이 아니라 미국 및 유럽에서 보건의료에 산업공학적인 방법론을 도입하여 의료서비스의 최적화를 달성하기 위해서 지난 20여 년 동안 노력을 하고 있다. 우리나라는 이러한 움직임이 거의 없는 상황에서 4차 산업혁명을 맞이하게 되었다. 저자는 4차 산업혁명에 대처하기 위해서는 보건의료공학론적 방법을 도입하여 활용하여 필요성이 있다고 판단하여 이 장에서 내용을 소개하고자 한다. 본 장에서 소개하는 주요 내용은 보건정보관리(청구문화사, 2014)의 의료의 질관리 부분과 보건정보기술과 시스템에서 많은 부분을 발췌하여 인용하였다.

1 보건관리공학의 개요

1.1 보건관리공학의 개요

1.1.1 필요성

현대의료는 생명과학, 의료장비, 영상기술 등의 발전에 힘입어 환자들의 치료결과 향상에 큰 기여를 하였다. 즉, 의료의 '효과성'을 향상시켰다. 그러나 의료의 효과성을 향상시키는데 많은 비용이 소모됨에 따라 국가나 국민이 이를 부담하기 어려워져, 최근에는 의료의 '효율성'이 점차 중요해지고 있다. 이러한 필요성에 부응하기 위해서 시스템 공학기법을 의료분야에 적용하는 보건관리공학(healthcare management engineering)이 출현하게 되었다.

보건관리공학이란 시스템공학, 경영과학 또는 Operations Research 방법을 이용하여 환자에게 양질의 의료를 제공하는데 필요로 하는 자원을 최적으로 배분하는 것을 말한다. 즉 최소비용으로 양질의 의료를 제공할 수 있는 구체적인 방법론이라 할 수 있다.

1.1.2 기존의 관리방법과의 차이

기존의 의료서비스 관리 방법은 정적인 통계인 평균을 기반으로 하여 의사결정을 하는 것인데 비해 보건관리공학은 동적인 특성을 파악하여 이를 기반으로 최적의 의사결정을 하는 것이다. 예컨대 기존의 관리방법에서는 초진환자의 평균진료시간이 10분, 재진환자의 평균진료시간이 5분인 경우 의사가 4시간 동안 진료할 경우 초진환자 10명, 재진환자 28명의 예약으로 잡는 것으로 예약스케줄에 대한 의사결정을 한다. 그러나 보건관리공학에서는 시뮬레이션 기법 등을 이용하여 보다 정교한 예약스케줄링을 결정한다. 즉 초진환자와 재진환자의 진료시간을 평균으로 측정하지 않고 통계분포의 형태로 측정한다. 그 후 초진환자를 먼저 예약하고 그 다음에 재진환자를 예약하는 예약방법1, 재진환자를 먼저 예약하고 그 다음에 초진환자를 예약하는 예약방법2, 초진 및 재진의 구분 없이 환자들이 원하는 시간대에 예약을 잡아 주는 예약 방법3에 대해서 시뮬레이션을 하여 최적의 예약방법을 선택한다. 표 3-1과 같이 예약방법 3가지에 대해서 시뮬레이션 한 결과를 보면 재진환자를 먼저 예약하는 예약방법2가 가장 효율적인 예약방법이라는 것을 알 수 있다.

표 3-1 예약방법에 따른 외래환자의 대시기간

	환자구분	평균대기시간
예약방법1 (초진먼저)	초진환자	7분 42초
	재진환자	16분 27초
예약방법2 (재진먼저)	초진환자	6분 28초
	재진환자	1분 2초
예약방법3 (무작위)	초진환자	7분 22초
	재진환자	6분 58초

1.1.3 보건관리공학의 활용영역

보건관리공학은 주로 프로세스 개선에 주안점을 두고 관리하는 방법이다. 보건관리공학이 주로 활용되는 분야는 병상관리, 인력관리, 스케줄링, 환자동선, 자원관리, 미래에 대한 예측 분야이다.

1.1.4 보건관리공학의 접근방법

보건관리공학은 기존의 방법론과는 다르게 Dynamic Capacity Management라는 방법론을 사용한다. 기존의 질 관리 방법론인 TQM, 6-Sigma 등은 주로 정적인 특성을 지닌 제조업 등에서 활용되던 방법론이다. 제조업에서는 관리대상인 장비나 재료의 표준화가 용이하다. 그러나 의료는 의사와 환자가 주요 관리 대상임에 따라 표준화가 용이하지 않다. TQM, 6-Sigma 등의 방법론에 입각하여 이루어진 의료의 질 관리는 표준화를 지향하였으나 의료의 동적인 특성이 반영되지 않음에 따라 그 효용성이 제한적이었다. 이러한 문제를 해결하기 위해서 최근에 동적인 특성을 파악하여 이를 기반으로 동적인 표준화를 지향하는 Dynamic Capacity Management 방법론이 의료분야에 도입되기 시작하고 있다.

2 보건관리공학의 활용영역

보건관리공학을 이용한 다양한 질 관리 활동이 이루어지고 있다. 이의 내용을 살펴보면 다음과 같다.[1)]

2.1 수요예측

의료기관을 효율적으로 운영하기 위해서는 환자 수 등의 수요를 예측하는 것이 매우 중요하다. Finarelli and Johnson(2004)은 의료서비스 수요예측을 위한 9단계를 제시하였다. Abdel-Aal and Mangoud(1998)는 시계열분석의 ARIMA 모형을 이용하여 월별 환자수를 예측하였고 Schweigler 등(2009)은 응급실의 시간대별 도착환자수를 예측하는 모형을 개발하고 이를 기반으로 응급실의 병상점유율을 추정하였다. Abraham 등(2009) 또한 응급실의 환자 중 입원 병상점유율을 ARIMA 모형으로 예측하였으며, Jones 등(2008)은 응급실의 일별 환자수 예측을 위하여 다양한 시계열분석을 활용하였다.

2.2 병원설계

병원 건축이 제대로 이루이지기 위해서는 체계적인 병원의 운영계획이 설계되고 이를 기반으로 병원설계가 이루어져야 한다. Kusters and Groot(1996)는 산업공학/경영과학 기법을 이용하여 병원 운영 계획의 타당성을 평가하였다. 운영계획을 충족시킬 수 있는 병원 건축이 되기 위해서는 도면 설계단계에서 설계대로 했을 때 병원운영이 계획대로 이루어질 수 있는지 분석기법을 이용하여 검토할 필요가 있다. Lim 등(2012)은 건강 검진센터의 운영 의사결정에 시뮬레이션을 활용하는 예를 보였다. Zonderland 등(2009)은 대기이론을 기반으로 외래마취과의 설계방안을 제시하였다.

2.3 인력 관리

병원은 노동집약적인 산업임에 따라 인건비가 전체 비용에서 높은 비율을 차지하기 때문에 인력관리는 병원 운영에 매우 중요하다. 병원의 인력관리에 대한 연구에는 간호사 인력에 관한 사례가 많다. 이는 병원에서 간호사 인력이 차지하는 비중이 높고 업무가 다양

1) 강성홍 등, 2013

하기 때문으로 판단된다. Burke 등(2008)은 간호사 스케줄링에 수학적 알고리즘을 이용하여 최적의 스케줄링 방안을 찾은 후 인력 효율화를 도모하였다. Sundaramoorthi 등(2009)은 간호사에게 환자를 배분하는 방식의 효율성에 대해서 시뮬레이션 기법을 이용하여 분석하였다. 유럽 12개국이 참여하는 RN4CAST 프로젝트에서는 과거의 간호사 인력관리모델의 단점을 지적하면서 양적인 측면과 동시에 간호인력 및 간호의 질을 고려하는 새로운 모델을 제시하였다.[2] Diefenbach and Kozan(2008)은 응급실의 의사 및 간호사의 효율적 활용을 위해서 시뮬레이션 방법론에 근거하여 연구를 수행하였다. Isken and Rajagopalan(2002)은 산부인과 입원병동의 인력계획을 수립하는데 있어서 시뮬레이션 기법을 이용하였다. van Oostrum 등(2008)은 시뮬레이션 기법을 이용하여 응급 수술팀의 인력의 규모를 제안하였다.

Eveborn 등(2006)은 홈 케어를 위한 스태프 계획 의사결정지원 시스템을 개발하여 스웨덴의 한 소도시에 적용하였다. Izady and Worthington(2012)에 따르면 영국에서는 2000년부터 응급환자가 병원에 도착하면 4시간 안에 98%의 환자의 응급치료를 완료하겠다는 목표를 설정하고 노력을 기울이고 있다고 한다. 그들은 시간대에 따라 여러 종류의 환자들이 응급실에 도착할 때 의사, 간호사, 검사 전문가 등의 적정 수를 구하는 해법으로 대기이론과 시뮬레이션을 이용하는 방법을 제시하였다. Koeleman 등(2012)은 환자의 요구와 서비스 시간에 불확실성(stochastic)이 있는 상황에서 새로운 환자가 홈 케어를 받기 원할 때 그 환자를 받아들일 것인지 않을 것인지, 받아들인다면 바로 서비스를 시작할 것인지 대기시킬 것인지를 어떻게 결정하는 것이 최적의 정책인가에 대한 연구를 수행하였다. 그들은 마코브 결정이론(Markov decision theory)을 이용하여 해법을 제시하였다.

2.4 스케줄링

환자의 대기시간을 줄이고 병원의 인력 및 자원을 최대한 활용하기 위해서는 효율적인 스케줄링이 필요하다. Hans 등(2008)과 van Houdenhoven 등(2007)은 초과 근무의 가능성을 줄이면서도 수술실 활용률을 높일 수 있는 휴리스틱 및 개선 알고리즘을 제안하였다. Chang and Lee(2010)는 시뮬레이션과 탐색 알고리즘을 이용하여 효과적인 외래환자 예약 방법을 찾는 시뮬레이션 최적화(Simulation Optimization : SO) 기법이 어떤 환경의 병원에 잘 적용될 수 있는지에 대한 연구를 수행하였다. 그들은 예약 환자수의 변동이 심한 병원 환경에서 SO가 효과적임을 보였다.

Zonderland 등(2010)은 빠른 수술을 요하지만 반드시 당일에 수술을 해야 할 필요는

2) Sermeus et al., 2011

없는 응급환자(semi-urgent)를 위해 어느 정도의 수술실 시간을 할애하는 것이 좋은지에 대한 연구를 수행하였다. 그들은 대기이론 모델을 이용하여 응급환자를 위한 수술실 시간 할애에 따른 일반 환자의 수술 취소율과 수술실 활용률에 대한 영향도를 분석하고, 마코프 의사결정이론을 이용한 의사결정지원 시스템을 제안하였다. van Oostrum 등(2008)은 수학적 모델링 기법에 근거하여 수술실 스케줄의 최적화에 대해서 모델링을 하였다.

Cheng and Rich(1998)는 홈 헬스 케어 간호사 스케줄링 문제를 위한 혼합정수계획법 모델을 제시하고 휴리스틱 알고리즘을 제안하였다. Bertels and Fahle(2006)는 홈 헬스 케어를 위한 간호사 스케줄링을 위한 해법을 제시하였다. 이 문제는 환자에게 어떤 간호사를 할당할 것인가에 대한 로스터링(rostering) 문제와 각 간호사가 따라 가야 할 경로를 찾아주는 라우팅(routing)문제를 포함하고 있다. Nickel 등(2012)은 독일과 네덜란드의 홈 케어 서비스 인력의 주간 스케줄링 문제에 대한 해법을 제시하였다. 먼저 그들은 일관성을 위한 마스터 플랜을 작성하는 것을 제안하였는데 해법으로 제약계획법과 ALNS(Adaptive Large Neighborhood Search)을 사용하였다. 매일 매일의 변화에 대응하기 위한 방법으로는 마스터 플랜을 기반으로 타부탐색법을 사용하는 것을 제안하였다. Rasmussen 등(2012)은 노인이나 병약자들을 위한 홈 케어 서비스 인력의 일일 스케줄링 문제에 대한 연구를 진행하였다. 그들은 고객들의 우선순위 및 선호도와 고객 방문의 시간상의 우선순위 등을 고려한 문제를 분지평가법(branch-and-price)을 사용하여 해결하고자 하였다.

Cardoen 등(2010)은 수술실 계획 및 스케줄링에 관한 124개의 논문을 조사하고 정리하였다. 그들은 다루어진 문제들에서 환자의 위급성 종류, 사용된 평가지표, 연구방법론, 다루어진 불확실성의 종류(환자 도착 혹은 수술 시간) 등으로 논문들을 분류하였다. Hall(2012)은 의료시스템 스케줄링 방법론에 관한 논문들을 편집하여 단행본을 출간하였다.

2.5 환자동선

효율적인 치료를 위해서는 의료기관의 환자동선을 최적화해야 한다. Moreno 등(2000)은 환자중심의 환자동선을 설정하는 방법과 이의 효과성을 시뮬레이션 기법으로 분석하는 방법을 제시하였다. Sibbel and Urban(2001)은 병원의 효율적인 동선관리를 위한 환자동선에 대한 모델링의 중요성을 기술하고 이의 효과성을 시뮬레이션으로 분석하였다. Litvak 등(2008)은 중환자실의 환자동선에 대해서 시뮬레이션 기법을 이용하여 분석을 하였다. Ahmed and Amagoh(2008)는 환자동선에 따른 환자의 대기시간, 의사 및 간호사의 활용도 등을 분석하여 최적의 환자동선을 선정하려는 연구를 수행하였다. Cardoen and Demeulemeester(2007)는 시뮬레이션을 이용하여 의료의 표준 프로세스라 할 수 있는 표준임상경로(clinical pathway)에 따른 영향도를 분석하였다. Li 등(2010)은 표준임상경로는 의료서비스의 효율성을 향상 시키면서 치료비를 절감할 수 있는데 실제 진료현장에서는 이것이 제대로 적용되지 못하고 있는 문제점이 있음을 지적하고 이를 개선하기 위해서는 산업공학 기법에 근거하여 분석을 하고 이를 기반으로 표준임상경로를 개발하는 것이 필요하다고 주장하였다.

Jun 등(1999)과 Jacobson 등(2006)은 환자 흐름 개선 및 리소스 할당 부문에 시뮬레이션이 적용된 문헌 조사를 실시하였다. 시뮬레이션은 환자 스케줄링, 환자 진료프로세스 개선, 리소스 스케줄링, 병상 수 결정 및 계획, 병실 수 결정 및 계획, 스태프 수 결정 및 계획에 활발히 사용되었다. Hall(2006)은 환자 흐름에 관한 논문들을 편집하여 단행본으로 출간하였다.

2.6 프로세스 개선

병원의 프로세스 개선활동에 관한 사례는 다양하게 보고되고 있다. Revere and Black(2003)은 TPM과 식스시그마를 접목하여 프로세스를 개선하는 방안을 제시하였으며 예로서 약물관련 오류를 측정하는 절차를 제공하였다. De Koning 등(2006)은 린 식스시그마(lean six sigma)를 의료활동에 적용하여 비용, 품질, 서비스 등을 관리하는 체계적인 혁신활동에 대한 프레임워크를 제시하였다. Najmuddin 등(2010)은 산부인과 외래의 대기시간 절감을 위한 질 향상 활동에 시뮬레이션 기법을 이용하였다. 이영우와 이태식(2010)은 대형 병원에서 대기시간 절감을 위한 프로세스 개선방안에 대한 의료의 질 향상 활동에 시뮬레이션 기법을 이용하여 연구를 수행하였다. 한재현 등(2011)은 응급실 의료서비스의 질 향상을 위한 품질관리 활동에 린 식스시그마와 시뮬레이션 기법을 접목한 연구를 수행하였다. 이외에도 식스시그마 등의 품질혁신활동을 의료서비스 분야에 적용한 사례 및 적용을 위한 제언 등은 다른 문헌에서도 찾아볼 수 있다.[3)]

2.7 자원관리

병원의 자원관리는 매우 중요하다. van Houdenhoven 등(2007)은 네덜란드 한 대학병원 데이터를 이용하여 환자 유형의 구성과 초과근무를 어느 정도 수준으로 받아들일 것

3) van den Heuvel et al., 2005; Woodard, 2005; Carrigan and Kujawa, 2006

인가에 따라 수술실 활용률이 크게 달라질 수 있음을 수학적인 모델링을 이용하여 보였다. Fletcher 등(2006)은 영국 보건복지부(Department of Health)에서 사용할 수 있도록 응급실분석용 시뮬레이터를 개발하였다. van Houdenhoven 등(2008)은 스케줄링 기법을 이용하여 수술실의 활용률을 향상시킬 수 있는 방안을 제시하였다. van Dijk and Kortbeek(2009)는 수술실에서 수술을 마치고 중환자실로 이동하는 병원상황에서 중환자실의 병상수에 따라 수술을 마친 환자가 중환자실로 들어갈 수 없는 확률에 대해 Tandem queue 모델을 사용하여 분석하였다. Raikundalia 등(2011)은 병실 점유율 등을 시뮬레이션할 수 있는 웹 기반 시뮬레이터를 개발하였다. Zonderland and Timmer(2012)는 MRI 스캔 용량을 요구하는 진료 과에 어떻게 할당하는 것이 최적인가를 베이지안 게임(Bayesian game) 이론을 이용하여 분석하였다. 그들은 각 진료 과에서는 자기 과에서 최대한 많은 용량을 확보하기 위해 실제 예상되는 요구보다 많은 양을 요청하기도 한다고 가정 하였다. 이 문제는 공급망관리(SCM)에서 발생하는 용량분배(capacity allocation) 문제와 유사하다. Creemers 등(2012)은 여러 환자 군에 수술실의 사용시간을 할당하는 문제를 다루었으며 벌크서비스대기모델(bulk service queuing model)을 이용하여 환자 군의 가중치를 고려한 기대 대기시간을 가장 작게 할 수 있음을 보였다.

2.8 임상진료 영역

제품과 달리 환자들은 동일한 치료에 대해서 매우 다양한 반응을 나타내기 때문에 진료에 어려움이 많다. 환자를 다루는 임상의학은 기본적으로 이러한 불확실성을 내포한 환경을 전제로 한다. 이러한 진단 및 치료에서 그 불확실성이나 오류를 제거하거나 환자의 안전을 도모하고 치료효과를 높이기 위해 산업공학/경영과학 기법을 적용하는 다양한 시도가 이루어지고 있다. 예를 들면, 확률 의사결정의 대표적인 방법의 하나인 마코프 결정 프로세스의 임상에의 적용을 들 수 있다(Schaefer et al., 2005). Lefevre(1981)는 어떤 정해진 수의 인구에서 나타나는 감염을 birth and death 프로세스를 이용하여 모델링하고 최적으로 통제하는 방법을 찾기 위해 연속시간 마코프 결정 모델을 사용하였다. 모델에서는 인구에서 이미 감염된 사람의 수를 시스템의 상태(system state)로, 건강한 사람이 환자로 바뀌는 속도, 감염환자가 회복하는 속도가 전이 확률(transition probability)에 영향을 미친다고 고려하여 인구 중 격리될 수 있는 사람 수, 감염된 인구를 치료할 수 있는 자원의 양 등 두 가지 인자를 의사 결정자가 선택할 수 있도록 하였다.

Ahn and Hornberger(1996)는 신장 이식에서 이식이 성공할 것인지를 예측하기 위해서 환자 상태를 수치화하고 임계값(threshold)을 설정하여 이식성공 가능성을 예측하는 모델을 개발하여 활용하였다. 그들은 환자의 상태를 다섯 가지 상태로 단순화 하고 이미 보고된 이식 성공률을 대입하여 모델을 만들고, 이식을 받는 환자의 상태는 마코프 체인을 따라 상태 사이를 전이 한다고 가정하였다. Hauskrecht and Fraser(2000)는 부분관찰 마코프 결정프로세스를 허혈성 심질환 환자에게 적용하였다. 환자의 상태를 관상동맥질환의 유무, 관상동맥 우회술 병력, 혈관성형술 시행병력, 스트레스 테스트 등에 따라 분류 하였고 의사결정자는 진단기법의 시행유무, 수술 기법의 시행유무를 선택할 수 있게 하였다.

그들은 환자의 관상동맥의 폐색정도는 알기 힘든 불확실성으로 간주 하여 환자의 전체 일생에서 치료경비를 절약할 수 있는 치료 전략 모델을 개발하였다.

경영과학을 활용하여 도출된 결과에 따라 치료를 시행하는 연구도 많이 수행되고 있다. 그 대표적인 예로서 혈당-인슐린 분비 패턴을 시간에 대한 함수로 분석하고 수학적 기법을 활용하는 방법과 뇌 MRI에서 백질과 회백질을 연산적으로 구분하는 기법, 푸리에 분석(Fourier analysis) 등을 이용한 심장 박동 분석 기법, 체열의 분포를 예측하고 열을 가하는 종양의 열 치료 기법이 있다.[4] Kim 등(2012)은 이산시간추계적 모델링 방법(discrete-time stochastic control formalism)을 활용하여 암환자의 방사선 치료를 최적화할 수 있도록 방사선 치료에 환자의 상태가 어떻게 달라지는지에 따라 방사선의 세기를 조절하는 치료법을 제안하였다. 그들은 환자의 생리적 상태를 시스템 상태로, 방사선의 세기를 제어변수(control)로 모델링을 하였다.

한편, 전자의무기록과 더불어 도입된 임상의사결정지원체계(clinical decision support system)는 임상데이터를 이용하여 경고 등의 방법으로 의료진에게 직접 조언을 하게 함으로써 추론 업무를 지원하고 있다.[5] Kong 등(2012)은 심장병의 흉통 임상위험도 평가에 전통적인 규칙기반의 의사결정시스템과 근거 추리 접근법(evidential reasoning approach)을 이용함으로써 불확실성을 가진 진료상황에 더 충실한 시스템을 제공하고자 하였다. 임상의사결정지원체계는 국내에서도 이미 많은 병원에 도입되어 약물 용량, 약품정보, 약물상호작용, 약물 구분 등의 투약관련 경고 체계나, 항생제, 수혈 처방 관리에 이용되고 있다.[6]

4) Bartolozzi et al., 2000
5) Cho and Kim, 2011
6) Cho and Kim, 2011

3 보건관리공학의 주요 기법

3.1 서비스 사이언스

서비스 사이언스(service science)의 등장은 서비스 산업이 경제에서 차지하는 비중이 점차 증가하기 시작하면서 이루어지기 시작했다. 산업구조의 중심이 농업에서 제조업을 거쳐 서비스 산업으로 이동하였고, 서비스 산업의 시장범위가 전 세계로 확대되면서 서비스 산업 경쟁력이 경제성장의 중요변수로 작용하고 있다. 또한 이러한 서비스 산업은 그 생산성 상승속도가 제조업에 비해 느리기 때문에 서비스 산업 생산성을 제고시키기 위해서는 서비스에 대한 과학적이고 보다 체계적인 분석을 위한 학문체계가 요구되었고, 이에 따라 서비스 사이언스가 등장하였다.[7)]

서비스 사이언스는 서비스에 대한 학문이다. 더 구체적으로 서비스 사이언스는 서비스 산업의 본질을 규명하고, 이를 바탕으로 혁신과 생산성 향상을 이루기 위해 기술, 경영, 경제, 사회과학, 산업공학 등 여러 분야의 지식을 종합하려는 시도에서 탄생된 신학문이다. 2004년 미국 국가경쟁력위원회에서 미국혁신(innovate America) 방법론에서 처음 대두되었으며, 2007년 미국국가혁신투자법(U.S. National Innovation Investment Act)이 미국 국회를 통과하면서 서비스 사이언스가 빠르게 확산되었다. 이 법안에 따른 서비스 사이언스는 "컴퓨터과학, 오퍼레이션스 리서치, 산업공학, 비즈니스 전략, 경영과학, 사회과학, 법학 등의 요소를 결합하여 창조되는 과학, 공학, 경영학적 학문에 개별 학문을 따로따로 적용해서는 이루어낼 수 없는 조직의 혁신과 가치 창출을 종합적으로 적용할 수 있도록 설계된 커리큘럼, 교육훈련, 연구 프로그램을 의미한다"라고 정의한다.

서비스 사이언스는 주로 서비스 혁신을 위해 유용하게 사용된다. 사이언스(과학)는 진실을 검증해내기 위해 관찰, 실험, 증명, 수치화 등 객관적이고 합리적인 방법들을 고안해 내는 것으로, 이러한 관점에서의 서비스 사이언스는 주먹구구식의 서비스 혁신이 아니라, 과학적 방법론에 의해 서비스 혁신을 도모하는 것이다.[8)]

이러한 고객가치 관리를 위한 서비스 혁신 주요 구성요소는 서비스 운영, 서비스 개발, 서비스 개선으로 이루어지며 이들은 서로 유기적인 관계를 가지고 있다. 또한 서비스사이언스 방법론에 따라 각각의 구성요소마다 이에 따르는 과학적이고 체계적인 절차가 존재하게 된다. 서비스 개발의 구성 체계와 개발 과정은 4장 2.1 절과 2.2 절에서 자세히 다

7) 주영민, 2013
8) 김광재 등, 2011

루고 있다. 서비스 사이언스의 등장 배경, 정의 및 목표, 구성 요소, 방법론은 4장 1.1 절~1.4절에서 자세히 다루고 있으며, U-health 기반의 해양원격의료서비스 차별화전략 수립으로 해상근로자들의 건강증진 및 의료서비스에 대한 만족도를 제고하고, 해양원격의료서비스 사업의 체계적인 운영 및 관리를 위한 서비스 사이언스 기반의 비즈니스 모델 개발 사례를 4장의 5.1절에서 자세히 다루고 있다.

3.2 시스템 인포매틱스 기반의 서비스 개발

시스템 인포매틱스란 시스템 데이터를 수집 및 분석하여 유의한 정보를 도출하는 체계로서 조직에서 보유하고 있는 방대한 빅데이터를 효율적으로 분석하여 혁신적인 서비스를 개발하거나, 기존의 서비스를 효율적으로 제공하도록 지원하는 학문분야이다. 이 방법은 방대한 데이터를 이용하여 시스템의 효율성을 향상시키는 하나의 방법론임에 따라 방대한 데이터가 발생하는 현재 및 미래상황에 적합한 방법론이다. 즉, 이전에 정보시스템의 주요 기능이 정보처리 중심인 것에서 벗어나 시스템의 효율성을 추구하는 보다 큰 개념의 정보학적 방법론이라 할 수 있다. 서비스 개발의 구성 체계와 개발 과정은 4장 2.1 절과 2.2 절에서 자세히 다루고 있다.

3.3 서비스 청사진(Service Blueprint)[9)]

서비스 디자인과 모델링의 분야에서 구조, 과정, 서비스의 상호작용에 대해 선이나 도형을 이용한 시각적인 표현을 자주 사용하는데 '업무흐름도' 또는 '서비스 청사진'으로 불리며, 서비스 청사진은 서비스 프로세스를 객관적으로 설명해 놓은 그림으로 서비스 전달의 프로세스와 고객과 종업원의 역할, 가시적 서비스 구성요소 등을 동시에 보여 줌으로써 서비스를 시각적으로 제시하며 서비스 상품개발의 설계와 재설계 단계에서 유용하게 사용하는 기법이다.

서비스 청사진의 구성요소로는 서비스 구매, 소비, 평가의 단계에서 고객이 직접 수행하는 활동인 고객의 행동과 고객의 눈에 가시적으로 보이는 종업원의 활동에 따른 종업원인 직원의 행동, 고객에게 직접 눈으로 보이지 않지만 일선 종업원의 행동을 지원하는 후방 종업원의 행동, 그리고 서비스를 전달하는 종업원을 지원하기 위한 내부적 서비스인 지원 프로세스 등이 포함된다. 서비스 청사진을 사용하는 이점은 서비스 제공자인 종업원들로 하여금 전체 서비스 중에서 자신이 하는 일의 관계 파악이 가능하고 서비스제공의 흐름에

9) 지은희 인제대학교 대학원, 2015. 8 학위논문(박사)- 인제대학교 일반대학원 : 보건행정학과 보건행정 2015. 8

서 취약지점인 실패 가능 점(fail point)을 확인 할 수 있다. 다시 말해 서비스가 진행되는 과정을 시각화 하여 과정 안에서 서비스의 상호작용과 역할을 구분할 수 있고 서비스의 주요 기능을 이해하는데 도움이 된다. 그래서 문제해결을 위한 개선의 주목표로 찾고, 고객이 경험하는 서비스 품질을 알게 하여 서비스설계에 도움이 될 수 있다. 또한 인적, 물적 서비스 요소에 대한 투입, 산출을 확인하고 평가할 수 있는 기반을 제공한다. 병원의 서비스 과정에도 이러한 방법을 적용한 예가 있다.[10)]

서비스 청사진의 기본 구조는 [그림 3-1]과 같이 가시선 이외에도 다양한 공간을 포함한다.

상호작용선(Line of Interaction)을 기준으로 고객영역과 전면공간을 구분하며, '상호작용선'은 고객과 조직 간의 직접적 접촉, 즉 서비스 접점을 의미한다. 상호작용선 위의 고객영역은 고객이 서비스를 구매, 소비, 평가하는 과정에서 수행하는 절차, 선택, 상호작용의 활동들을 표현한다.

내부 상호작용선(line of internal interaction)을 기준으로 배후공간과 지원프로세스를 구분하고 '내부 상호작용선'은 조직 내부에서의 직간접적 접촉을 의미한다. 내부적 상호작용선 아래의 지원프로세스에는 접점직원 외에 다른 직원이 수행하는 물리적 활동 또는 지원정보시스템이 위치하게 된다.

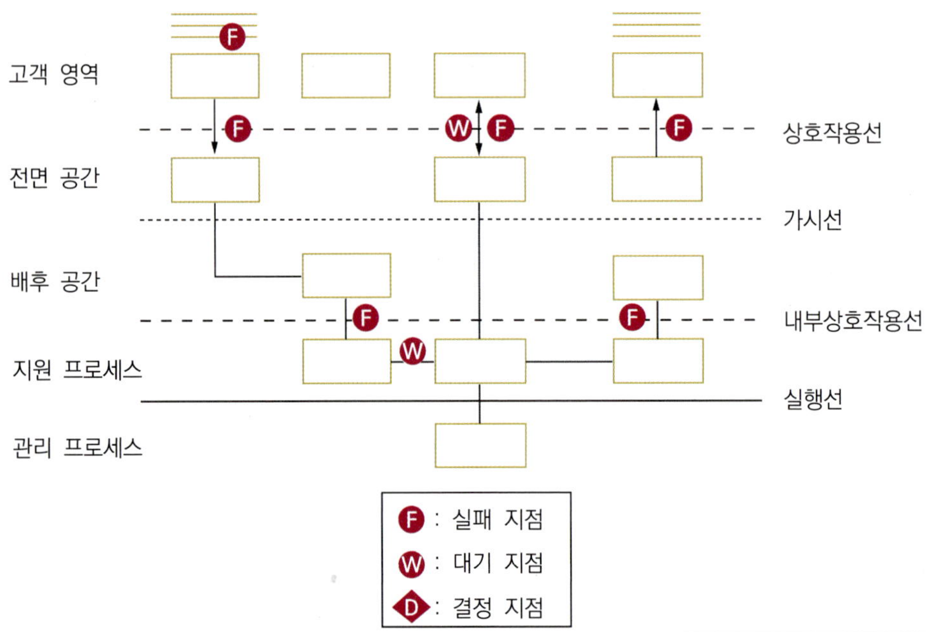

그림 3-1 서비스 청사진의 기본 구조

10) 박근완, 2008, Fitzsimmons & Fitzsimmons, 2011

끝으로, 실행선(line of implementation)을 기준으로 지원프로세스 영역을 지원프로세스와 관리 프로세스로 구분하기도 하며, 관리 프로세스에는 해당 서비스를 위해 직접적으로 구축된 활동은 아니지만 간접적으로 영향을 미치는 기획, 관리, 의사결정 등의 활동 및 시스템이 포함된다.

서비스 청사진에서 얻을 수 있는 주요 정보들은 첫째, 서비스 시스템의 전체적 구조를 파악하고 서비스 설계와 관련된 의사결정 문제를 도출할 수 있다. 서비스 청사진의 여러 영역은 서비스 시스템에서 각 활동(요소)의 위치, 담당자, 순서를 나타낸다. 따라서 서비스 시스템의 설계자는 신서비스를 개발하거나 기존 서비스를 재설계할 때 누가 어디에서 그 업무를 할 것이며, 그 활동이 고객이 보는 곳에서 이루어지는지 아니면 보지 못하는 곳에서 이루어지는지, 어떤 순서로 이루어져야 하는지를 서비스 청사진을 통해 고려할 수 있다.

둘째, 서비스 시스템 내에 존재하는 중요한 관리 포인트를 알 수 있다. 우선 '실패 지점(fail point)'의 위치를 보여준다. 실패지점은 말 그대로 서비스의 실수로 인해 시스템의 운영에 문제가 생길 수 있는 곳을 의미한다. 실패 지점을 만나면 실수나 오류가 일어날 수 있는 잠재적 가능성을 아예 없애는 것이 가장 좋은 해결책이다. 하지만 그것이 불가능할 경우에는 실패의 조짐이 보이는 순간 시스템의 작동을 멈추게 하는 fail -safe 장치를 설치하거나, 실패가 일어나면 빠른 시간 안에 그것을 복구할 수 있는 절차와 방법을 미리 정해놓는 것이 필요하다. 다음으로 '대기 지점(waiting point)'의 위치도 보여준다. 이지점에서는 고객이 제때 서비스를 받지 못하고 기다려야 할 가능성이 높다. 따라서 대기(Queue)가 발생하지 않도록 공급관리를 철저히 하거나 대체 서비스를 제공하는 방안을 찾아야 한다.

서비스 청사진을 그리는 과정은 크게 서비스 프로세스를 분해하는 단계와 서비스 청사진을 그리는 단계의 두 단계로 나눌 수 있으며, 첫 번째 단계는 대상 서비스의 구성요소를 분해하는 작업이다. 전체 서비스를 세부 프로세스로 분해하여 설계를 위한 단위 프로세스로 만드는데 이때 분해된 각 프로세스를 모두 통합하면 하나의 서비스가 완성되어야 하므로 빠지거나 중복된 부분이 없도록 한다.

두 번째 단계는 앞서 분해한 각 세부 프로세스를 서비스 청사진의 각 영역에 맞게 도식화하는 작업으로 고객활동, 전방영역 종업원의 행동, 후방영역 종업원의 행동, 지원프로세스로 이루어진 서비스 청사진의 각 영역에 해당하는 세부프로세스를 도식화하고, 도식화한 각 세부 프로세스를 서비스의 흐름에 따라 연결하여 완성하게 된다.

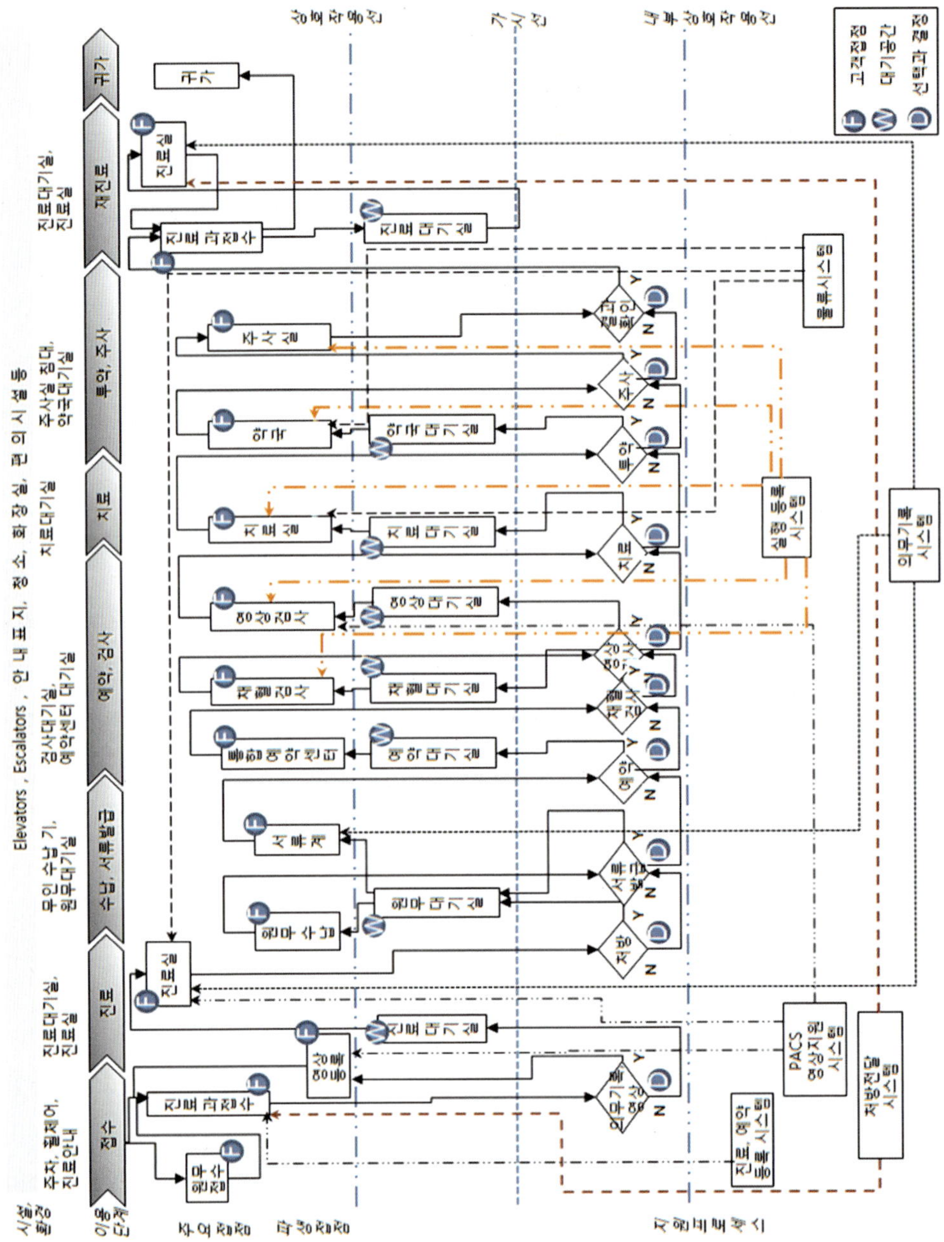

그림 3-2 B병원의 외래 서비스 청사진

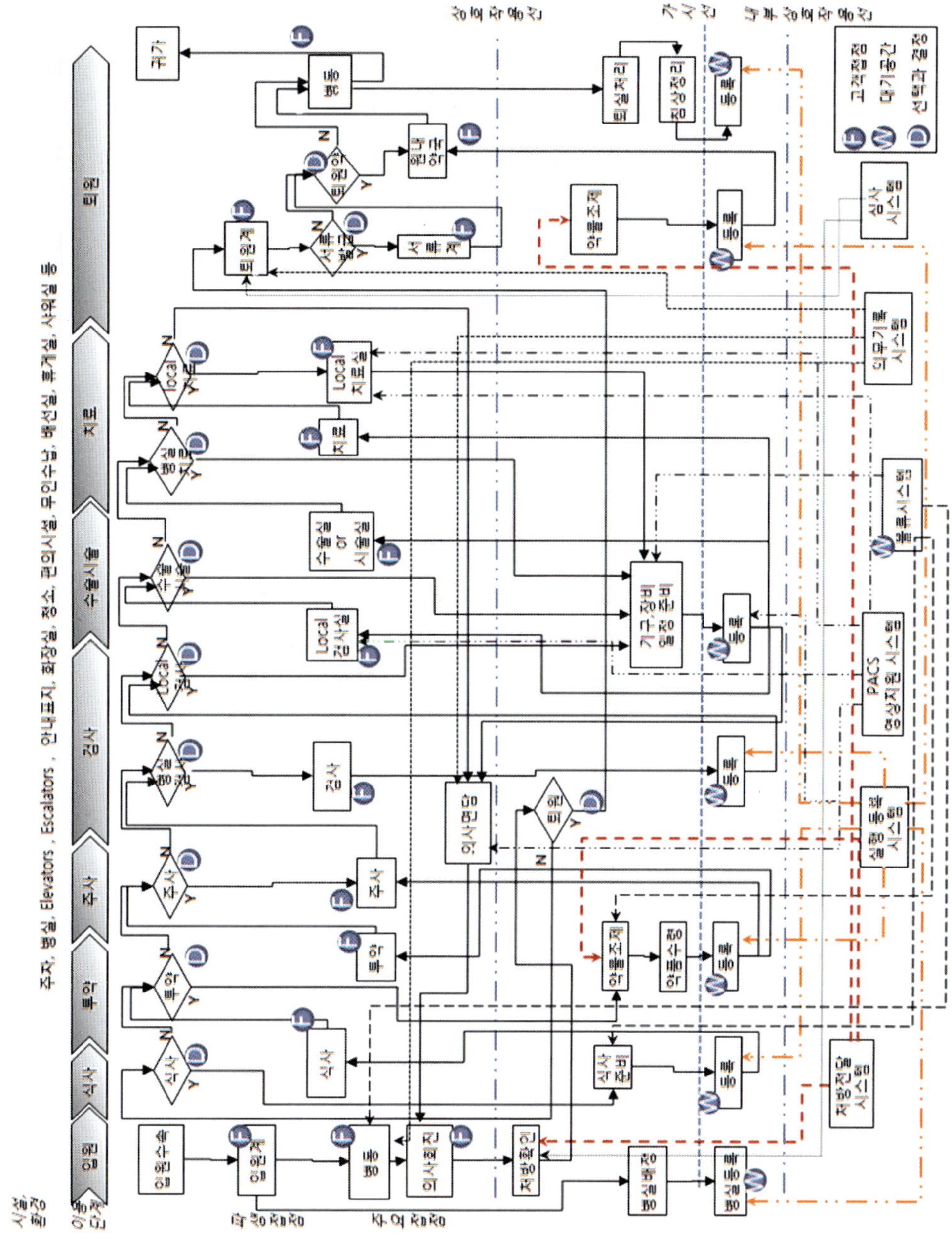

그림 3-3 B병원의 입원 서비스 청사진

3.4 현장실사(WtA : Walk-Through Audit)[11)]

서비스에 대한 만족도를 평가하는데 있어서 제공자가 생각하는 고객의 만족도와 실제 고객이 느끼는 만족도가 차이가 날 수 있다. 현장실사는 고객이 이용하는 주요 서비스에 대해서 서비스별로 공급자가 생각하는 고객의 만족도와 고객의 만족도를 평가하여 이의 차이가 많이 나는 서비스를 찾아내어서 해당 서비스를 개선하는데 주안점을 두게 하는 방법이다. 현장실사를 이용하여 고객 만족도를 평가할 경우 고객의 눈높이에 맞는 서비스 만족도를 평가하고 서비스를 개선한다는 장점이 있다.

B병원의 입원환자에 대해서 현장실사 방법을 이용하여 직원들과 입원환자에 대해서 병원의 주요 서비스에 평가를 하였다. 일반적으로 현장실사 법을 이용하여 만족도를 평가할 경우 고객의 만족도 보다는 공급자가 생각하는 만족도가 높게 나온다. 그런데 B병원에서는 직원이 생각하는 의사에 대한 고객의 만족도는 2.7점인데 비해 환자들이 생각하는 만족도는 3.5점으로 도리어 고객이 느끼는 만족도가 높았다. 간호사 등 모든 직종에 대해서 동일한 결과가 나타났다. 이의 요인은 무엇인지에 대해서는 심층적인 분석이 필요하다.

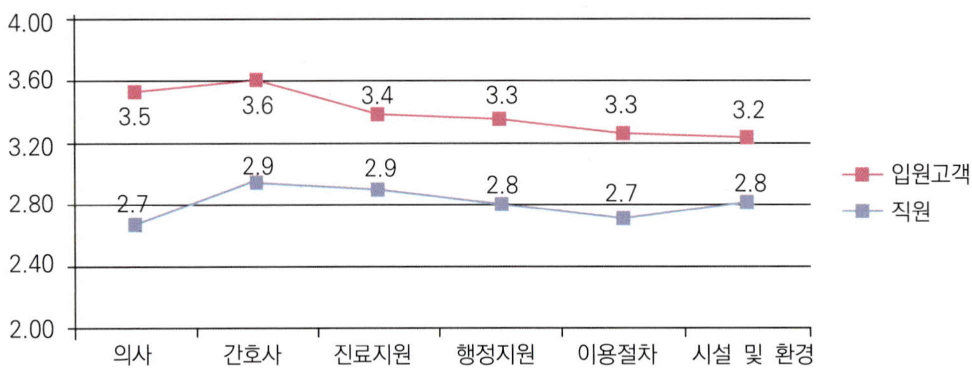

그림 3-4 입원고객과 직원의 직종별 만족도의 차이

11) 지은희 인제대학교 대학원, 2015. 8 학위논문(박사)- 인제대학교 일반대학원 : 보건행정학과 보건행정 2015. 8

3.5 스케줄링[12]

병원에서 외래 예약환자를 잡아주는 스케줄링 방법은 병원 전체 기준이나 진료과별 기준에 따라서 일괄적으로 적용하고 있다. 예컨대 30분에 5명의 환자에 대해서 예약을 잡아주는 기준을 정해서 이를 일괄적으로 적용한다. 이의 문제점은 초진환자와 재진환자의 진료시간을 고려하지 않는 다는 제한점이 있다. 또한 의사의 특성이나 진료내용의 특성을 반영해 주지 못한다는 단점이 있다. 가장 좋은 방법은 의사별로 최적의 예약방법을 알고 이를 기반으로 하여 예약을 잡아주는 것이다. 그런데 실제 이를 파악하기는 용이하지 않다. 외래 예약 스케줄링은 의사별로 외래환자의 실제 진료시간 데이터를 넣으면 최적의 외래 예약 스케줄링 일정을 알려 주는 프로그램을 말한다. 포항공대 산업공학과의 김병인교수의 연구팀에서는 외래 예약 스케줄링 프로그램뿐만 아니라 수술실 예약 스케줄링 프로그램을 개발하고 현재는 현장에서 사용할 수 있을 정도로 신뢰도를 높이기 위해서 계속적으로 보완 중이다. 앞으로는 이러한 프로그램을 이용하여 외래환자의 대기시간을 줄여주면서 병원의 자원의 활용은 최내화 할 수 있는 예약 세도를 운영하는 시대가 올 섯이다.

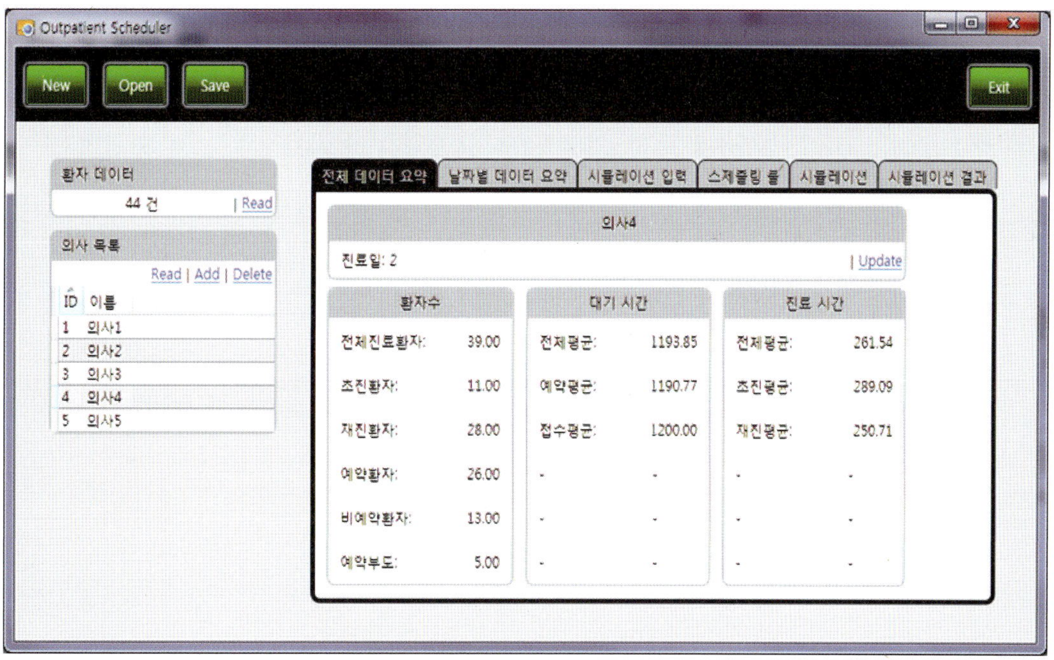

그림 3-5 외래 예약 스케줄링 프로그램

12) 환자 대기시간 단축을 위한 진료서비스 모델 및 최적화 시스템 개발, 2015 제품-서비스 융합 아이디어 사업화 지원 사업 최종보고서, 좋은강안병원 부산경제진흥원 과제

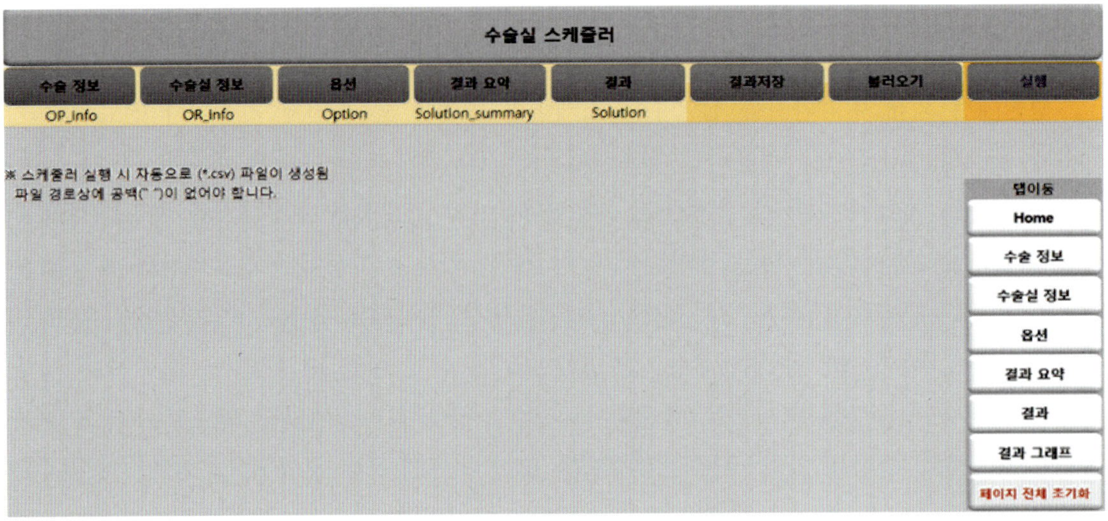

그림 3-6 수술실 예약 스케줄링 프로그램

3.6 빅데이터

최근 들어 정보와 관련해 최대의 관심사는 빅데이터(Big Data)와 관련한 것이다. 그러나 이러한 빅데이터는 갑자기 등장한 개념이 아니라 1990년 대 컴퓨터의 발달로 인해 이미 예견되었던 내용의 연장선상에 있는 것이고, 현재의 빅데이터에 대한 접근은 오늘날 수많은 정보의 중요성이 부각됨에 따라 이에 대한 체계적인 접근이 이루어진 것이다.

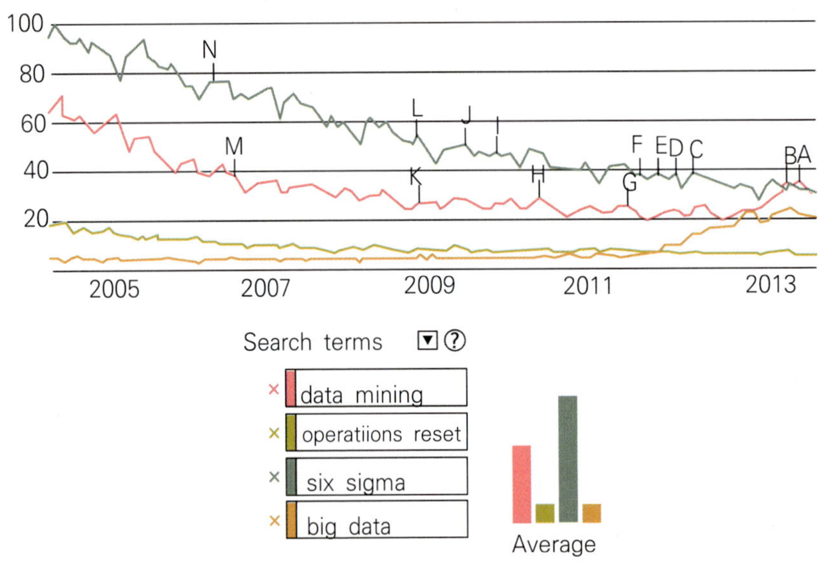

그림 3-7 Google Trends로 본 빅데이터

2012년 1월에 개최된 세계경제포럼(The World Economic Forum) 산하 미래기술 글로벌 아젠다 위원회(Global Agenda Council on Emerging Technologies, GAC)에서는 2012년 떠오르는 10대 기술 중 그 첫 번째 기술로 빅데이터 기술(Informatics for adding value to information)을 선정하였고, 우리나라의 지식경제부 R&D 전략기획단은 2012년 4월 IT 정책자문단 회의를 통해, IT 10대 핵심기술 가운데 하나로 빅데이터 및 인공지능 분야를 제시하였다.

여러 관점에서 빅데이터에 대한 정의는 다양하지만, 사전적 의미로서는 기존 데이터베이스 관리도구로 데이터를 수집, 저장, 관리, 분석할 수 있는 역량을 넘어서는 대량의 정형 또는 비정형 데이터 집합 및 이러한 데이터로부터 가치를 추출하고 결과를 분석하는 기술을 포함하는 것을 의미한다. 2012년 미국 IBM가치연구소(IBM Institute for Business Value)에서는 전 세계 95개국 26개 산업분야의 전문가 1,144명을 대상으로 빅데이터와 관련된 설문조사 결과를 토대로 4가지 차원에서 빅데이터를 정의하였다. 빅데이터는 대량의 규모(Volume)를 지니고 있어야 하며, 데이터의 다양한 형태와 소스를 지녀야 하며(Variety), 짧은 시간에 의사결정을 가능하게 해주는 스트리밍 데이터분석이 가능하도록 데이터의 이동속도(Velocity)가 원활해야하며, 적재되는 데이터가 정확(Veracity)해야 한다는 4가지 속성을 지녀야 한다고 밝히고 있다.

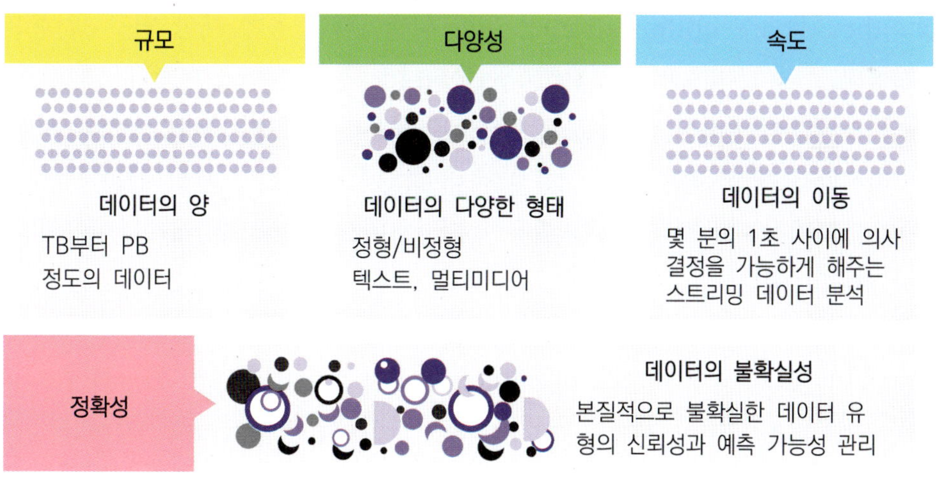

그림 3-8 빅데이터의 4가지 차원(IBM)

또한 이 보고서에서는 이러한 특성을 지닌 빅데이터가 제대로 된 가치를 창출하기 위해서는 현 시점에서 가장 절실한 비즈니스 과제 해결을 위해 사용되어야하며, 이를 위해서는 더욱더 다양한 데이터에 접근할 수 있어야하고, 소프트웨어 도구와 그 도구의 활용기술을 두루 갖춘 강력한 분석 능력이 요구된다고 밝히고 있다(IBM Global Services, 2012).

전술한 것을 토대로, 보다 가치 있는 보건의료 빅데이터 활용에 대해 살펴보면 다음과 같다. 미국보건정보관리협회(AHIMA)에서는 보건의료데이터의 종류로서 Clinical Data, Epidemiological Data, Demographic data, Financial Data, Research Data, Reference Data, Coded Data를 제시하고 있다. 이러한 보건의료데이터들은 사전적 의미로서의 빅데이터 정의에 부합됨은 물론, IBM 가치연구소가 제시한 빅데이터가 지녀야 할 4가지 속성을 모두 갖추고 있다.

현재 전 세계적으로 의료계가 직면한 문제는 기하급수적으로 증가하는 의료비 문제를 해결하는 것과 자국민에게 양질의 의료를 제공하는 것에 있다. 이를 위해 미국의학회(Institute Of Medicine, IOM)에서는 2012년 'Best Care at Lower Cost' 보고서를 통해 낮은 비용으로 양질의 의료를 행할 수 있는 10가지 방법 중 가장 기본이 되는 요소를 정보기술 인프라(digital infrastructure) 및 데이터의 활용성(data utility)으로 제시하고 있다(IOM, 2012). 즉 빅데이터를 잘 활용하는 것이야말로 의료계가 당면한 문제를 해결할 수 있는 가장 기본적인 방법으로 제시하고 있는 것이다. 최근 우리나라에서도 이러한 의료최적화(healthcare optimization)를 위한 빅데이터 활용에 대한 연구 및 논의가 활발하게 진행되고 있다. 더욱이 2013년 6월 우리나라 정부가 발표한 정부3.0 정책 중 공공데이터의 민간활용 활성화, 새로운 정보기술을 활용한 맞춤형 서비스 창출, 빅데이터를 활용한 미래지향적 행정 구현 등은 이를 더욱더 촉진시킬 것이라 관련 전문가들은 예상하고 있다. ICT와 건강보험 빅데이터를 활용한 건강서비스 모델 개발 사례를 4장의 5.2절에서 자세히 다루고 있다.

종합하면, 보건의료 빅데이터의 가치가 제대로 발현되기 위한 전제 조건인 현 시점에서 가장 절실한 비즈니스 과제 해결은 의료최적화 문제해결로 이어지고, 다양한 데이터 접근에 대한 인프라 구축은 이미 산재해 있는 양질의 데이터의 활용과 이에 대한 접근을 위한 제도의 활성화와 연결될 수 있을 것이다. 마지막으로 보건의료 빅데이터 활용기술을 두루 갖춘 강력한 분석 능력은 보건정보관리자로서 지녀야할 능력에 해당되며, 그 능력을 갖춘 보건정보관리자는 현재의 보건의료정보관리자보다 더욱 더 다양한 역할을 수행할 수 있을 것이다.

3.7 지리정보시스템

지리정보시스템(Geographically Information System, GIS)의 사전적 의미는 지리공간데이터를 분석하여 지형관련 분야에 활용될 수 있는 응용통계시스템이라 할 수 있다. 그러나 GIS의 개념은 보는 관점에 따라 다양화 될 수 있다.

첫 번째로 GIS를 도구상자로 보는 관점에서 살펴보면, 실세계의 다양한 형상들에 대한 공간자료를 수집, 생성, 갱신, 검색, 저장, 변환, 분석, 표현을 위해 필요한 다양한 도구들이 모여진 도구상자로 볼 수 있다.

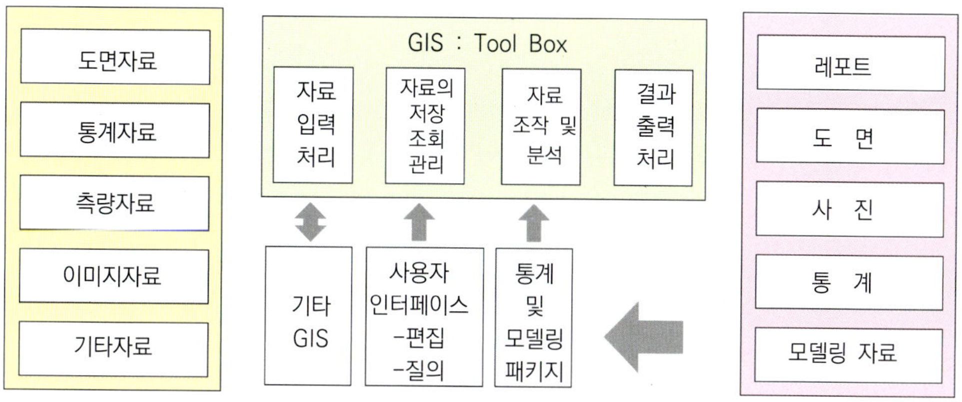

그림 3-9 도구상자로서의 GIS

두 번째로 GIS를 정보시스템으로 보는 관점이다. 이는 지리적 좌표체계에 참조된 데이터를 다루기 위한 목적으로 고안된 정보시스템으로 의사결정지원 등과 같은 목적을 위하여 공간정보와 다른 유형의 정보를 하나의 데이터베이스 시스템으로 통합하여 데이터를 분류하고, 선정하고 주어진 특정 질문에 대한 해답을 찾는 정보를 추출하는 시스템을 의미한다.

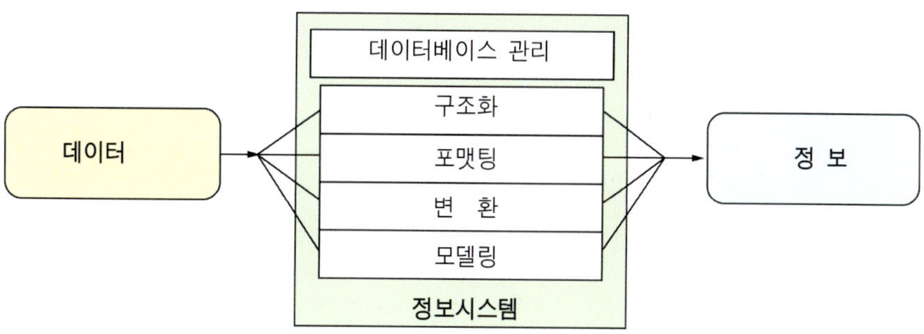

그림 3-10 정보시스템으로서의 GIS

세 번째로 GIS를 지리정보학으로 보는 관점이다. GIS는 지리정보의 창출과 처리 및 사용과 관련하여 연구하는 학문, 즉, GIS가 지리적 문제를 해결하기 위한 시스템이고 이러한 시스템이 지리정보기술에 의해서 구성된다면, 결국 GIS란 지리정보기술을 개발하고 발전시키기 위한 개념과 원리들을 연구하는 하나의 지리정보학이라 할 수 있다는 것이다.

네 번째로 보다 광의적인 차원에서 지리정보의 사회적 활용에 대한 관심을 두는 견해로서, 이들은 지리정보의 사용이 사회에 어떠한 영향을 미치는가에 초점을 둔다.

이러한 개념을 종합적으로 정리하면, GIS는 공간적 문제를 해결하기 위해 다양한 정보를 수집, 구축, 유지, 관리, 편집하고 분석과 모델링을 통해 추출된 고부가가치의 정보를 표현하고 출력할 수 있게 고안된 종합적인 정보처리시스템이라 할 수 있다.

3.7.1 GIS의 특징

GIS의 특징은 첫째, 한번 구축된 지도데이터를 이용하여 손쉽게 변경이 가능하며, 두 번째 GIS는 단순한 디스플레이를 목적으로 하지 않으며, 그래픽과 데이터를 함께 존재시킴으로서 공간적 위치에 따른 정보를 제공한다. 세 번째로 GIS를 통해 입지분석, 하천분석, 경로분석, 가시권분석, 상관분석 등의 다양한 분석이 가능하다. 마지막으로 다양한 데이터 유형의 통합 및 표현이 가능하다.

3.7.2 GIS의 구성요소

GIS 데이터는 크게 공간데이터와 속성데이터로 구분할 수 있으며, 공간데이터는 점(point), 선(line), 면(polygon) 등 기하학적 요소를 나타내는 '벡터데이터(vector data)'와 인공위성 데이터, 항공사진 데이터와 같이 현실세계의 대상을 셀(cell)로 표현함으로서 연속적인 현상을 표현하도록 구성된 '래스터 데이터(raster data)'로 구분할 수 있다. 속성데이터는 인구분포, 사망률, 생존율, 진료환자수와 같이 공간데이터들과 연결이 가능한 형태로 데이터베이스 시스템에 저장된 데이터를 지칭한다.

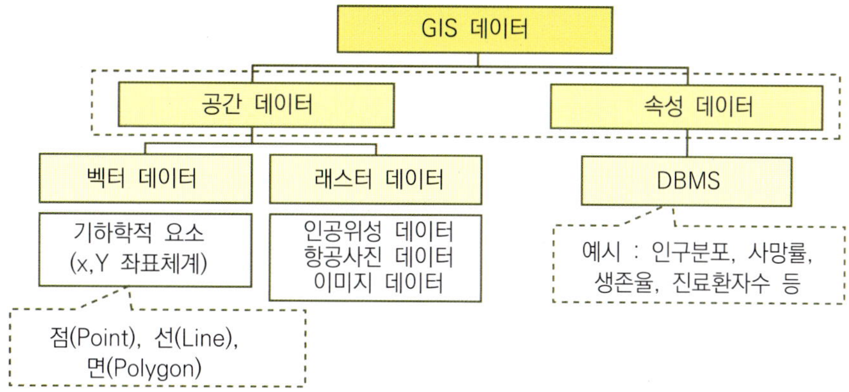

그림 3-11 GIS 구성요소

3.7.3 GIS의 다양한 적용분야

GIS는 농업, 경제, 환경, 지형/지질, 수자원, 도시계획, 의료, 화재, 범죄, 교통관광 등 다양한 분야에 사용되고 있다. 그 중 의료분야에서 활용되고 있는 사례를 살펴보면 다음과 같다.

미국은 의료자원의 분포와 그 활용성을 파악하기 위해, 20년간 Medicare 환자들을 대상으로 수집해온 자료를 바탕으로 미국 의료제도 향상을 위한 연구 및 정책개발을 위해 Dartmouth Atlas 프로젝트를 실시하고 있다. 또한 Dartmouth Atlas of Health Care 웹사이트(http://www.dartmouthatlas.org)를 통해, 지역별, 진료권별의 형태로 지역의 기본적인 정보와 진료비 지출통계, 수술통계, 급성기 진료 현황 등과 같은 진료현황 및 의료자원의 활용도와 같은 정보를 제공하고 있다.

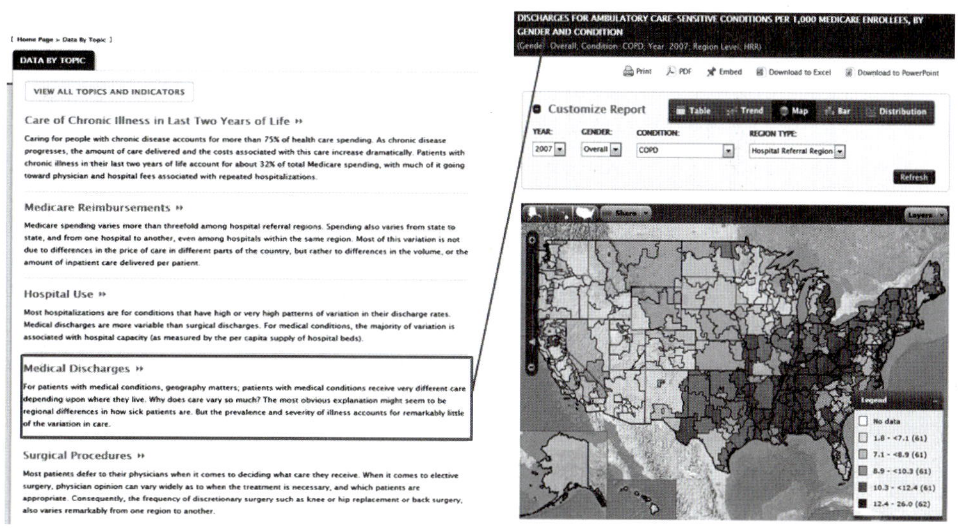

그림 3-12 미국 Dartmouth Atlas of Health Care 웹사이트

이 밖에도 미국의 미연방비상관리기구(Federal Emergency Management Agency, FEMA)가 개발한 HAZUS-MH는 각 지역이 가지는 공간적 특성을 활용하여 홍수, 태풍, 지진 등과 같은 위험발생 시 지역사회의 경제적 손실량, 요구되는 응급의료시설 등을 예측하고 있다.

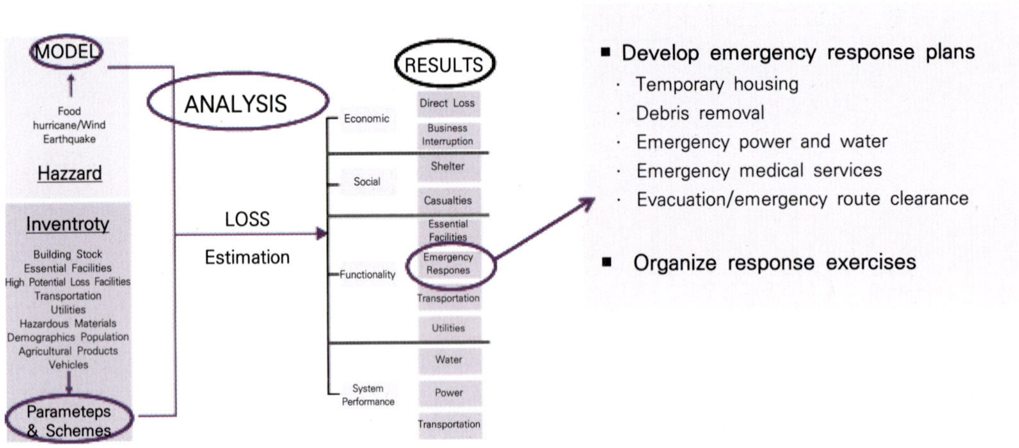

그림 3-13 미국 FEMA의 HAZUS-MH[13)]

3.8 데이터 마이닝

데이터마이닝은 대용량의 자료로부터 자료 분석을 통해 숨겨진 지식, 기대하지 못했던 새로운 패턴 및 법칙을 찾아내고, 전문통계기법을 이용해서 모형화하고, 효율적인 의사결정을 돕는 전략적 정보를 추출해 나가는 일련의 분석과정을 의미한다.

일반적으로 데이터마이닝 프로세스는 'SEMMA'라고 불리는 아래 [그림 3-14]와 같은 과정으로 진행되는데, 주어진 모집단으로부터 모집단 특성이 잘 반영되도록 자료를 샘플링하고(sample), 자료의 특성을 파악하기 위해 샘플링된 자료에 대해 기본적인 통계분석, 그래프 등을 활용해 시각적인 탐색(explore)과정을 거쳐, 모형화를 위해 각 주어진 자료에 대해 새로운 변수를 생성하고, 주요변수를 검출한다(modify). 또한, 위 과정을 거친 자료를 통해 다양한 통계적 모형화 기법을 통해 모형을 개발하고(model), 앞선 단계에서 개발된 모형들을 비교·검정하여 최적의 모형을 선정하는 절차를 거치게 된다(assess). 데이터마이닝 기법에 있어 모형개발 및 평가는 매우 중요한 단계로서, 주어진 자료를 가장 잘 설명하고 일반화될 수 있는 모형을 개발하는 것이 핵심이다. 즉 주어진 자료에 가장 잘 적합하

13) http://www.fema.gov

지만, 주어진 자료와 동일한 형태의 자료에도 잘 적합이 되는 모형이 개발되어야 한다는 것이다. 그러나 일반적으로 데이터마이닝 과정에 있어 시간투입이 가장 많은 단계는 모형 개발 이전단계인데, 데이터마이닝은 업무전반을 이해하는 동시에 대용량의 자료를 활용하여 정보를 생산하는 기법이기 때문이다.

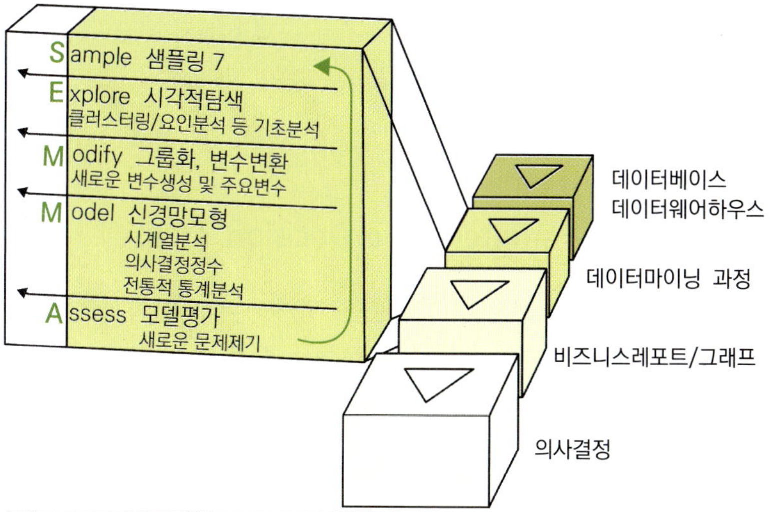

그림 3-14 데이터마이닝 프로세스

데이터웨어하우스 및 다양한 분석도구 및 프로그램을 활용하여, 조직의 의사결정에 정보를 제공하는 사람을 데이터마이너(data miner)라 한다. 최근 보건의료조직에서의 데이터마이너는 임상 분야 및 행정 분야에서도 역할이 확대되고 있다. 데이터마이너는 의사결정을 위한 조직의 많은 문제점을 파악해야 될 뿐만 아니라, 앞서 제시한 데이터베이스 관리기술, 다양한 컴퓨터 응용프로그램 및 고급 통계기법을 활용할 수 있어야 한다.
데이터마이닝에서 사용되는 기술을 살펴보면 아래와 같다.

3.8.1 기계학습

인공신경망 분석과 의사결정나무 분석 등은 대표적인 데이터마이닝 기술로서 기계학습(machine learning techniques)에 속한다. 기계학습은 지도학습(supervised learning)과 자율학습(unsupervised learning)으로 구분될 수 있다. 두 가지 방법의 차이는 지도학습의 경우는 목표변수(종속변수)가 있는 반면, 자율학습의 경우는 목표변수가 없다. 즉, 지도학습의 경우는 입력변수(독립변수)와 목표변수간의 인과관계를 통계적 모형으로서 개발하는 것이며, 자율학습의 경우는 각 입력변수 자체의 학습을 통하여(각 변수간의 거리 등 계산) 통계적 모형으로서 개발하는 것이다.

표 3-2 기계학습의 지도학습과 자율학습

구분	지도학습	자율학습
의미	일정한 목표에 대한 여러 입력변수들의 분류	입력변수 자체의 학습에 의한 분류
구분	목표변수 존재	목표변수 부재
종류	- 회귀분석 - 신경망분석 - 의사결정나무 분석	- 군집분석(K-Means) - 연관성 분석

3.8.2 대화식 의사결정 나무(Interactive Decision Tree)[14)]

대화식 의사결정 나무 방법은 환자의 만족도를 평가하는데 있어서 단면적인 사항에 대해서 평가를 하는 것이 아니라 세부 특성별로 만족도를 평가하여 환자 만족도 개선에 중점을 두어야 하는 부분을 찾아 주는 데이터마이닝의 한 기법이다. 대화식 의사결정나무 방법은 단순히 통계적인 수치에 의해서 중요 변수가 결정되는 것이 아니라 사람들이 가지고 있는 통찰력에 근거한 중요 변수를 분석과정에 반영할 수 있다는 장점이 있다. 특히. 병원의 서비스 개선에 있어서 만족도에 영향을 끼치는 중요변수는 개선이 어려운 경우가 많다. 대화식 의사결정나무는 개선이 용이한 변수를 중심으로 만족도의 차이의 특성을 분석하게 해주어서 병원에서 실제적인 개선방안을 마련하는데 도움을 준다는 장점이 있다. B병원에서 입원고객의 재이용의사에 대해서 대화식 의사결정나무 분석을 하였다. 고객의 재이용의사에 대한 점수는 89.9점으로 높게 나타났다. 5점 만점의 만족도에서 의사에 대한 만족도가 3.1점 미만, 진료지원에 대한 만족도가 2.8점 미만인 집단의 재이용 의사에 대한 점수는 69.1점인데 비해, 의사에 대한 만족도가 3.1점 미만, 진료지원에 대한 만족도가 2.8점 이상인 집단의 재이용 의사에 대한 점수는 84.5으로 크게 증가하였다. 이를 볼 때 진료지원에 대한 만족도를 향상시키는 것이 환자들의 재이용의사를 높이는데 중요하다는 것을 알 수 있게 하는 장점이 있다.

14) 지은희 인제대학교 대학원, 2015. 8 학위논문(박사)-- 인제대학교 일반대학원 : 보건행정학과 보건행정 2015. 8

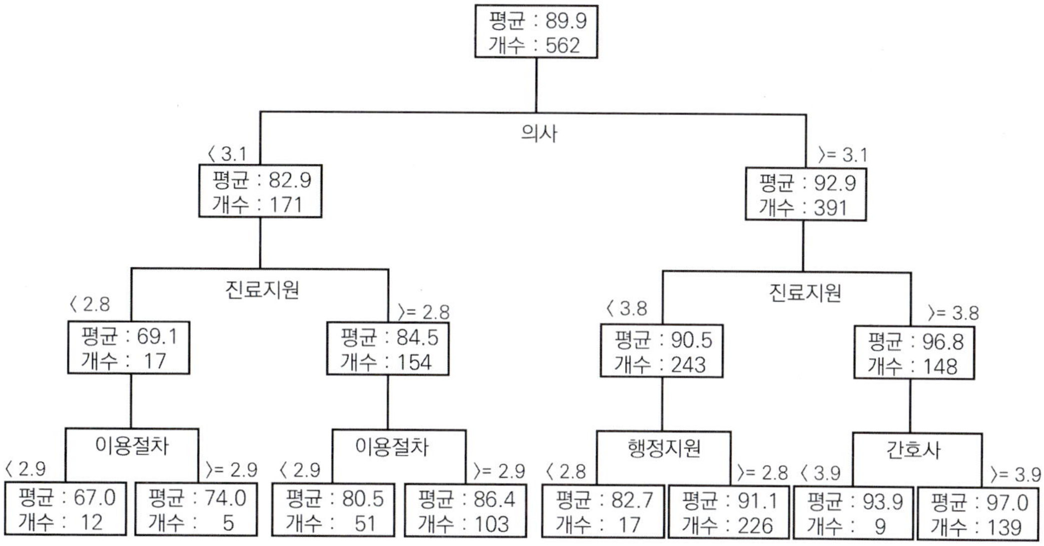

그림 3-15 입원고객의 재이용의사에 대한 대화식 의사결정나무 분석

3.8.3 텍스트마이닝

텍스트마이닝(text mining)은 비구조화된 텍스트 정보 자료에서 흥미롭거나 유용한 패턴을 찾아내는 과정이다. 데이터마이닝이 보통 수량적으로 구조화된 데이터에서 지식을 발견하기 위해 통계적, 기계학습적 알고리즘을 적용하는 기법이라면 텍스트마이닝은 비구조화된 텍스트 문서에서 정보를 찾아내려는 기법이다. 즉, 문자를 숫자형태로 변화하여 분석하는데, 의료기관에서 임상의들처럼 비구조화된 문서에 담겨진 정보를 활용하고자 할 때 유용하게 사용될 수 있을 것이며, 현재 전자의무기록 시스템 하에서는 더욱 더 많은 지식 정보를 생산해 낼 수 있을 것으로 판단된다.

3.8.4 프로세스 마이닝

최근 기업들은 각 기업에 필요한 비즈니스 프로세스를 정의하여 실행하기 위한 다양한 정보 시스템을 활용하고 있다. 기업정보시스템은 프로세스 실행과정에서 발생한 주요한 사건을 시스템 로그(system log)에 기록하고 있다. 이러한 비즈니스 프로세스 실행결과가 저장된 시스템 로그를 분석하기 위하여 비즈니스 프로세스 마이닝 연구가 등장하였다.
프로세스 마이닝(process mining)이란, 비교적 새로운 연구 분야로 계산 기능(computational intelligence), 데이터마이닝, 프로세스 모델링 및 분석의 중간에 위치한 연구 분야이다. 프로세스 마이닝의 기본적인 아이디어는 정보시스템에 기록되어있는 이벤트 로그(event log)에서 지식을 추출함으로서, 사람들의 머릿속에서 추상적으로 추정하고 있는 프로세스가 아닌 실제 업무 프로세스를 도출하고 모니터링하며 개선하는 것이다. 프로세스 마이닝의 출발점은 이벤트 로그이다. 이벤트 로그는 프로세스 마이닝을 위한 투입으로 사용되는 이벤트(특정 프로세스 인스턴스에서 한 작업의 시작, 종료, 취소 등과 같이 로그에 기록되는 행위)의 집합으로 의료기관을 예로 들면 원무과에서 환자가 도착하여 처음으로 접수한 시각과 외래 진료실에 도착한 시각 등을 말한다. 프로세스 마이닝 기법은 이벤트가 발생하는 순서대로 기록되어 있다는 것을 가정한다. 또한 하나의 이벤트는 프로세스의 단위작업을 나타내며, 하나의 케이스(프로세스 인스턴스)와 관련을 맺고 있다. 이벤트 로그는 이벤트에 대한 부가적인 정보를 저장할 수 있으며, 이런 부가적인 정보가 존재하면 프로세스 마이닝 기법에 이를 활용할 수 있다.

이벤트 로그는 세 가지 유형의 프로세스 마이닝 수행에 이용될 수 있다. 프로세스 마이닝의 첫 번째 유형은 '도출(discovery)'이다. 도출기법은 사전 정보 없이 이벤트 로그에서 모델을 생성하는 기법이다. 두 번째 유형은 '적합성(conformance)'이다. 적합성 검사(conformance checking)는 보통 기존의 프로세스 모델과 기존모델에서 생성된 이벤트 로그를 비교한다. 적합성 검사는 로그에 기록된 현실이 모델에 일치하는지(또는 모델이 현실에 일치하는지) 확인하는데 이용할 수 있다. 세 번째 유형은 '향상(enhancement)'이다. 기본적인 아이디어는 이벤트 로그에 기록된 실제 프로세스 모델을 확장하고 개선하는 것이다. 적합성 검사는 모델과 현실 사이의 정합성을 측정하는 반면에 '향상'은 이전 모델을 바꾸거나 확장시키는 것을 목표로 한다.[15]

최근 프로세스 마이닝 분석을 위한 도구로서 네덜란드 아인트호벤 공대에서 개발한 오픈 프레임 워크인 ProM 시스템이 여러 분야에서 활용되고 있다.[16] 의료분야에서 네덜란드 암스테르담 대학병원의 부인암 환자들의 진료프로세스 개선을 위해 활용되었다. 일반적으로 병원의 프로세스는 매우 복잡한 형태를 보이고 있다. 이처럼 복잡한 병원의 진료 프로세스는 전체적인 업무 프로세스의 모습을 파악하기 어려운 문제점이 있는데, 프로세스 마이닝 기법을 활용하면, 실제 프로세스의 모습을 파악할 수 있으며(그림 3-16 참조), 이를 이용하여 실제 프로세스에서 도출되어지는 일반화된 형태의 프로세스 모형을 개발할 수 있다(그림 3-17 참조). 이를 통해 추가적인 분석과 업무 프로세스 개선에 활용할 수 있다.

15) Aalst et al., 2012
16) Mans et al., 2008

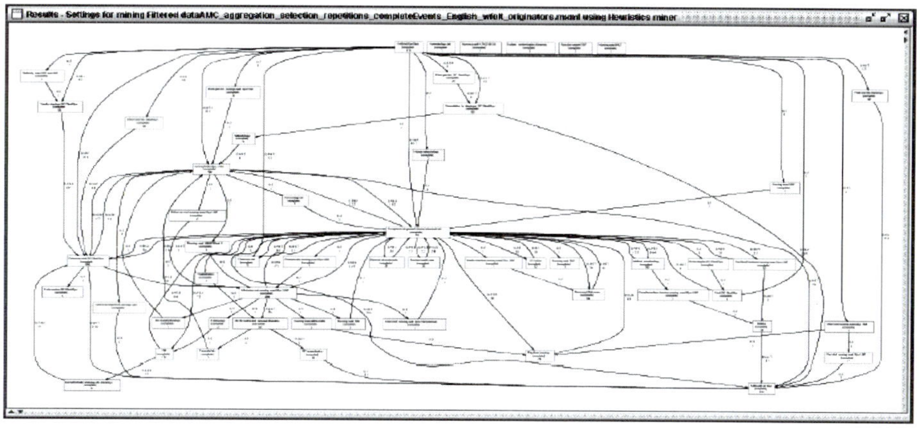

그림 3-16 ProM을 이용한 전체 부인암 환자들의 진료프로세스

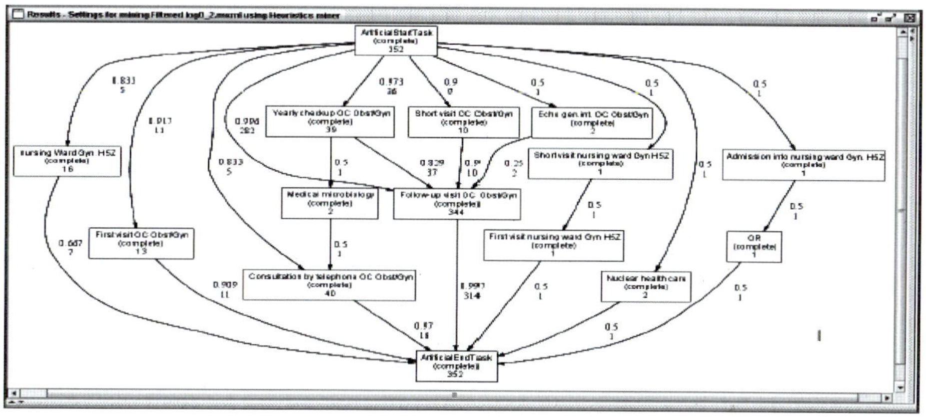

그림 3-17 주요 진료 이벤트로부터 도출되어진 프로세스 모형

3.9 시뮬레이션

시뮬레이션(simulation)의 사전적 의미는 시스템의 수리적 또는 논리적인 모델을 설계해서 실제 시스템의 형태를 기술하고, 설명, 예측하기 위해 개발된 컴퓨터 모델을 사용하여 실험을 수행하는 과정을 의미한다. 이러한 시뮬레이션은 과거 많이 응용되지 않았던 서비스 및 공공 분야로까지 확장되어 은행, 매표소, 유원지, 유람선 매표서, 공항 보안 그리고 의료분야에서도 활용되고 있다. 특히 의료분야에서는 환자, 의료인, 의료기관, 진료장비 등 인적 및 물리적 자원을 포함한 수많은 요소들로 이루어진 복잡한 시스템으로 이 요소들이 의료분야 관리 효용성에 큰 영향을 미친다, 따라서 시뮬레이션은 이러한 의료분야 요소들의 움직임 및 활용도를 추적하여 효율적인 의료자원관리를 돕는 문제해결 도구이자,

의사결정지원기법으로 활용될 수 있는 것이다. 즉 의료기관의 자원을 더욱 효율적으로 설계할 수 있도록 지원할 뿐만 아니라 여러 의사결정 대안들을 평가함에 있어서 시행착오를 줄여주며, 최적의 바람직한 대안에 대한 구성원의 합의를 도출해 내도록 지원할 수 있는 도구가 되는 것이다.

3.9.1 모델링과 시뮬레이션

일반적으로 모델링/시뮬레이션은 모의의 대상이 되는 실제 시스템과 이를 표현하는 모델, 실제로 모의를 수행하는 시뮬레이터로 구성된다. 실세계의 모든 객체와 현상(실제 시스템)을 모델로 표현하는 고정 또는 행위를 모델링이라 하고 이 표현된 모델을 이용하여 실세계 시스템의 현상들을 모의하는 과정을 시뮬레이션이라 한다. 모델링은 성공적인 시뮬레이션의 핵심이라 할 만큼 중요하다. 이러한 시뮬레이션 모델링과 분석의 일반적인 과정은 다음과 같은 6단계로 구분할 수 있다.

[1단계] 문제파악 및 프로젝트 계획수립
[2단계] 자료수집 및 분석
[3단계] 모델개발
[4단계] 모델검증 및 타당성
[5단계] 모델실험 및 최적화
[6단계] 시뮬레이션 결과의 실행

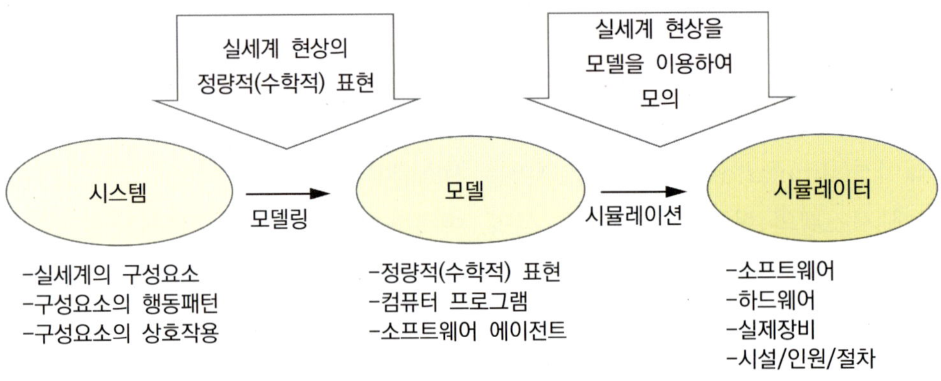

그림 3-18 모델링/시뮬레이션의 구성요소 : 시스템-모델-시뮬레이터

3.9.2 시뮬레이터

시뮬레이션을 하기 위한 다양한 시뮬레이터들이 개발되어 활용되고 있다. 그 중 가장 일반적으로 대중화된 의료용 프로그램은 미국 Rockwell Automation사에서 개발한 Arena와 미국 Flexim사에서 개발된 의료용 시뮬레이션 프로그램인 Flexim-HC, ProModel사의 MedModel 등이 있으며, 그 밖에도 일반용 시뮬레이션 프로그램인 SIMUL8, GoldSim, Simio, INCONTROL, AutoMod 등이 있다. 이러한 상용화된 프로그램 이외에도 국내외 해당분야에 특화된 시뮬레이션 프로그램이 개발이 이루어지고 있다. 특히 2012년 포항공과대학교 산업경영공학과 물류연구실에서 개발한 PIOS(POSTECH Internet based Outpatient Simulation)는 외래환자의 대기시간과 인력 등 자원관리 최적화를 통한 진료 프로세스 개선을 위해 웹기반으로 개발되어 무료로 제공되는 프로그램으로 시뮬레이션에 익숙하지 않은 의료기관의 사용자들이 접근과 활용이 용이하다는 장점이 있다.[17]

3.9.3 의료분야에서의 시뮬레이션 기법 활용

시뮬레이션 기법이 실제로 의료분야에 유용하게 적용될 수 있는 몇 가지 사례를 살펴보면 다음과 같다.

첫 번째로 대기시간과 관련해서는 병원 접수창구의 고객집단, 도착형태, 서비스 형태 등 대기시스템 특성을 결정짓는 요소에 따라 컴퓨터 시뮬레이션 모델을 개발하여 환자의 평균 대기시간, 창구의 평균 유휴 시간 등을 예측해 대기시스템의 적정규모설정에 필요한 정보를 산출할 수 있다. 또한 외래 환자 예약방법 설계, 질환별 진료절차 설계 등에도 적극 활용될 수 있다.

두 번째로 효율적 자원배치를 통한 병원경영 효율화에도 활용될 수 있다.

세 번째로 임상진료에 있어서는 임상진료지침(Clinical Pathway) 개발 및 평가를 위해 활용될 수 있으며, 진료절차의 표준모델링 평가에도 활용될 수 있을 것이다.

17) http://logistics.postech.ac.kr/pios

발표 및 토론 주제

1. 4차 산업혁명 시대에 보건관리공학의 필요성에 대해 토론하시오.

2. 보건의료공학의 활용영역별로 구체적인 사례에 대하여 토론하시오.

3. 보건관리공학의 주요 기법의 효율적인 활용방안에 대하여 토론하시오.

참고문헌

1. 강성홍 외, 병원경영 정보관리, 고려의학, 2002
2. 김광재 외, 지식경제시대의 서비스 사이언스, 생능출판사. 2011
3. 주영민, SERI 경제포커스, 삼성경제연구소, 제408호, 2013.1.29.
4. Ball MJ, Jacobs S. (1980). Hospital information systems as we enter the decade of the 80s. Proceedings of the IEEE Fourth Annual Symposium on Computer Applications in Medical Care, New York: Institute of Electrical and Electronic Engineers.
5. HealthIT.gov (2013). About ONC. [Internet]. USA: [cited 2013 September 12] Available from http://healthit.hhs.gov/portal/server.pt/community/healthit_hhs_gov_onc/1200
6. IBM Global Services. (2012). Analytics: The real-world use of big data-How innovative enterprises extract value from uncertain data. USA: NY; IBM Institute for Business Value Report. Available from http://www.ibm.com/smarterplanet/global/files/se__sv_se__intelligence__Analytics_-_The_real-world_use_of_big_data.pdf
7. Institute of Medicine. (2012). Best Care at Lowe Cost. Washington, D.C.: National Academy Press.
8. R.S. Mans, M.H. Schonenberg, M. Song, W.M.P. van der Aalst, P.J.M. Bakker. Application of Process Mining in Healthcare -A Case Study in a Dutch Hospital, BIOSTEC 2008, CCIS 25, pp. 425-438, 2008
9. The Lewin Group. (2005). Health Information Technology Leadership Panel Final Report.
10. W. Aalst, et al. (송민석, 정재윤 번역). (2012). Process Mining Manifesto. [Internet]. IEEE CIS Task Force on Process Mining. Available from http://www.win.tue.nl/ieeetfpm/lib/exe/fetch.php?media=shared:pmm-korean-v1.1.pdf

제 4 장

시스템 인포매틱스 기반의 의료서비스 관리

학습목표

1 서비스 사이언스의 정의 및 목표를 이해하고, 구성요소를 파악한다.
2 시스템 인포매틱스 기반하의 서비스 개발 과정을 이해한다.
3 의료서비스의 모델 개발, 운영, 개선 및 고객가치관리에 필요한 각 과정의 단계를 이해한다.
4 비즈니스 모델 개발 프로세스를 이해한다.

4차 산업혁명시대에 의료서비스 질 관리의 핵심적인 방법론은 IoT등으로 축적된 데이터를 빅데이터 처리기술과 인공지능 기법을 이용하여 나온 결과를 기반으로 하여 새로운 서비스를 개발, 운영, 평가, 개선하는 것이라 할 수 있다. 이러한 것을 체계적으로 지원하기 위해서 산업공학 분야에서 지속적인 연구가 이루어지고 있다. 본 장에서는 이러한 내용을 의료분야에 최적화하여 내용을 소개하고자 한다. 소개하는 주요 내용은 서비스 사이언스 방법론, 시스템 인포매틱스 기반의 서비스 개발 방법론 등이다. 이러한 내용에 들어가기 전에 우선 서비스의 개념부터 파악해 보자.

서비스란 고객과 서비스 제공자간의 상호작용을 통해 새로운 가치를 창출해 내는 것으로 '생산과 소비가 동시에 이루어지며', '보이지 않고(Invisible)', '만질 수 없다는(Intangible)' 특징을 지니고 있다[1]. 최근 급속히 변화하는 비즈니스 환경에서 고객의 요구와 글로벌 환경에 알맞은 새로운 의료서비스를 개발하여 적시에 공급하는 것은 의료계가 가지고 있는 최대의 관심사라 할 수 있다. 고객 중심의 시장이 형성되고 시장 개발 및 글로벌화가 진행됨에 따라, 산업체에서는 서비스 경쟁력의 향상을 위한 기술에 대한 요구가 어느 때보다 높아지고 있다. 서비스 산업의 경쟁력은 근본적으로 서비스 산업의 생산성에 달려있으며, 서비스 산업의 생산성은 서비스의 혁신을 통해 제고된다. 그러나 전통적인 접근방법으로는 새로이 출현하는 혁신적인 서비스와 IT융합에 대한 체계적인 접근이 거의 불가능하다[2]. 4차 산업혁명의 도래와 함께 데이터의 활용이 핵심적인 부가가치의 원천으

1) 서비스사이언스, 서비스사이언스 연구회, 매경출판, 2006.
2) 김종호, 동태적 혁신이론 기반의 IT 융합 서비스공학 모델, 한국경영정보학회 학술대회 자료, pp.349-355, 2007.

로 작용할 것이며, 데이터의 활용을 통한 맞춤형 의료서비스의 개발은 혁신적인 제품·서비스 창출과 공급 효율성의 향상을 초래할 것이다.

1 서비스 사이언스

1.1 서비스 사이언스의 등장배경[3)]

서비스 사이언스라는 용어는 2004년 IBM 주최로 개최된 "On Demand Business" 컨퍼런스에서 처음으로 사용하게 되었다. 이 컨퍼런스에서 참가자들은 미래의 인류생활 개선을 위해 향후 ICT(정보통신기술)가 활용될 수 있는 영역의 확장성에 대하여 논의하였고, ICT의 활용을 통한 가치 창출의 포괄적 대상으로 서비스를 언급하게 되었으며, 제품과 서비스의 통합을 통하여 서비스의 제품화(productize services)도 이룰 수 있고, 역으로 제품의 서비스화(servicize products)도 이룰 수 있다고 제시하였다.

제품의 서비스화는 서비스에 대한 명확한 정의, 서비스의 표준화, 표준화된 서비스 모듈의 재사용, 그리고 다른 서비스 모듈과의 결합에 따른 새로운 서비스의 창출 등을 말하며, 제품의 서비스화란 제품 수명주기 전 과정에 다양한 고객 가치를 추가하는 것을 의미한다.

예를 들어 자동차 회사는 전통적으로 제조업으로 분류되어, 자동차라는 제품을 만들어 이를 고객에게 인도하는 회사로 간주되어 왔다. 그러나 새로운 서비스 개념 하에서, 이 자동차 회사는 더 이상 제조업체로만 머무는 것이 아니라 고객이 자동차를 구입하기 위해 필요한 자금을 조달하는 순간부터 폐차에 이르기까지의 전 과정에 고객의 가치에 기반을 둔 서비스를 발굴하고 이를 추가함으로써 서비스 회사로 거듭나게 되는 것이다. 그리고 이러한 회사의 정체성 변화에 따라 회사는 제품수명 전 과정에 걸쳐 어떻게 하면 고객 또는 이해관계자들에게 가장 큰 가치를 제공할 수 있을까를 고민하게 되고, 이러한 고민을 체계적으로 접근하는 방법론이 바로 서비스 사이언스라 할 수 있다.

이렇듯, 고객 중심의 시장이 형성되고 시장 개방 및 글로벌화가 가속화됨에 따라 서비스 산업의 경쟁력 향상을 위한 서비스 혁신을 과학적으로 달성하고자 하는 취지로 서비스 사이언스가 등장하게 되었다.

---

3) 류귀진, 산업간 융합 서비스모델 개발 프레임워크, 중앙대학교 대학원 박사 학위논문, 2010.

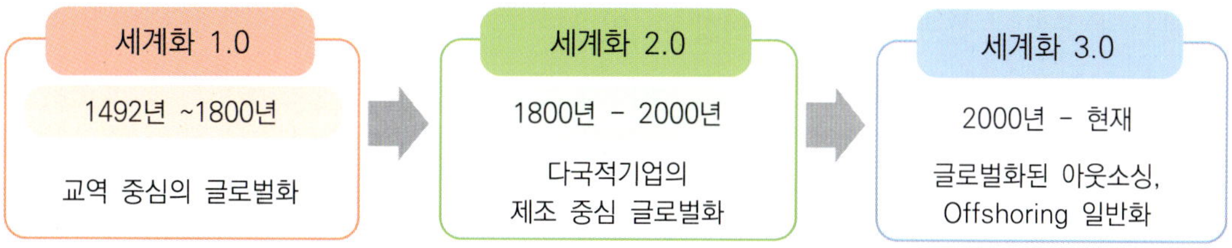

- Offshing 가속화
  - 선진국의 많은 서비스 산업이 인도 및 중국으로 이전
  - 2015년까지 미국에서만 비즈니스 프로세싱 관련 일자리 중 330만개가 해외로 나갈 것으로 전망
- **개방화 글로벌화로 인한 서비스 산업의 생산성은 중요한 경쟁 요소로 등장**

그림 4-1 서비스업에서의 글로벌 경제체제 돌입

Source : SDS. 2006.

1.2 서비스 사이언스의 정의 및 목표

▶ SSME(Service Sciences, Management, and Engineering) is the application of scientific, management, and engineering disciplines to takes that one organization beneficially performs for and with another.
(Source: IBM Research, Service Sciences, Management, Engineering(SSME): A next frontier in education, innovation, and economic growth, May 4, 2006.)

▶ "Services science" seeks to use technology, management, mathematics and engineering expertise to improve the performance of service business.
(Source: The New York Times, April 18, 2006.)

▶ 서비스 사이언스는 서비스 산업의 본질을 규명하고, 이를 바탕으로 서비스의 혁신과 생산성 향상을 이루기 위해 기술, 경영, 사회과학, 경제, 산업공학 등 여러 분야의 지식을 종합하려는 시도에서 탄생된 신학문이다.
서비스 사이언스는 경영학, 공학 등에서 단편적으로 다루어 오던 서비스 관리(Service Management), 서비스 운영(Service Operations), 서비스 마케팅(Service Marketing), 서비스 엔지니어링(Service Engineering) 등의 내용과 범위를 뛰어넘는 동시에 이들을 아우르는 통합적인 분야를 의미하며, 서비스 시스템을 구성하는 다양한 이해관계자들의 가치를 극대화하기 위해 서비스 혁신을 도모하고자 하는 과학적인 접근방식으로 정의할 수 있다[4]. 즉 서비스 사이언스란 다양한 유형의 혁신, 서비스 산업의 경쟁력 강화를 위하여 여러 분야의 지식을 종합하여 체계화하고, 과학적인 방법으로 융합을 이루어내는 연구개발 활동을 의미한다[5].

▶ 서비스 사이언스의 목표는 경험에 의존해 설계, 평가, 개선되어오던 서비스 및 그 경영방법에 과학적 체계를 부여해 서비스를 분석하고, 기존의 서비스 제공에서 나타난 문제점들을 개선하여 서비스 품질의 향상과 고객 만족도 증대, 서비스 생산성 향상, 서비스 통합을 통한 새로운 가치 창출 등의 목표를 달성하여 서비스의 효과성 및 효율성을 높이고 서비스 산업의 경쟁력을 획기적으로 높이는 데 있다.

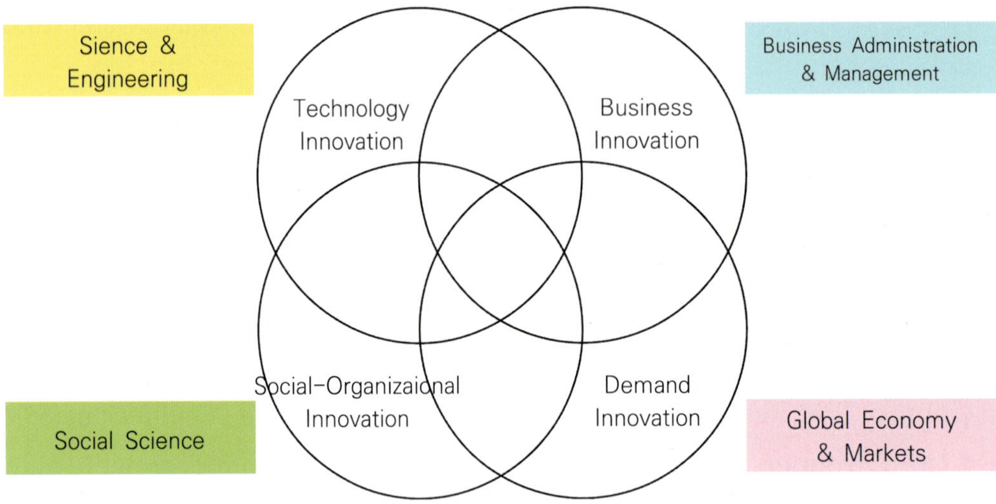

그림 4-2 서비스 사이언스의 지식기반

Source : IBM Research, Service Sciences, Management, Engineering(SSME) A next frontier in education, innovation and economic growth, May 4, 2006.

1.3 서비스 사이언스의 구성요소[6]

서비스 사이언스의 프레임 워크는 크게 전략(business strategy), 프로세스(business process), 인적 자원(people), 기술(underlying technology)의 4가지 요소로 구성되어 있다.

4) 민재형, 서비스 사이언스의 개념과 과제, KORMS webzine, 2007.
5) 김광재, 김용세, 김현수, 박광태, 박근완, 양인석, 이강윤, 이상원, 임호순, 현소영, 지식 경제 시대의 서비스 사이언스, 생능 출판사, 2011.
6) 류귀진, 산업간 융합 서비스모델 개발 프레임워크, 중앙대학교 대학원 박사 학위논문, 2010.

1.3.1 전략(business strategy)

서비스 사이언스에서 전략은 전략적 의사결정과 그로 인한 연구결과 간의 인과관계에 대한 것으로 서비스에 대한 기반을 제공한다.

1.3.2 비즈니스 프로세스(business process)

서비스 사이언스에서 프로세스는 비즈니스에 대해 수요분석, 공급, 계획, 가격 설정 등의 측면에서 수학모델을 적용하여 전체를 최적화하는 것으로 종래에는 비즈니스 프로세스의 모델화가 거의 이루어지지 않아 프로세스의 혁신이나 최적화가 제한된 사례에서만 성공할 수 있었던 것이나 서비스 사이언스가 등장함에 따라 리서치, 경영, 컴퓨터 사이언스 등을 적용하여 비즈니스 프로세스의 최적화를 실시할 수 있게 되었다.

1.3.3 인적 자원(people)

서비스는 생산과 전달 과정에 있어서 고객과의 상호작용이 중요하기 때문에 서비스의 품질과 경쟁력에 있어 종업원의 자질이 가장 중요한 요인이 된다. 즉, 서비스 사이언스에서는 변화의 속도에 맞추어 교육을 제공하는 시점과 임직원의 적극적인 참여를 유도하는 등의 서비스 분야의 인적 자원의 최적화가 매우 중요한 요소이다.

1.3.4 기반기술(underlying technology)

서비스 구현에 있어 대규모 기업과 관련된 서비스일수록 정보기술에 의해 이루어지는 경우가 많아 서비스를 설계하고 타당성을 검증, 서비스의 생산과 전달을 설계하는 과정은 정보시스템에 대한 이해 없이는 불가능하다. 여러 정보 기술 중 비즈니스 퍼포먼스 관리와 정보 통합, 보안과 프라이버시가 핵심 분야라 할 수 있다.

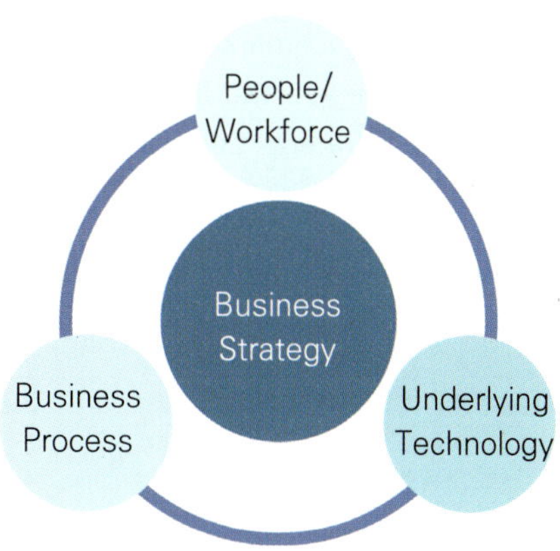

그림 4-3 서비스 사이언스 프레임워크

1.4 신서비스 개발(NSD, New Service Development)[7)]

신서비스 개발은 서비스 사이언스를 구성하는 하나의 방법론이다. 새로운 서비스를 개발하는 체계적인 방법론으로 신서비스 개발 과정에서 중복되는 노력을 최소화할 수 있는 장점이 있으며, 개발단계는 크게 5단계로 구분된다.

첫째는 기회 포착(opportunity identification) 단계로서 새로운 서비스를 개발하거나 기존의 서비스를 개선할 기회를 발견하는 것을 말한다. 둘째 단계는 고객 이해(customer understanding) 단계로서 목표 고객을 정의하고, 그들의 요구를 확인하는 것이다. 셋째 단계는 서비스 컨셉 개발(service concept development) 단계로서 기업이 고객을 위해서 '무엇(What)'을 '어떻게(How)' 하겠다는 의사표명으로 정의될 수 있다. 넷째 단계는 서비스 프로세스 설계(service process design) 단계로서 고객이 서비스를 경험하는 프로세스와 동시에 서비스 제공자의 운영 업무 순서와 업무간의 연계 관계, 각 업무의 투입 및 산출 등과 같은 절차를 포괄하는 것을 말한다. 다섯 번째 단계는 서비스 적용 및 보완(service implement and refinement) 단계로서 개발된 서비스를 검증하고 시험 운영하는 단계를 말한다.

표 4-1 NSD의 단계별 지원 방법론

단계	일반적 방법론
Opportunity Identification	• Perceptual map(Schmalensee and Thisse, 1988) • Trend analysis(Lee et al., 2001) • Observation(Ronney et al., 2000; Bhavnani, 2006)
Customer Understanding	• Interview/focus group(Ulrich and Eppinger, 2007) • Conjoint analysis(Green et al., 1981) • Analytic hierarchical process(Armacost, 1994) • QFD(Hauser and Clausing, 1988)
Concept Development	• Brainstorming/brainwriting(Dominick et al., 2000) • Benchmarking(Cooper et al., 2004) • Pugh's Method(Pugh, 1996) • Strategy Canvas(Kim and Mauborgne, 2005)
Process Design	• Services blueprint(Shostack, 1984) • Process flow diagram(Davisand and Heineke, 2003) • QFD(Hauser and Clausing, 1988)
Refinement and Implementation	• FMEA(Starnatis, 1995) • Poka-yoke(Chase and Stewart, 1994) • Robust design(Taguchi, 1987)

7) 김광재, 김용세, 김현수, 박광태, 박근완, 양인석, 이강윤, 이상원, 임호순, 현소영, 지식 경제 시대의 서비스 사이언스, 생능 출판사, 2011.

2 시스템 인포매틱스

최근에 정보학 분야에서 시스템 인포매틱스(system informatics)라는 새로운 분야가 대두되어 사람들의 많은 관심을 받고 있다. 시스템 인포매틱스란 시스템 데이터를 수집 및 분석하여 유의한 정보를 도출하는 체계로서 조직에서 보유하고 있는 방대한 빅데이터를 효율적으로 분석하여 혁신적인 서비스를 개발하거나, 기존의 서비스를 효율적으로 제공하도록 지원하는 학문분야이다. 이 방법은 방대한 데이터를 이용하여 시스템의 효율성을 향상시키는 하나의 방법론임에 따라 방대한 데이터가 발생하는 현재 및 미래상황에 적합한 방법론이다. 즉, 이전에 정보시스템의 주요 기능이 정보처리 중심인 것에서 벗어나 시스템의 효율성을 추구하는 보다 큰 개념의 정보학적 방법론이라 할 수 있다.

2.1 시스템 인포매틱스 기반의 서비스 개발 구성체계[8)]

시스템 인포매틱스 기반의 서비스 모델 개발은 시스템 인포매틱스를 이용하여 시스템의 효율화에 필요한 유용한 정보를 체계적으로 분석한 다음 이를 기반으로 하여 서비스 사이언스 방법론을 이용하여 서비스를 개발하는 방법론이다. 즉, 최근에 발전한 두 개의 방법론을 접목하여 보다 체계적으로 서비스를 개발할 수 있는 것을 지원해 주는 방법론이다. 시스템 인포매틱스 기반의 서비스 개발 구성 체계는 [그림 4-4]와 같다[9)]. 시스템의 방대한 데이터를 정보기술을 효율적으로 활용하여 수집 및 분석하는 정보학 영역과 새로운 서비스를 개발하는 서비스 사이언스를 기본적인 구성요소로 한다. 시스템 인포매틱스에서는 이러한 인포매틱스와 서비스 사이언스를 효율적으로 융합하여 시스템이 효율적으로 운영되도록 지원하는 구성 체계를 가진다.

---

8) Kang zhan, Yao Xie, Kwok-Leung Tsui, System informatics: From Methodology to Applications, 2015, IEEE.

9) 이창호, 허준연, 김광재, 시스템 인포매틱스 기반의 서비스: 사례 기반의 개념 탐색, 대한산업공학회 추계학술대회 논문집, pp. 1674-1690, 2014.

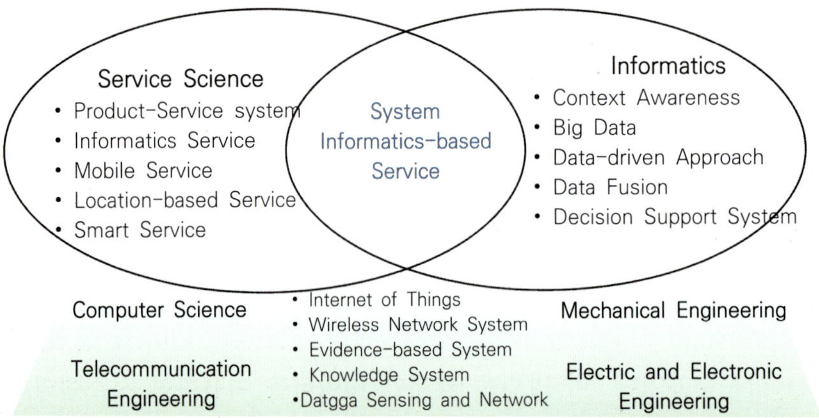

그림 4-4 시스템 인포매틱스 기반의 서비스 개발의 구성체계도(자료원 : 이창호, 2014)

2.2 시스템 인포매틱스 기반의 서비스 개발과정

다양한 시스템에서 데이터를 수집하고 시스템 인포매틱스를 통한 분석이 가능하며, 이를 통해 유의한 정보 도출 및 의사결정 지원이 가능하다. 시스템 인포매틱스 기반의 서비스 개발과정은 그림 4-5와 같다[10].

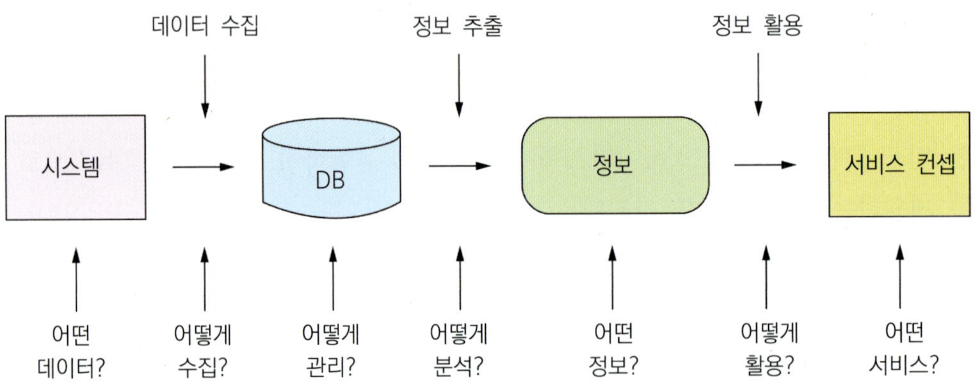

그림 4-5 시스템 인포매틱스 기반의 서비스 개발 과정(자료원 : 김광재, 2014-2017)

10) 김광재, 시스템 인포매틱스 기반의 신서비스 개발 체계 구축, 연구재단, 2014-2017.

3 의료서비스 모델 개발, 운영, 개선 및 고객가치 관리

서비스 혁신을 달성하기 위한 근원은 고객이 원하는 서비스를 효율적으로 개발, 운영, 개선하는 기업의 능력을 제고하는 것이다. 서비스 혁신은 크게 서비스 개발, 서비스 운영, 서비스 개선의 세 단계로 구성된다. 서비스 개발 단계에서는 새로운 서비스의 개념(concept)과 그 개념을 전달하는 프로세스를 개발한다. 서비스 운영 단계에서는 개발된 서비스를 고객에게 전달하는 과정을 관리한다. 서비스의 전달에 문제가 발생하면 이를 해결해야 하는데, 만약 발생한 문제를 단순히 해결하는 것으로 불충분한 경우에는 근본적인 개선이 필요하다. 서비스 개선 단계에서는 근본적인 개선을 필요로 하는 문제를 정의하고, 원인을 파악하여 개선책을 수립한다. 문제 원인의 심각성 및 개선책의 성격에 따라 서비스 개선의 결과는 서비스 운영 또는 서비스 개발 단계로 피드백된다.

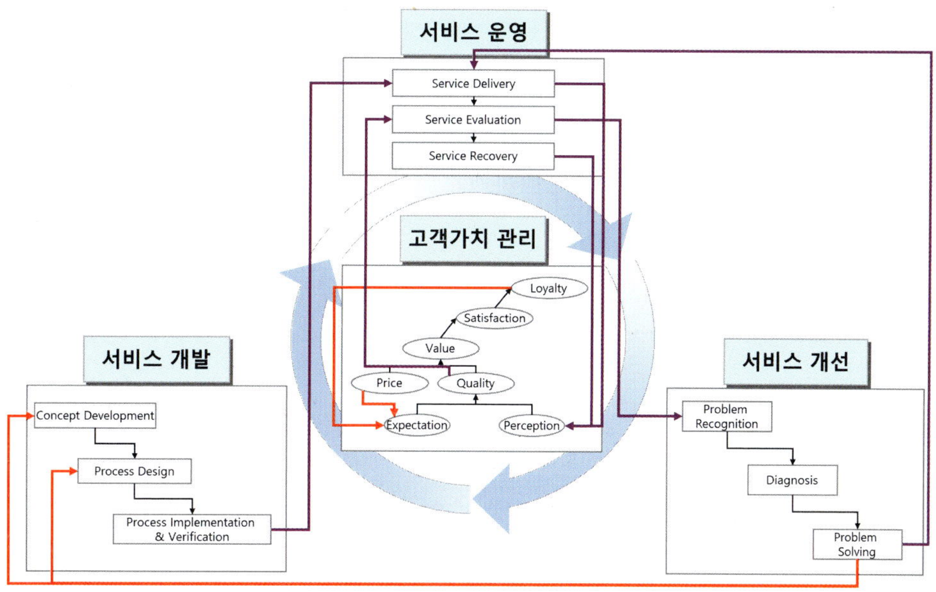

그림 4-6 서비스 혁신 Framework: Major Components(자료원: 김광재, 2013.)

서비스의 개발, 서비스 운영, 서비스 개선의 세 단계는 서로 밀접하게 연계되어 있고, 실제로는 동시에 수행되는 경우도 있으나, 개념적으로는 구분이 가능하다. 서비스 개발은 서비스가 출시되기 이전에 완료되는 반면, 서비스 운영은 서비스 출시와 함께 시작된다.

서비스 운영은 서비스 전달과정에서 미리 정해진 서비스 프로세스의 기준이 충족되도록 관리하는 것이 목적이지만, 서비스 개선은 현재의 수준을 향상시키는 것이 목적이다. 서비스 개선에서 지향하는 개선은 현재 서비스 모델 내에서의 점진적 개선임에 반해, 서비스 개발은 새로운 혁신적인 모델의 창출을 지향한다. 그러나 서비스 개발, 서비스 운영, 서비스 개선의 세 단계는 궁극적으로 더 좋은 서비스를 통해 더 높은 고객 가치를 제공함을 공통 목표로 한다. 세 단계가 반복되면서 서비스는 계속 진화하며, 이러한 진화과정을 통해 서비스 혁신이 이루어진다[11].

3.1 서비스 개발

새로운 서비스를 개발하기 위해서는 먼저 대상이 되는 서비스의 특성을 파악하여 이와 관련된 여러 가지 가치요소들에 대한 체계를 정립하고, 이를 근거로 하여 구현하고자 하는 목표 가치를 설정하여야 한다. 또한 개발하고자 하는 서비스를 정의하는 일은 서비스에 대한 다양한 측면에서의 표현을 필수적으로 요구한다. 무슨 서비스를 개발하고자 하는가에 해당하는 제품 모델(product model), 서비스가 어떻게 진행되는가를 표현하는 프로세스 모델(process model), 무엇을 가지고 서비스를 구현하고자 하는가에 해당하는 자원 모델(resource model)과 함께 시장과 관련된 전략을 표현하는 마케팅 모델(marketing model)이 서로 보완적으로 서비스를 정의함으로써, 각 측면에서의 서비스 개발 업무가 충실이 수행되는 것을 돕는다.

서비스의 개발 단계는 산업환경 분석을 통한 서비스 기회 및 목표 분석, 이해관계자 분석을 통한 서비스 컨셉 확정, 서비스 프로세스 디자인, 구현 및 보완의 절차로 구성할 수 있다.

11) 김광재, 홍유석, 신동민, 조남욱, 정재윤, 이연희, 박하영, 홍정완, 강완모, 신하용, 서비스 혁신 연구: 프레임워크와 연구이슈, 대한산업공학회지, Vol. 35, No. 4, pp. 226-247, 2009.

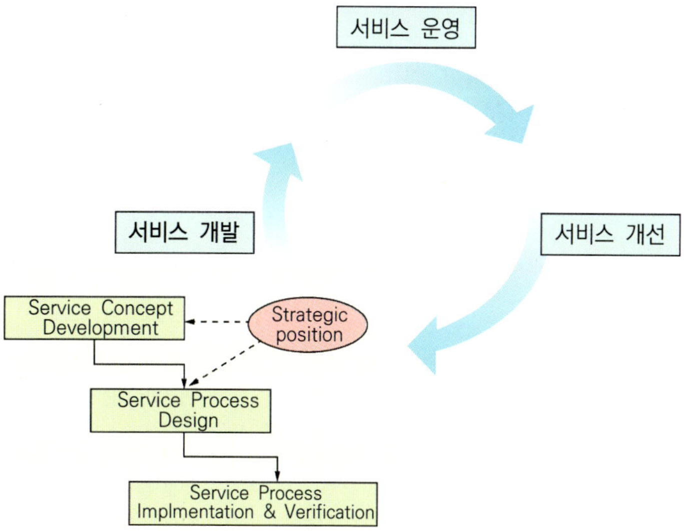

그림 4-7 서비스 혁신 Framework: 서비스 개발

3.1.1 산업환경분석

산업환경분석에서는 해당 의료서비스와 관련된 국내외 현황분석, 기술환경분석, 법제도 및 정책 분석을 실시하게 된다. 현황 및 관련 분야의 분석을 통해 성공요인 및 장애요인을 도출할 수 있으며, 이는 새로운 시장의 기회를 파악하기 위한 전 단계로 기존 산업의 문제점 및 새로운 니즈의 파악이 가능하도록 해준다.

3.1.2 이해관계자분석

의료서비스의 컨셉을 구체화하기 위하여 산업환경분석의 결과를 바탕으로 목표고객을 설정하고 시장을 세분화하여 시장기회를 분석하는 단계이다. 새로운 서비스모델의 도입에는 잠재고객의 니즈 분석과 해당 산업간 이해관계자의 분석이 요구되어지며, 이 때 SWOT분석, STP분석 등이 활용되어진다. 이해관계자 분석은 서비스 활동과 운영에 중요한 이해관계자를 파악하고, 그들의 관심사 및 그들에 대한 대응방법 및 대응시기, 그리고 경쟁적 성공을 극대하기 위해서 자원을 어떻게 배분할 것인지를 결정할 수 있게 하는 분석이다. 이런 과정을 거쳐서 도출된 서비스 아이디어에 대해 중요도, 가치창출성, 실현가능성의 평가를 통해 서비스 컨셉을 구체화할 수 있다.

▶ 의료서비스 아이디어 평가 기준의 예

- 중요도 : 해당 서비스아이디어가 시행하고자 하는 의료서비스에 있어 얼마나 중요한가?
- 가치창출성 : 해당 서비스아이디어가 의료서비스로서 활용할 만한 가치가 있느냐?
- 실현성 : 해당 서비스아이디어가 실현가능한 것인가?

서비스 제공자 \ 서비스 수요자	국민	민간	정부	건강보험공단
공공	**대국민 검진-예방-관리** • 개인건강점수 제공 • 맞춤형 건강검진 • 집단-개인 건강상태 비교 • 예방접종 관리 지원 • 후유증예측 기반 상해 관리 • 국가주도 병원검색 서비스 등 34개	**통계정보, 데이터 제공** • 실시간 약 소비량 분석 • 만성질환 관련 통계 산출 • 재방문을 기반 병원 서비스 평가 • 개인병원 개업 컨설팅 • 임상 관련 데이터 제공 등 20개	**정책 개발 지원** • 의료비 지출 변화 전망 • 지역별 건강상태 비교 분석 • 건강증진관련 통계 산출 • 의료인력 수요 예측 • 질 평가 기반 수가제도 도입 관련 통계 산출 등 29개	**공단 업무 효율화** • 허위 청구 예측 모형 • 과다이용 예측 모형 • 검진결과 정도관리 대상 선정 모형 • 장기요양 재인증 모형 • 급여범위 변동에 따른 의료비 추정 • 불만상담 연관성 분석 등 23개
민간	**자가 건강관리 지원** • 맞춤형 헬스게임 • 식단 모니터링 • 스마트홀 의료서비스 • 생체정보 기반 건강관리 지원 • 약 복용 지원 App 등 22개	**의료자원, 데이터 공유** • 병원 간 의료기록 공유 • 유휴 의료장비 대여 증개 • 지역사회 내 중소병원 간 연계/협력 • 스마트기기 연동 PHR • 의료기관 중심의 PHR 등 10개		

그림 4-8 서비스아이디어 분류의 예(건강보험 빅데이터 플랫폼 설계)

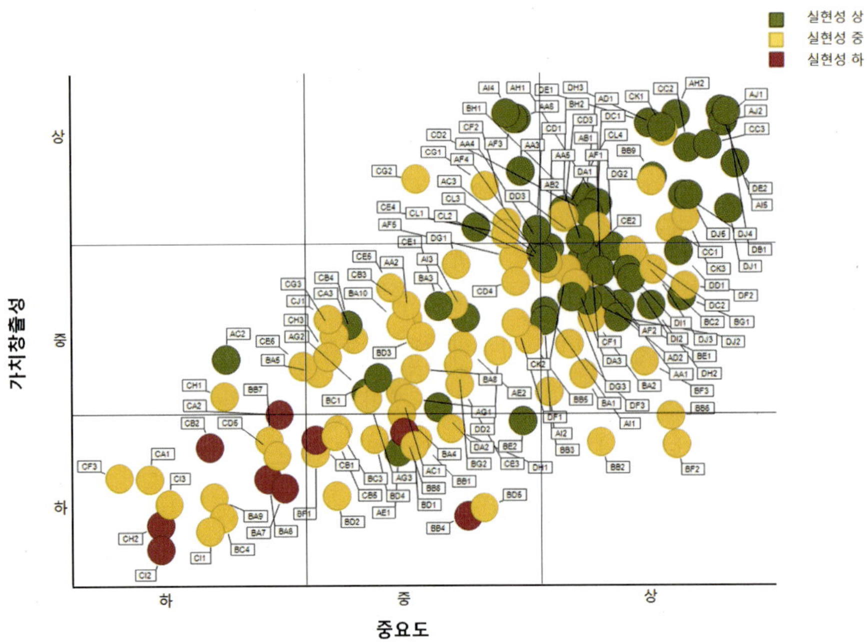

그림 4-9 서비스아이디어 평가의 예(건강보험 빅데이터 플랫폼 설계)

3.1.3 서비스 컨셉 개발

구체화된 서비스 컨셉을 바탕으로 서비스모델을 구체화하는 단계이다. 이 단계에서는 서비스가 수행되는 전 과정에서 필요한 요소의 흐름을 구조적인 기술서 형태로 작성하는 것이 필요하다. 서비스 사이언스의 구성요소를 바탕으로 새로운 서비스모델의 전략, 서비스 수요자, 서비스 제공자, 서비스 전달채널, 제공되는 서비스, 이해관계자별 가치 등을 설계하고 서비스모델에 반영한다. 서비스모델 기술서를 작성한 후 시스템 인포매틱스 기반하에 서비스 컨셉별로 구체화된 서비스모델을 작성할 수 있으며, 컨셉별 서비스모델은 동일한 자료에 대해서도 관점 및 작성방법에 따라 다양하게 생성되어질 수 있다.

3.1.4 서비스 프로세스 디자인

서비스모델 개발의 최종 산출물은 서비스 청사진(service blueprint)의 형태로 나타난다. 서비스모델은 현 상황을 기대하고 있는 상태(To-Be Image)로 변화시키기 위한 노력 및 일련의 프로세스를 의미한다고 정의된다. 연속적 Flow와 유동성이 중요한 서비스모델을 프로세스 형태인 블루프린트로 나타낼 때 서비스가 진행되는 과정이 시각화되며 과정 안에서 서비스의 상호작용과 역할을 구분할 수 있고 서비스의 주요 기능을 이해하는데 도움이 된다[12].

- 서비스 청사진은 제품의 외관 및 제조에 필요한 모든 규격을 표시한다.
- 서비스 전달 시스템의 프로세스 흐름을 다이어그램으로 표시한다.
- 서비스 청사진은 서비스 개념의 검증이 가능하도록 해준다.
  - 도표를 통하여 서비스 관리자가 최종적으로 서비스 시스템에 대한 정확한 정의를 내릴 수 있도록 도움
  - 실수가 발생할 수 있는 지점들을 파악하고 서비스에 대한 고객 인식을 향상시킬 수 있는 기회를 명확하게 함(문제해결 및 창조적인 사고)

3.1.5 서비스 프로세스 적용 및 보완

개발되어진 서비스 청사진(블루프린트)을 이해관계자 및 전문가의 포커스 서베이 및 시범 운영 등을 통해 보완하는 단계이다. 컨셉별 서비스 시나리오를 검토하여 빠지거나 중복된 프로세스가 없는지를 확인하고, 서비스 시스템 내에 존재하는 중요한 관리 포인트를 확

12) 지은희, 병원 고객만족도 평가의 최적화 방안에 관한 연구, 인제대학교 대학원 박사학위 논문, 2015.

인한다. 관리 포인트는 서비스의 실수로 인해 시스템의 운영에 문제가 생길 수 있는 '실패 지점(fail point)'의 위치를 보여주며, 이럴 경우 잠재적 오류의 가능성을 없애거나 safe 장치를 설치하는 것이 필요하다.

3.2 서비스 운영

설계된 서비스 프로세스에 따라 시스템 및 제품, 서비스를 개발하고 전달(Delivery)하는 과정이다. 서비스 운영은 서비스 전달과정에서 미리 정해진 프로세스의 기준이 충족되도록 관리하는 것을 목적으로 한다. 서비스 운영·실행단계에서는 VOC(Voice of Customer)와 VOB(Voice of Business), VOE(Voice of Employee)를 고려해야 하며, 특히 이 과정에서 찾아낸 요소들은 평가를 통해 피드백이 이루어질 수 있어야 한다. 이는 서비스 제공자 측면에서의 서비스 프로세스 기획·실행 및 개선과 고객 입장에서의 서비스 인지, 사용 및 평가, 그리고 서비스 제공자와 고객 간을 연결하는 서비스 전달과정에 전반적으로 영향을 미친다. 일반적으로 서비스 운영에서는 서비스 개발 단계에서 사용되는 서비스 블루프린트가 참조될 수 있다.

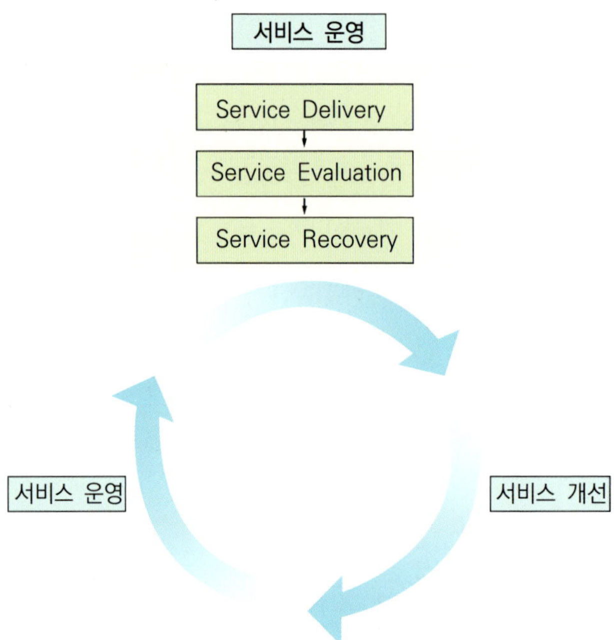

그림 4-10 서비스 혁신 Framework: 서비스 운영

서비스 운영에서는 서비스의 전달 시점 산정 및 대기 관리에 대한 면밀한 관리가 요구된다. 고객의 서비스 요구 시간과 서비스 제공 가능 시간과의 관계 및 이러한 관계에 영향을 미칠 수 있는 서비스 제공 능력의 운영에 관한 분석이 요구되며, 이와 연계하여 서비스 대기 시간 동안 고객의 대기 형태를 관리함으로써 서비스의 품질을 확보하기 위한 노력이 필요하다. 서비스 고객과 서비스 제공자 사이에 존재하는 서비스 운영상에서의 변동성(variability)은 서비스 전달과정에서 발생할 수 있는 각종 오류의 원인 중 하나로 작용한다. 서비스 오류의 발생 시 고객의 만족이 손실되지 않거나 손실의 영향이 최소화되도록 하는 효과적인 대처, 복구방안이 필요하다[13].

3.2.1 서비스 전달

서비스모델이 운영됨에 있어서 그 구성요소(전략, 프로세스 등)들이 잘 구체화되어 실행되고 있는지를 시뮬레이션을 통해 확인한다.

3.2.2 서비스 평가 및 피드백

시뮬레이션을 통해 서비스 모델을 실행 후 평가하여 문제점이나 보안점을 도출하고 재반영할 수 있도록 한다. 즉 한 방향으로 진행되는 단계가 아니라 서비스 실행 후 피드백을 통해 다시 아이디어 생성단계에 영향을 주는 순환모형으로 구성함으로서 서비스모델의 운영에 안정성과 효율성을 높일 수 있다.

13) 김광재, 홍유석, 신동민, 조남욱, 정재윤, 이연희, 박하영, 홍정완, 강완모, 신하용, 서비스 혁신 연구: 프레임워크와 연구이슈, 대한산업공학회지, Vol. 35, No. 4, pp. 226-247, 2009.

[사례][14)]

서비스모델의 현장 파일럿 테스트 실시를 통한 활용성 평가
주제 : 병원-의원 연계형 대사증후군 관리 서비스 모델

1. 수립된 현장 파일럿 테스트 운영 계획에 따라 실제 지역의 1개 병원, 1개 의원 등 총 2개 기관을 대상으로 현장 파일럿 테스트를 운영한다.
2. 현장 파일럿 테스트 실무진 회의를 통해 다음의 사항 등이 고려된 개발 서비스 모델의 활용성 평가표를 개발한다.
   - 사업대상자의 약물 부작용 발생률(안전성)
   - 사업대상자의 투약순응도(효과성)
   - 사업대상자의 사업 만족도 및 개선사항(환자 중심성)
   - 사업대상자에 대한 서비스 제공시기(적시성)
   - 사업대상자의 사업 참여율(효율성)
   - 사업제공자의 사업 만족도 및 개선사항(편의성)
3. 약물 부작용 발생률, 투약순응도 조사, 사업대상자에 대한 서비스 제공시기, 사업 참여율, 사업대상자 및 사업제공자의 사업 만족도 결과 분석은 빈도분석, 기술통계 등을 이용하여 분석한다.
4. 현장 파일럿 테스트 결과를 토대로 병원-의원 연계형 대사증후군 관리 서비스 모델의 확산 방안을 도출한다.
   - 현장 파일럿 테스트 실시에 따른 활용성 평가 결과, 운영문제 사례 분석
   - 현장 파일럿 테스트 연구 결과를 기반으로 현장 파일럿 테스트 실무진 회의를 통해 병원
   - 의원 연계형 대사증후군 관리 서비스 모델의 확산방안 의견 수렴
   - 필요시 대사증후군 예방 및 관리 외부 전문가의 자문
   - 병원-의원 연계형 대사증후군 관리 서비스 모델의 확산방안 로드맵 수립

그림 4-11 서비스모델의 현장 파일럿 테스트 실시를 통한 활용성 평가

14) 김광재, 보건의료 빅데이터 분석 기반의 병원-의원 연계형 대사증후군 관리 서비스모델 개발, 보건의료기술연구개발사업 보고서, 2016.

3.3 서비스 개선

서비스 운영 단계에서 시행되어진 서비스 전달 및 평가를 통해 서비스 모델 개선 사항을 파악해서 지속적인 서비스의 향상과 활성화가 이루어질 수 있도록 서비스 모델을 보완해 가는 단계이다. 서비스 운영 단계에서 근본적인 개선이 필요한 경우 문제를 정의하고, 원인을 파악하여 개선책을 수립하는 과정으로, 현재 서비스 모델의 점진적인 개선을 목표로 한다는 점에서 새롭고 혁신적인 모델의 창출을 지향하는 서비스 개발과 구분된다.

3.3.1 서비스 모델 개선사항 파악

서비스사이언스 방법론에 의한 서비스 모델은 수익 혹은 가치창출을 중심으로 전략, 조직, 프로세스, 기술을 종합적으로 고려하여 설계되어진다. 그러므로 서비스 모델 개선사항에는 이러한 비즈니스 모델을 고려한 종합적 시각으로 개선사항을 파악하는 것이 필요하다. 서비스 모델의 지속가능성 및 활성화 방안, 제휴 형태 및 기대효과 등과 관련된 내용의 개선을 반영하여 서비스 품질의 향상과 고객 만족도 증대, 서비스 생산성 향상, 서비스 통합을 통한 새로운 가치 창출 등의 목표를 달성할 수 있도록 한다.

고객이 느끼는 서비스 품질은 서비스 프로세스를 통하여 형성되며, 서비스 품질은 크게 기술적 품질(technical quality)과 기능적 품질(functional quality)로 나눌 수 있는데, 두 가지 모두 프로세스 분석 및 관리를 통하여 개선할 수 있다. 기능적 품질은 서비스가 수행되는 과정에서 '고객이 느끼는 만족도'인데, 서비스 프로세스의 각 활동에서 직접적인 성과 지표를 통하여 측정할 수 있다. 서비스 프로세스상의 각 성과 지표에 대하여 고객이 느끼는 중요도에 따라 개별적으로 개선할 수 있다. 반면, 기술적 품질은 서비스 프로세스에 의하여 '고객에게 인도되는 결과물에 대한 만족도'로서, 기존의 통계적 품질관리, 6시그마, 제약이론 등의 접근법을 통하여 개선할 수 있다[15].

---

15) 김광재, 홍유석, 신동민, 조남욱, 정재윤, 이연희, 박하영, 홍정완, 강완모, 신하용, 서비스 혁신 연구: 프레임워크와 연구이슈, 대한산업공학회지, Vol. 35, No. 4, pp. 226-247, 2009.

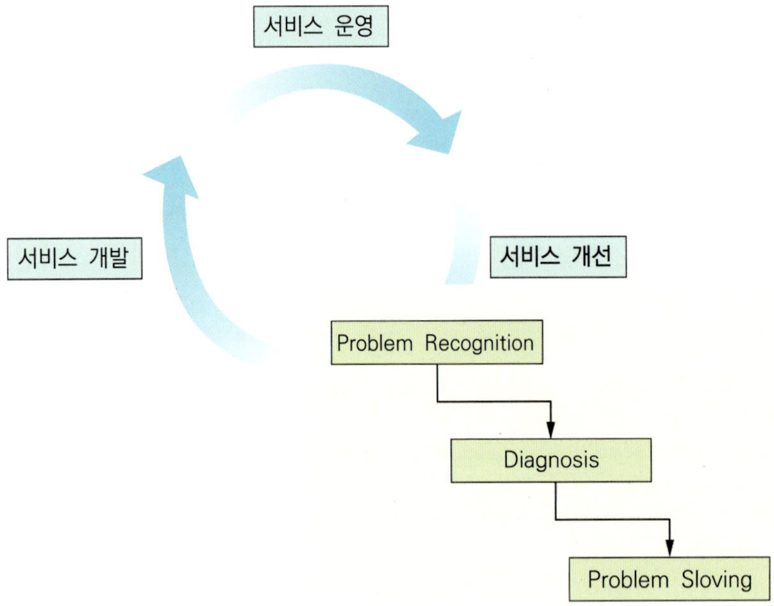

그림 4-12 서비스 혁신 Framework: 서비스 개선

3.3.2 서비스 모델 보완

서비스 모델에 대한 정기적, 비정기적인 지속적인 모니터링을 시행하여 서비스 산출물 정도를 파악하고 전문가 자문을 통한 보완이 이루어지는 순환구조의 서비스 사업이 구현될 수 있도록 한다.

[사례][16]

서비스 모델에 대한 개선사항 파악
주제 : 해양원격의료서비스 모델에 대한 전문가 자문 회의

1. 실무진과 외부연구진, 선원의료전문가, 선원/선주 대표가 참석하여 자문회의를 실시한다.
2. 자문회의 결과
   - 서비스 모델의 활성화를 위해 비즈니스 방안을 단기/중기/장기로 나누어 계획하는 것이 필요하다.
   - 선원검진센터 구축은 장기 비즈니스 방안으로 OOO병원 운영과 별개의 독립적인 센터의 구축이 이루어져야 한다.
   - 건강증진 서비스 모델에서 금연관리 프로그램 세부 모델을 추가하는 것이 필요하다.
   - 선상의료기기기 테스트 센터 구축 및 운영도 비즈니스 방안으로 제시되어지다.
   - 해양 스마트 헬스케어 사업 확대(개도국 진출)와 관련하여 유관기관(외교부, KOICA 등)과 협업 체결이 필요하다.
   - 재해보상보험과 연계하여 할인제도를 도입하는 비즈니스 방안이 필요하다.
3. 위에서 파악되어진 개선사항을 반영하여 다음 회의 때 보완되어진 서비스 모델을 다시 논의하도록 한다.

그림 4-13 서비스 모델에 대한 개선사항 파악

3.4 고객가치관리

고객가치제안(Value Proposition)은 기업이 제공하는 제품 또는 서비스는 물론이고, 제품과 서비스의 혜택과 특징 중 고객의 요구를 가장 잘 만족시킬 수 있는 매력적인 가치를 제공하는 것을 의미한다. 고객의 요구를 만족시키기 위해서는 다음과 같은 요소에 대한 가치를 제안하고 관리함으로서 서비스에 대한 만족도를 극대화하고, 해당 서비스 산업을 확대하고 지속할 수 있도록 하는 것이 무엇보다 중요하다.

3.4.1 의료서비스의 질

의료서비스의 기술적인 측면 뿐 만 아니라 장비와 함께 제공 되어지는 프로세스, 관리시스템이 얼마나 고객의 특성에 맞게 커스터마이징하여 제공되는가를 의미한다.

16) 부산대학교병원 해양의료연구센터, 해양원격의료서비스 차별화 전략 수립 및 비즈니스 모델 개발 보고서, 2016.

3.4.2 비용의 효율성

새로운 의료서비스를 이용하는 고객들이 체감할 수 있는 비용의 절감 및 서비스 향상을 의미한다. 서비스 이용 범주에 진입하기 위한 초기 비용이 증가하더라도 질병부담비용 및 기회비용의 감소에 따른 비용의 효율성이 증가할 수 있다.

[사례][17)]

서비스 모델에 대한 고객가치제안
주제 : 해양원격의료서비스 모델 고객가치제안

해양의료서비스 수요 및 요구도를 만족시키기 위해 다음과 같은 요소에 대한 가치를 제안함으로써 해양의료서비스에 대한 만족도를 극대화하고, 해양의료산업을 확대하고 지속할 수 있도록 한다.

(1) 비용의 효율성원격의료장비 및 선원검진 비용의 절감 및 서비스 향상
- 해상에서의 질병 조기검진 및 만성질환 관리로 질병부담비용 뿐만 아니라 업무에 복귀하지 못해 발생하는 기회비용 감소.
- 2012년 선원재해로 지불된 보상금액은 351억원이며, 선원재해로 인한 직간접 경제손실 추정액은 18조원에 이를 것으로 판단됨에 따라 해양원격의료시스템이 도입되어 선원들의 건강상태 및 안전관리 수준이 향상되면 이러한 비용은 감소될 것으로 추정됨.
- 해양원격의료시스템의 도입은 보험회사 및 선박회사의 비용을 감소시킴으로 이러한 시스템을 도입한 선박에 대해서는 선주의 책임보험료 등을 감소시켜 비용의 효율성에 기여함.

(2) 서비스 품질
- 원격의료장비를 선사수요에 따른 일부 선택이 가능하도록 하며, 서비스 수요자를 세분화하여 맞춤형 서비스를 제공함
- 선원 PHR 구축으로 개인별 건강데이터 분석 및 정보 제공, 필요시 연계된 PHR을 이용하여 의료서비스의 질적 향상 유도

(3) 서비스 이미지
- OOO학교병원 해양의료센터, 선원 검진센터 구축으로 국내 해양의료산업의 활성화 분위기 고조
- 국립대병원과 연계된 선원 검진센터 구축으로 해양의료서비스의 홍보 효과 및 선원들의 서비스 만족도 향상

(4) 서비스 기술
- 해양원격의료센터에서 자체 의료장비 개발
- 기존 제품에 대한 보완 및 비용절감 효과
- 의료기기 시험센터와의 연계로 선원들에게 적합한 의료장비 테스트, 개발로 기술적 향상 유도

그림 4-14 서비스 모델에 대한 고객가치제안

17) 부산대학교병원 해양의료연구센터, 해양원격의료서비스 차별화 전략 수립 및 비즈니스 모델 개발 보고서, 2016.

3.4.3 의료서비스의 이미지

서비스모델이 가지고 있는 이미지 향상은 해당 산업의 활성화와 고객의 만족도 증가에 영향을 줄 수 있다.

3.4.4 의료서비스의 만족도

서비스는 고객중심의 관점에서 디자인 되어야 고객이 수용할 수 있으며, 서비스 전달의 프로세스와 품질의 개선을 통해 서비스의 만족도를 달성할 수 있다.

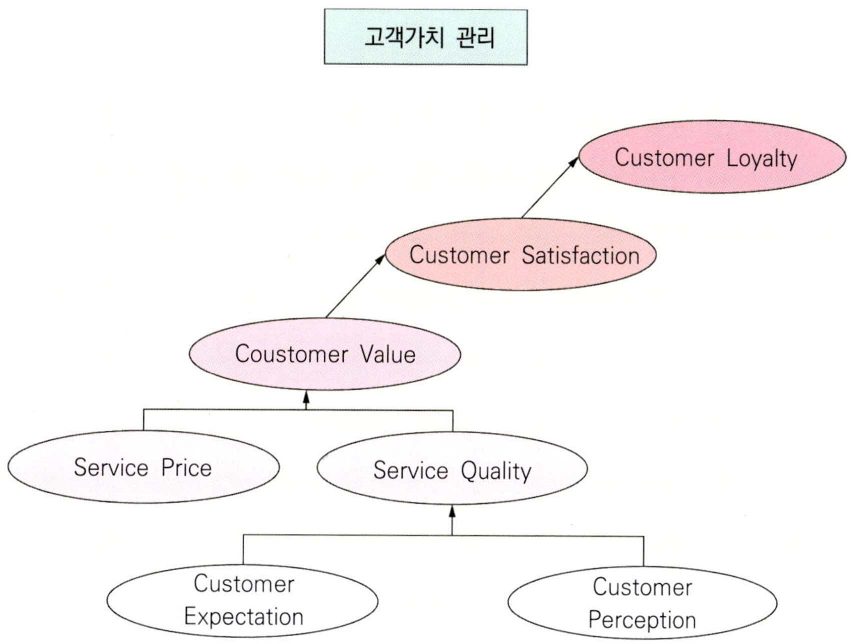

그림 4-15 서비스 혁신 Framework: 고객가치 관리

4 비즈니스 모델

4.1 비즈니스 모델의 정의[18)]

비즈니스 모델이라는 용어는 1950년대에 처음 대두되었으며, 1990년대 말 인터넷 관련 비즈니스가 급속하게 성장하여 관련 벤처기업들이 다양한 비즈니스 모델을 시장에 제시하기 시작하면서 광범위하게 사용되기 시작하였다. 이러한 인터넷 산업의 비즈니스 모델들 중 아마존(Amazon), 델(Dell), 이베이(eBay)와 같은 기업들의 비즈니스 모델은 성공적인 비즈니스 모델의 대표적인 예로 인식되고 있다.

비즈니스 모델의 정의는 어떤 제품이나 서비스를 어떠한 방법으로 어떤 소비자에게 제공할 것이며, 어떤 마케팅 방법을 이용해 얼마만큼의 돈을 벌어들이겠다는 일련의 계획이나 사업 아이디어를 의미한다. 기업의 성과를 결정하는 첫 번째 요인은 기업의 비즈니스 모델(Business Model, BM)이라고 할 수 있으며, 비즈니스 모델은 기업이 고객에게 경쟁기업 보다 많은 가치를 제공하기 위한 기업자원의 확보 및 이용, 이를 통해 수익을 창출하는 방법을 의미한다. 따라서 비즈니스 모델은 한 기업이 현재 어떻게 수익을 창출하고 있고, 장기적으로 수익을 달성하기 위해 어떻게 계획을 수립할 것인가를 상세히 설명해주며, 또 기업이 지속가능한 경쟁우위를 갖고, 장기적으로 경쟁기업보다 좋은 성과를 달성할 수 있도록 해 준다.

비즈니스 모델의 개념은 1998년 Timmer의 연구를 기반으로 여러 연구자들의 각기 다른 분석에 의해 다양하게 정의되고 있다.

▶ Timmer(1998) : 비즈니스 모델은 다양한 비즈니스 참여자의 역할을 포함하고 있는 제품, 서비스, 정보 흐름의 구조이며, 다양한 참여자들의 잠재적인 이익을 설명해 주고 수익 원천을 설명해 주는 청사진이다.

▶ Amit & Zott(2001) : 거래의 내용, 구조, 관리의 3가지 차원의 중요성을 강조하고, 비즈니스 참여자들 간의 관계가 전략적 요소라고 제시하고 비즈니스 모델은 가치 창출의 모델이라는 관점에서 바라보고 있다.

▶ Rappa(2001) : 기업이 지속적으로 수익을 창출하여 유지될 수 있어야 하며, 비즈니스 모델을 통해 비정규적 수입이 아닌 기업고유의 가치사슬에 의한 수입을

18) 배상근, 박지만, 김병국, 국가 R&D에서의 비즈니스 모델 개발에 대한 연구, 한국공간정보시스템학회논문지, 제11권 제4호, pp.9-18, 2009.

설명할 수 있는 것이라 정의한다.

▶ Osterwalder, et al(2005) : 비즈니스 모델은 특정기업의 사업논리(Business Logic)을 설명하는 틀로서 구성요소들과 그들 간의 관계를 포함하는 것이라 정의한다.

▶ Afuah(2005) : 비즈니스 모델을 고객에게 가치를 제공하고 이윤을 창출하기 위해 특정기업이 수행하는 활동들의 집합이라고 정의한다.

▶ Kim lab, Inc(2000) : 비즈니스 모델을 특정기업이 어떻게 시장에서 가치를 창출할 것인가에 대한 설명이라고 정의한다.

▶ Shafer, et al(2005) : 비즈니스 모델을 비즈니스 가치네트워크 내에서 가치를 창출하고 획득하기 위한 특정 기업의 핵심논리(Core Logic)와 전략적 선택의 집약적 표현(Representation)이라고 정의한다.

4.2 비즈니스 모델의 구성요소[19)]

비즈니스 모델이란 기업이 고객을 위한 가치를 어떻게 창조하여 전달하고 어떤 방법으로 수익을 획득하는가 하는 것을 설명하는 하나의 스토리로 크게 가치제안, 목표고객, 가치사슬 및 조직, 전달방식, 수익흐름의 5가지 요소로 구성되어 있다.

- 가치제안이란 고객의 관점에서 바라본 상품이나 서비스의 가치와 상품이 고객의 니즈를 어떻게 충족시킬지에 관한 것을 의미한다.
- 목표고객은 고객을 세분화하여 고객들의 니즈를 파악하고 다른 시장의 소비자들과는 구분되는 고유한 방식으로 상품이나 서비스를 제공할 목표 집단을 의미한다.
- 가치사슬은 상품이나 서비스를 만들어내고 유통시키는데 필요한 구조와 조직의 자원을 효율적으로 활용하는 방법을 의미한다.
- 전달방식은 가치사슬에서의 전·후방 활동을 최종 소비자와 연결하는 가치사슬상의 기업 포지션, 공급자, 보완업체, 그리고 기타 후방 채널 활동이 포함된다.
- 수익흐름은 수익모델과 그에 따른 수익 잠재력을 의미한다.

19) 삼성경제연구소 SERI 경영노트, 성공적인 비즈니스 모델의 조건, Vol. 108, pp. 2-10. 2011.

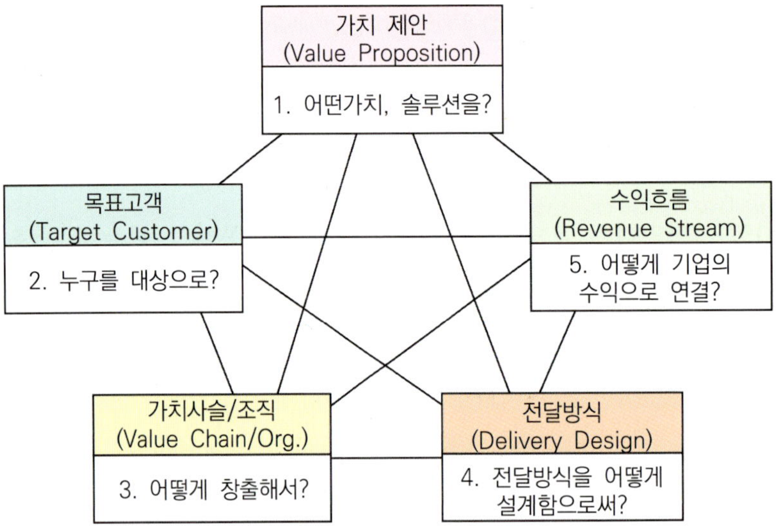

그림 4-16 비즈니스 모델의 구성요소

4.3 성공적인 비즈니스 모델의 조건[20)]

성공적인 비즈니스 모델은 경쟁력과 지속성을 보유해야 한다. '목표 고객에 대한 명확한 가치 제안'으로 보다 많은 고객을 유인하고 이를 수익과 연결시킬 수 있을 때 경쟁력 있는 비즈니스 모델이 생성되며, 가치 창출을 위한 활동들이 선순환 구조를 형성하고 '경쟁사의 모방이 불가능하도록 설계'된 모델이 지속성을 확보할 수 있다.

- 명확한 고객가치 제안 : 고객가치 제안은 제품이나 서비스 자체가 아니라 고객의 문제를 해결하고 니즈를 충족시키는 솔루션(solution) 제공을 의미하며, 기본 시장 내에서 니즈가 충족되지 못하고 있는 고객 군을 발굴하는 것이 중요하며 가격과 품질 등의 이유로 현재 제품이나 서비스를 사용하지 않고 있는 잠재고객과 비고객의 발굴도 중요하다.
- 수익 메커니즘 : 고객가치를 창출했더라도 이를 효과적으로 기업의 수익과 연결시키지 못하는 모델은 성공할 수 없으며, 단순한 제품 판매·대금 회수의 도식적 구도에서 벗어나 다양한 방식의 수익 획득 메커니즘을 활용해야 한다.
- 선순환 구조 : 고객가치를 구체적인 형태로 창출하기 위해 기업 내부의 가치사슬 활동과 외부기업을 포함하는 가치 네트워크(공급업자와 시장 채널, 기타 서비스 제

20) 삼성경제연구소 SERI 경영노트, 성공적인 비즈니스 모델의 조건, Vol. 108, pp. 2-10. 2011.

공 기업의 집합)의 효과적 설계가 필요하고 각 활동들이 상승작용을 통해 비즈니스 모델의 경쟁력을 강화하도록 설계해야 한다.

- 모방 불가능성 : 지속적으로 경쟁우위를 갖는 비즈니스 모델을 구축하기 위해서는 모방을 통한 경쟁기업의 반격을 원칙적으로 차단할 수 있는 설계가 필요하다. 신생기업의 경우 기존 기업이 장기간 투자해 구축한 강점을 약점으로 변화시키는 전략을 선택하는 것이 효과적이며 기존기업은 보유하고 있는 독자 역량에 기반한 비즈니스 모델을 구축함으로써 경쟁기업의 모방을 차단하는 것이 가능하다.

4.4 비즈니스 모델과 서비스 사이언스의 비교분석

비즈니스 모델의 구성요소와 서비스 사이언스의 프레임워의 구성요소는 대부분 일치하고 있다. 서비스 사이언스의 구성요소인 전략, 프로세스, 기술, 인적 자원은 비즈니스 모델을 구성하는 핵심요소로 작용을 한다. 이는 현재 대부분 형태의 비즈니스 모델이 성립하기 위한 전제 조건이 될 것이며, 특히 기술의 발달은 모든 전략과 프로세스, 인적 자원의 조합방식의 통합과 변형을 이끌며 새로운 비즈니스 모델의 창출과 더욱 발전된 형태의 비즈니스 모델 개발의 토대를 제공하고 있다.

즉, 서비스 사이언스는 경영에 과학적 요소를 접목하여 측정 불가능하였던 비즈니스를 측정 가능한 과학으로 접근하는 취지로 출발한 것이며, 비즈니스를 모델화하고 구체화하는 것으로 결국 서비스 사이언스는 기존 비즈니스 모델에 진보한 형태의 접근 방법이라고 할 수 있다.

4.5 비즈니스 모델 방법론21)

비즈니스 모델은 기술적 아이디어를 사업의 형태로 구체화한 모델이며, 일반적으로 도식화하여 표현한다. 비즈니스 모델이 'Business Model'로 불리나 어떤 경우에는 'Business Method' 라고 하는 것이 더 타당할 수도 있다.

비즈니스 모델 방법론이란 비즈니스 모델을 수립할 때 고려해야 할 내용과 절차에 대한 체계적인 연구방법을 의미한다. 비즈니스 모델은 비즈니스의 목적, 즉 일의 대상 뿐 만 아니라 그 일의 수행 방법 중 중요한 부분을 정의하기 때문에 좋은 비즈니스 모델은 사업의 성공률을 향상시킬 수 있다. 좋은 비즈니스 모델은 경영이론과 관련 기술 및 디지털 경제

21) 배상근, 박지만, 김병국, 국가 R&D에서의 비즈니스 모델 개발에 대한 연구, 한국공간정보시스템학회논문지, 제11권 제4호, pp.9-18, 2009.

의 특징을 잘 활용할 수 있는 것이어야 할 뿐 아니라 비즈니스의 가정과 잠재된 리스크, 그 비즈니스 모델을 실행할 기업의 역량 요소까지 고려되어야하기 때문에 좋은 비즈니스 모델을 개발하기 위해서는 많은 시간과 높은 전문성이 필요하다.

비즈니스 모델 방법론은 체계적인 비즈니스 모델의 프로세스를 의미하며, 비즈니스 모델 개발 프로세스에 관한 선행연구를 살펴보면, 각각의 개발단계의 하부단계, 활동, 세부 업무들은 상호 유기적인 관계를 가지고 있으며, 산출물 또한 긴밀한 관계를 유지하고 있다.

4.5.1 비즈니스 모델 개발 프로세스에 관한 선행연구

- 김광재(2006) : 고객 중심의 컨버전스(convergence) 서비스 컨셉 개발 연구에서 절차 체계를 잠재요구예측, 서비스 기회 파악, 서비스 컨셉 도출로 3단계를 제안하고 각 단계마다 세부 step을 두어 총 7개의 세부단계를 제안하고 단계별 결과물과 사례연구를 제시하였다.
- 안지항(2003) : 서비스/상품에 대한 정의, 표적시장선택, VC4 비즈니스모델 유형 적용, 비즈니스 모델 프레임워크 적용 및 평가의 4단계를 제시하였다.
- 김경규(2009) : 유비쿼터스 비즈니스 모델 개발 절차로 8단계의 방법론의 프레임워크를 제시하고 있다. 1단계는 도메인 정의, 2단계는 기회의 핵심발견, 3단계는 잠재적 공동 창출 경험 환경 정의, 4단계는 u-비즈니스 서비스 후보군 도출, 5단계는 u-비즈니스 킬러서비스 선정, 6단계는 u-비즈니스 킬러서비스 가치제안 정의, 7단계는 u-비즈니스 킬러서비스 제공 정의, 8단계는 u-비즈니스 킬러서비스 자원지도 정의이다.
- 남기찬(2008) : 서비스 사이언스의 연구를 통한 서비스 사이언스 추진방법론의 일환으로 연구된 Co-VaC Model을 제시하고 서비스를 라이프 사이클적인 측면에서 접근하여 1단계 전략/설계, 2단계 생산/전달, 3단계 운영/유지, 4단계 측정/향상으로 구성하고 있다.

4.5.2 비즈니스 모델 방법론 사례[22)23)]

• KPMG 인터내셔널의 Business Measurement Process(BMP)

KPMG의 Business Measurement Process(BMP)는 고객이 노출되어 있는 리스크를 식별하고 그 리스크의 영향을 파악해 그들이 분석한 리스크를 완화시키는 방법을 통해 비즈니스 모델에 접근한다. 리스크를 식별하기 위해서는 기업이 택한 리스크 완화를 위한 경영전략을 조사하여 KPMG의 리스크 모니터링 과정에 반영한다.

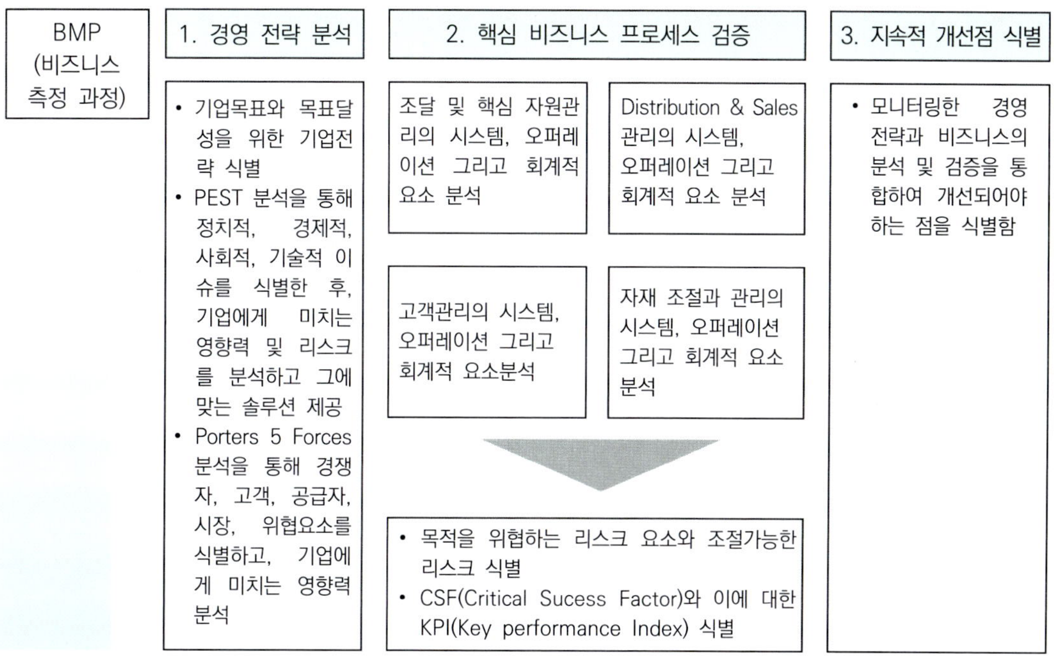

그림 4-17 KPMG의 Business Measurement Process(BMP)

1단계는 경영전략분석으로 기업목표와 목표달성을 위한 기업전략을 식별하고, PEST 분석을 통해 정치적, 경제적, 사회적, 기술적 이슈를 식별하고, 마이클포터의 5Forces 분석을 실시한다. 2단계에서는 핵심 비즈니스 프로세스를 검증하는 것으로 목적을 위협하는 리스크 요소와 조절 가능한 리스크를 식별하여 CSF(critical success factor)에

22) 배상근, 박지만, 김병국, 국가 R&D에서의 비즈니스 모델 개발에 대한 연구, 한국공간정보시스템학회논문지, 제11권 제4호, pp.9-18, 2009.

23) 이성현, 박도준, 여섯가지 구성요소를 이용한 비즈니스 모델 프레임워크 개발 및 적용, e-비즈니스연구, Vol. 13, No. 2, pp. 210-211, 2012.

대한 KPI(key performance index)를 도출한다. 3단계에서는 지속적 개선점을 식별하는 것으로 경영전략과 비즈니스의 분석에 대한 검증을 통하여 개선되어야 하는 점을 식별한다.

- **BearingPoint의 Delivery Framework**

BearingPoint는 약 2천여 개의 Tool & Tips, 그리고 500여 개 이상의 템플릿을 제공함으로써 비즈니스 모델 구성에 있어 기업 및 기술에 적절한 Tool과 템플릿을 사용하여 체계적인 비즈니스/시스템 설계, 구축, 확산, 운영의 구성이 가능하도록 한다.

1. 고객 획득 모델			2. 수익 모델	3. 전략적 제휴 모델
Target Customer	Product/Service Offerings	Value Proposition	Profitable Growth	Mode of Alliance
• 서비스가 집주오디어야 할 고객층 정의 • 고객의 니즈 파악 • 고객의 니즈와 기업에서 제공하는 서비스 간의 Gap 정의 • Customer Analysis를 통해 고객기반을 정의함으로써 상품개발, 마케팅, 판매채널 및 가격 산정 등에 관계된 자원의 적절한 분배를 위한 판단기준 제시	• 서비스의 bundling과 optioning을 이용항여 이윤을 극대화할 수 있는 서비스 세분화의 방식 정의 • 타겟 고객이 가장 필요로 하는 높은 니즈를 보이는 서비스를 제공함으로써 매출의 극대화와 시장점유율 확대를 유도할 수 있음	• Value Proposition 구성요소 분석을 통해 서비스가 제공하는 총가치 가운데 타겟고객의 요구에 가장 일치하는 가치를 발굴/발전 • 서비스 지체 및 이용혜택 등 총체적 가치 가운데 타겟 고객니즈를 가장 높게 충족시키는 서비스를 발굴하여 시장 확대	• Market Analyusis 및 Usefulness Value Analysis를 통해 마켓의 정의, 전체 마켓사이즈, 마켓 예상 성장률 등을 분석함으로써 서비스 모델의 향후 시장성을 예상 • 높은 시장성/수익성이 예상되는 서비스 오퍼링을 판별하고, 향후 시장변화를 예상하여 변화에 따른 대비책 강구 가능	• 필요역량과 기존역량의 차이점 분석 • 제휴형태 및 전략수립 • 전략적 파트너의 결정 및 관리 • 전략적 제휴를 통한 신속한 시장진입으로 시장선점효과를 누리고, 시장실패의 확률을 낮추는 등 위험을 분산시킴

그림 4-18 BearingPoint의 Delivery Framework

1단계 고객획득모델에서는 Target customer와 Product/Service offerings, Value proposition을 도출한다. 2단계는 수익모델을 도출하는 단계로 높은 수익성이 예상되는 서비스 오퍼링(service offering)을 판별하고 향후 시장변화를 예상하여 대책을 강구하는 단계이다. 3단계는 전략적 제휴모델을 도출하는 단계로 전략적 제휴를 통한 신속한 시장진입과 시장선점 효과를 통해 시장 실패확률을 낮추고 위험을 분산시키는 방안을 도출한다.

- **Deloitte Consulting의 Business Model Innovation(BMI)**

Deloitte Consulting의 Business Model Innovation(BMI)는 'WHO', 'WHAT', 'HOW'를 중심으로 비즈니스 모델 아키텍처를 나누어, 이 세 가지 주제를 바탕으로 비즈니스의 배경과 지속성을 분석함으로써 비즈니스 혁신을 구성한다.

'WHO' 단계에서는 고객 세분화를 인구통계, 지리, 상호관계 등으로 나누며, 고객의 제품이나 서비스에 대한 구매결정 요인을 도출하고 고객들의 요구에 맞는 시장과 제품 또는 서비스에 대해 이미지를 도출한다. 'WHAT' 단계에서는 고객이 제품 또는 서비스를 구매했을 때 그것을 배달받는 방법을 도출하고, 고객이 구매하는 제품이나 서비스의 구체적인 형태와 기능, 품질 등과 같은 고객 요구와의 관계를 정의하여 고객의 요구를 충족시키고 전체적인 지원의 가치를 도출한다. 마지막으로 'HOW' 단계에서는 제품을 제공하기 위해 기업이 보유하고 있는 능력과 자산을 파악하고 생산, 유통, 고객서비스 등 제품을 제공하기 위한 기업의 행동방안을 도출하여 기업의 외부적인 비즈니스 협력체계를 통해 효과적인 운영방안을 도출한다.

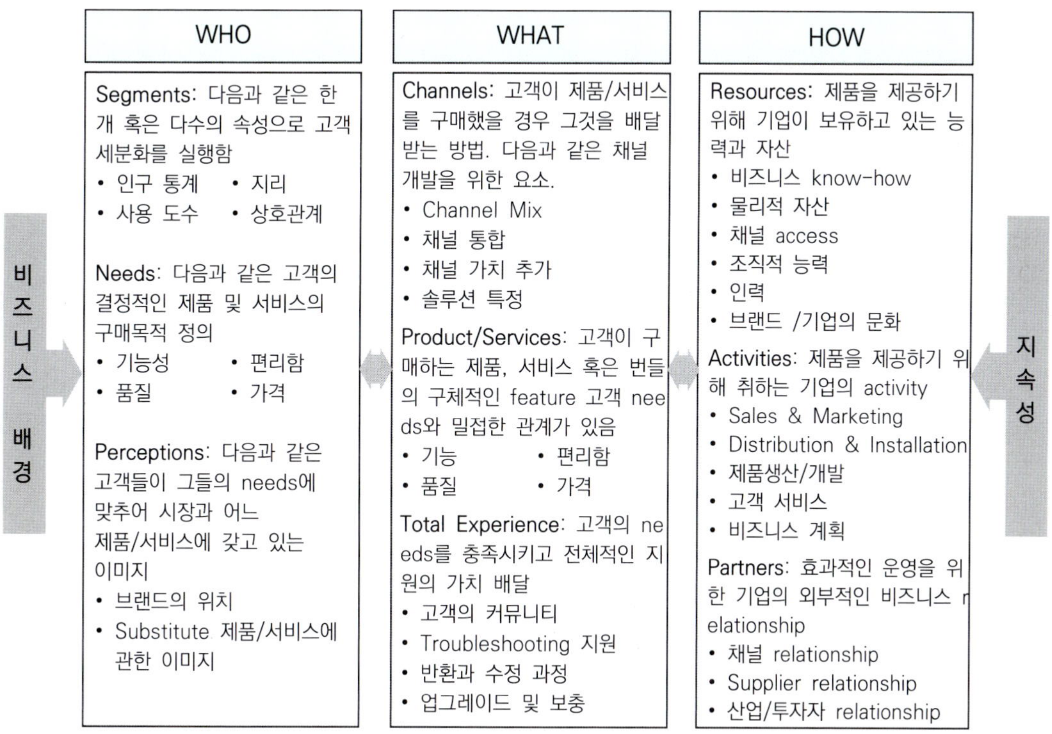

그림 4-19 BearingPoint의 Delivery Framework

5 의료서비스 모델 개발 사례

5.1 해양원격의료서비스 비즈니스 모델 개발[24)]

U-health 기반의 해양원격의료서비스 차별화전략 수립으로 해상근로자들의 건강증진 및 의료서비스에 대한 만족도를 제고하고, 해양원격의료서비스 사업의 체계적인 운영 및 관리를 위한 비즈니스 모델을 개발함으로써 해양원격의료사업의 활성화와 글로벌 선점의 근거를 제시하는 데에 목적이 있다.

5.1.1 해양원격의료서비스 비즈니스 모델 개발 절차

- 서비스 사이언스라는 방법론에 근거하여 해양의료서비스 모델을 디자인하고, 서비스 디자인의 범위는 서비스 컨셉 개발 수준으로 하였다.
- 비즈니스 모델 개발 process와 비즈니스 모델 개발 단계별 check list 분석을 통한 해양원격의료서비스 비즈니스 모델을 개발하였다.
- 해양원격의료서비스 비즈니스 모델 개발은 4단계의 프로세스에 이루어졌다.
  - Discover(기회발견 및 목표설정)
  - Define(사업환경 및 컨셉 구체화),
  - Confirm(서비스 모델 및 운영방식 구체화),
  - Deliver(사업계획 및 구현)

24) 부산대학교병원 해양의료연구센터, 해양원격의료서비스 차별화 전략 수립 및 비즈니스 모델 개발 보고서, 2016.

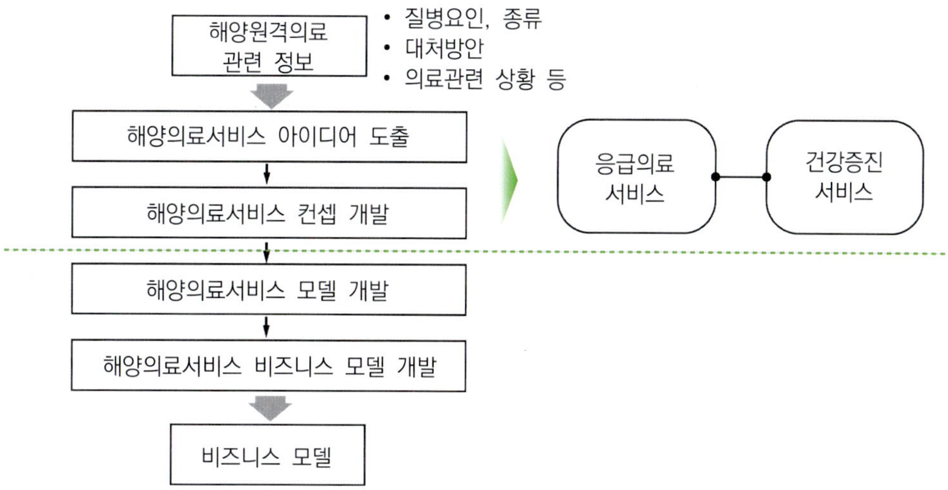

그림 4-20 해양원격의료서비스 모델 개발 프로세스

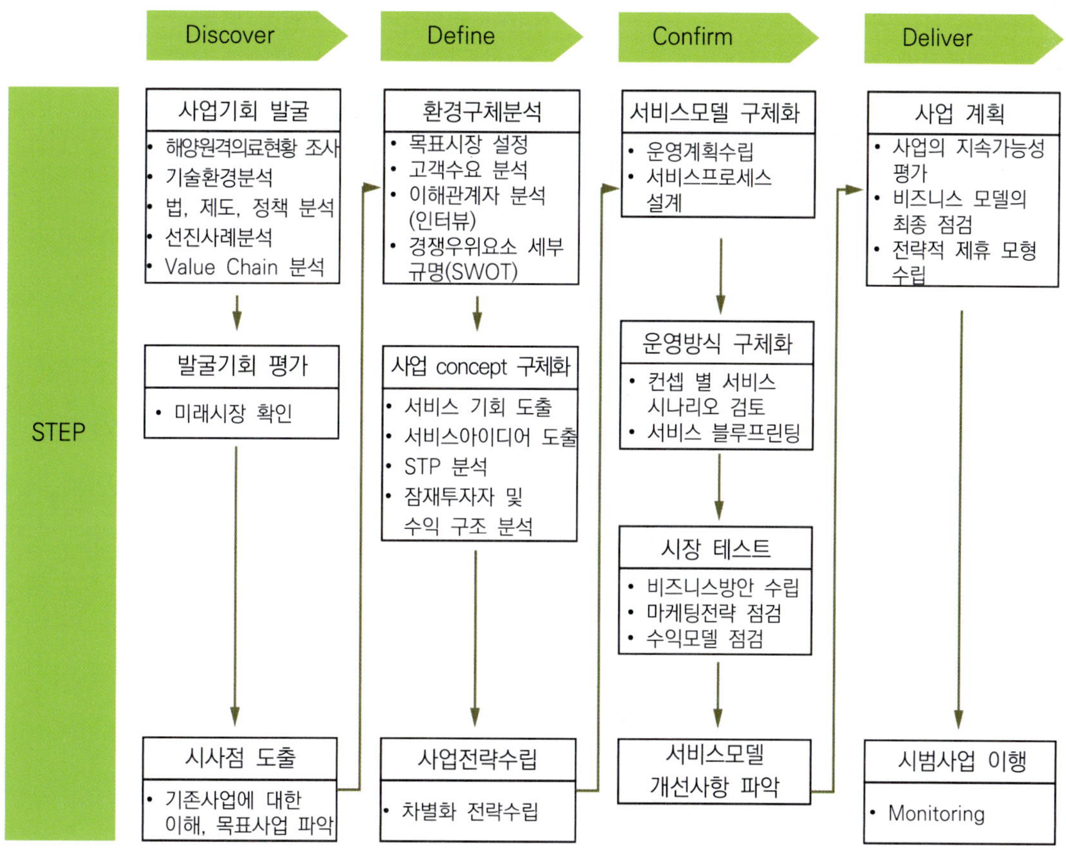

그림 4-21 해양원격의료서비스 비즈니스모델 개발 프로세스

5.1.2 해양원격의료서비스 컨셉 개발

해양원격의료서비스 현황 및 이해관계자의 요구도 파악을 위해서 문헌고찰 및 전문가 포커스 서베이, 설문조사를 실시하고 도출되어진 서비스 아이디어를 기반으로 STP, SWOT 분석을 실시한 후 해양원격의료서비스 컨셉을 도출하였다. 해양의료서비스의 대상을 상선/원양어선 선원, 내국인/외국인 선원, 해양원격의료시범사업 대상/비대상 선박 선원으로 분류하고, 서비스 대상자를 세분화하여 유형별 필요 서비스를 응급의료지원 서비스, 만성질환관리 서비스, 선원검진 예약 및 관리서비스, 건강증진 서비스, 원격의료장비/프로그램관리 서비스로 도출하였다.

Strength	Wekness
• 해사노동협약의 채택, 선원법 개정을 통한 선원 건강관리의 의무화 • 해양의료 IT 포럼 발족 • 원격의료장비 개발 기술 증대 • 선원과 선원노동조합의 건강증진 요구 증대 • 대학병원으로서 전문인력의 확보와 높은 신뢰감 형성 • 부산대 해양의료센터의 24시간 근무 → 응급상황에도 유연하게 대처 가능 • 시범사업 운영을 통한 데이터 축적과 국비 지원, 선사와의 유대관계 유지	• 해양의료 전문인력의 부족 • 해양 U-health에 대한 인식 부족 → 필요성에 대한 인식 부족 • 성공적인 비즈니스 모델의 부재 • 해양의료지원제도 취약 • 대학병원(3차병원)으로 선원 건강검진 접근성이 떨어짐(절차, 비용면 등)
Opportunity	**Threat**
• 선원에 대한 건강관리 관심 및 중요성 증대 • 해양수산부의 선원복지기본계획 수립 및 선원복지의 강화 • 국가차원의 원격의료에 대한 관심과 지원 • 선박관리산업발전법의 제정 • 해양수산부의 선박관리산업육성 기본계획의 수립 추진 • 북극항로의 개발 추진 및 국가차원의 융합사업에 대한 지원 • 참여 선박의 확대를 통해 사업의 경제성 및 지속성 확보 가능 • 해양의료센터 내 검진센터의 구축을 통해 관리의 독립성 및 효율성 기대	• 해운 수산업의 장기 불황 및 경영수지 악화 • 높은 통신위성비용 • 원격의료 관련 법제도의 미비 • 해양원격의료의 국제표준의 부재 • 해양의료서비스의 비용발생에 따른 수가 측정의 어려움

그림 4-22 해양원격의료서비스 SWOT 분석

서비스 제공자 (해양원격의료센터)		서비스 수요자: 상선	서비스 수요자: 어선
	ICT기반 서비스 제공팀	• 응급의료지원서비스 • 의약품 제공 및 사용지도 • 우선검진예약서비스 • 질병상담/상시 자문서비스 • 상담예약 및 알림서비스 • 응급처치법 임상실습교육 • 선원 PHR 구축 • 다국적 언어 의료지원 등	• 응급의료지원서비스 • 의약품 제공 및 사용지도 • 우선검진예약서비스 • 건강관련정보 문자서비스 • 질병상담/상시 자문서비스 • 응급처치법 임상실습 교육 • 선원 PHR 구축 • 다국적 언어 의료지원 등
	원격의료장비기반서비스제공팀	• 화상진료서비스 • 원격의료장비/프로그램교육 • 보유질환 관련 검사 및 판독 • 해양원격진료세트 개발 • 건강증진서비스 (금연, 금주, 식단, 정신건강) • 정기진료 및 전반적 선박 건강관리 등	• 화상진료서비스 • 생체건강관리 주기적 측정 모니터링 • 원격의료장비/프로그램 교육 • 만성질환자 투약순응관리 • 보유질환 관련 검사 및 판독 • 해양원격진료세트 개발 • 건강증진서비스 • 하선 후 재활서비스 등

그림 4-23 해양원격의료서비스 아이디어 분류

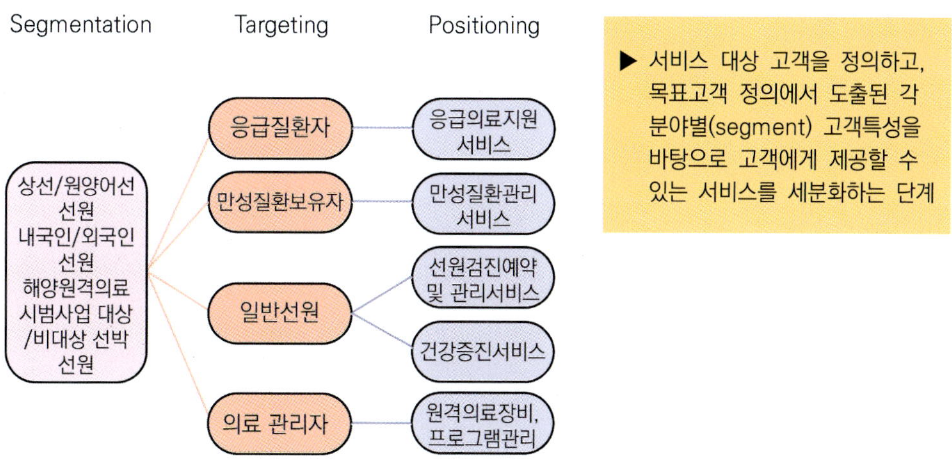

그림 4-24 해양원격의료서비스 고객세분화분석(STP)

5.1.3 해양원격의료서비스 모델 기술서

문헌고찰, 수요자 및 공급자 포커스 서베이, 이해관계자의 요구도 분석, 설문 조사 등을 통하여 도출되어진 서비스 아이디어와 컨셉을 바탕으로 사업에 대한 서비스 모델 기술서를 작성할 수 있다. 해양원격의료서비스 모델을 먼저 제공 장비 및 기반에 따라 크게 ICT 기반의 해양의료서비스와 원격의료장비 기반의 해양의료서비스로 나누어 기술하였다. 사업에 대한 서비스 모델은 작성방법에 따라 다양하게 작성할 수 있으며, 서비스 수요자, 공급자(제공자), 서비스 전달채널, 제공되는 서비스, 사업(마케팅)전략, 이해관계자별 가치 등의 항목이 포함되어진다.

5.1.4 해양원격의료서비스 모델 블루프린트 작성

해양원격의료서비스 모델 기술서를 작성한 후 서비스 모델 개발의 두 번째 단계로 구체화된 서비스모델 프로세스를 작성한다. 시스템 인포매틱스의 서비스 모델 작성방법에 근거하여 총 6개의 서비스 모델과 서비스 컨셉별 프로세스 모델을 작성한 후 블루프린트 형식의 해양의료서비스 모델을 완성하였다.

5.1.5 해양원격의료서비스 디자인 평가

선원, 선주, 해양의료전문가, 통계분석 전문가, 연구원, 해양의료 공급자 등을 대상으로 한 설문조사 및 자문회의 등을 통해 개발되어진 서비스 모델에 대한 평가를 하고, 이를 바탕으로 서비스 모델을 보완하였다.

서비스 모델 1: ICT 기반의 해양의료서비스

서비스 수요자
- 상선 및 원양어선 선원 (내국인 및 외국인 선원)

서비스 제공자
- 부산대학교병원 해양의료연구센터

서비스 전달 채널
- 전화(휴대폰)
- 이메일, 웹사이트
- 눈

의료서비스 장비
- 휴대폰 등 카메라
- 혈압/혈당 등 생체건강정보의 주기적 측정이 가능한 의료기기 (원격의료장비 중 선사 수요에 따른 일부 선택)

제공되는 의료서비스
- 응급의료지원서비스: 응급상황 발생 시 처치 지도 및 상담
- 의약품 제공 및 사용지도
- 승선 전/하선 후 우선 검진예약 서비스
- 예방접종 서비스
- 질병상담에 대한 상시 자문 서비스(실시간 문의/알림 서비스, 건강관련 정보 문자 서비스)
- 선원 검진/진료 예약에 대한 창구의 일원화
- 의료기기 및 응급처치법 임상실습 교육

건강정보 수집 및 활용
- 타의료기관 및 선사측에서 보유한 선원 건강 검진 기록/진료기록
- 부산대학교병원 검진 및 진료데이터
- 해양원격의료서비스에서 발생한 진료 및 상담 데이터 → 선원 PHR 구축 → 맞춤형 의료서비스 제공 시 활용

사업전략
- ICT기반의 해양의료서비스 관리로 서비스 수요자 확대
- 서비스전달채널별로 맞춤형 의료서비스 제공
- 해양원격의료센터내 검진센터 구축
- 의료기기 및 장비시험센터와 해양의료서비스 프로그램 연계

이해관계자별 가치
- 선원: 맞춤화된 건강관리 만족도 향상
- 선주: 의료관리비용 감소
- 부산대병원: 해양원격의료 서비스 산업 활성화
- 정부: 국민건강증진
- 산업계: 관련산업 활성화

파트너
- 해양원격진료세트 개발 업체
- 통신회사
- 앱, 웹 개발 업체
- 해양연수원
- 자원봉사센터(통역)

법/제도적 정비
- 원격의료 서비스 관련 법제도
- 선내원격진료시 개인건강 정보의 프라이버시 보장
- 의료관리자 재교육 법령개정

그림 4-25 해양원격의료서비스 모델 기술서

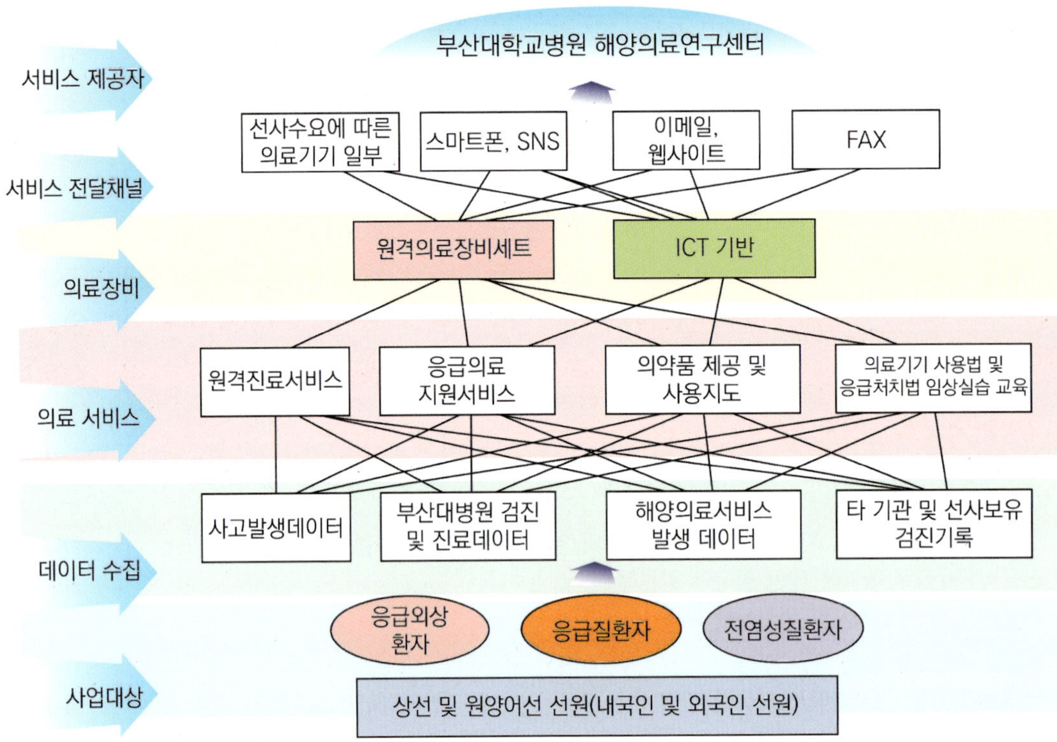

그림 4-26 구체화된 컨셉별 서비스 모델(해양 응급의료지원서비스)

5.1.6 해양원격의료서비스 비즈니스 방안 수립

비용의 효율성, 서비스 품질, 서비스 이미지, 서비스 기술 측면에서 고객가치를 제안함으로서 해양의료서비스에 대한 만족도를 극대화하고, 해양의료산업을 확대하고 지속할 수 있도록 한다. 개발된 해양의료서비스 모델의 수익 창출과 지속 및 확대를 위해 장단기 비즈니스 방안을 수립한다.

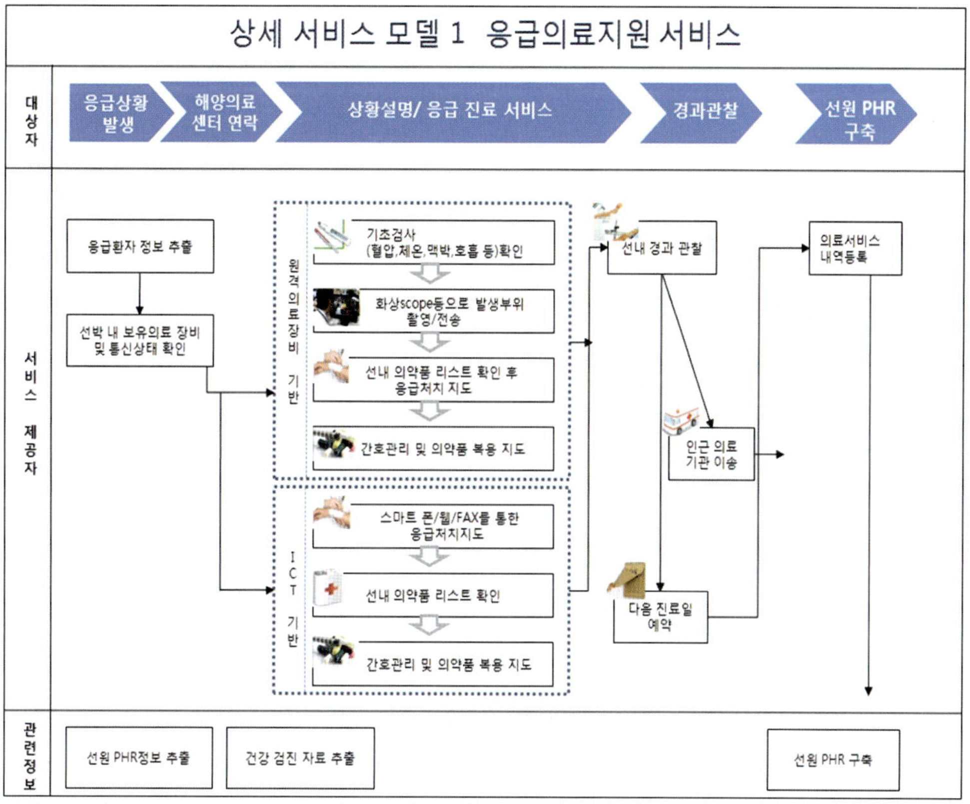

그림 4-27 해양의료서비스 블루프린트(응급의료지원 서비스)

단계	단기	중기	장기
비즈니스 목표	해양의료서비스 인프라 확대 및 기기개발	해양원격의료서비스 비즈니스 사업 구현	지속가능한 해양원격의료서비스 관련 특수센터 구축
비즈니스 내용	• ICT 기반의 해양의료 서비스 관리 – 원격의료장비 일부 선택 선박 해양의료 서비스 참여유도, 수요자 확대 • 해양원격의료장비 세트 개발 및 판매 • 해양원격의료 관련 교육시행(수강료 발생) • 선상의료기기 테스트 베드 컨설팅	• 통신회사와 제휴를 통한 통신비 약정 상품 개발 • 해양원격의료장비 세트 유지 보수비 책정(월/약정) • 해외병원에 원격의료장비 및 프로그램 판매, 유지 보수 • 해양원격의료 관련 교육이수 증빙에 대한 법적 효력이 발생할 수 있도록 추진 • 선상의료기기 테스트 기기 개발 및 판매 • 외국선원 자문	• 선원검진센터 구축 및 운영 • 외국인 근로자(외국 국적 선원)대상 원격 진료 실시 - 원격진료 비용 청구 • 선원 원격의료교육센터 및 프로그램 개발 • 선상의료기기 테스트 센터 구축 및 운영 • 해외 해양의료연구센터 구조 헬기 구축 및 연계 사업 시행 • 해양원격의료서비스와 재해보상보험과 연계, 할인 제도 도입

그림 4-28 해양원격의료서비스의 단계별 비즈니스 방안

5.1.7 해양원격의료서비스 전략적 제휴 수립

비즈니스 방안을 단계별로 실행하기 위해서는 유관기관과의 전략적 제휴가 필요하다.

[1단계] 해양의료서비스 진입 장벽을 낮추어 수요 및 인프라를 확대하고 원격의료장 비 개발 및 판매를 위한 제휴를 추진한다.

[2단계] 점차 수요가 확대되는 단계로 본격적인 비즈니스 사업 구현에 필요한 제휴를 추진한다.

[3단계] 해양원격의료시스템은 국내시장만으로는 경제성을 확보하기가 용이하지 않으므로 세계시장을 진출할 수 있도록 글로벌 마케팅 및 지원에 필요한 제휴를 추진하는 것이 필요하다.

5.1.8 비즈니스 모델에 대한 평가

개발되어진 비즈니스 모델에 대한 평가를 실시한다. 사업전략, 제휴방안 등에 대한 평가를 통해 개발되어진 비즈니스 모델의 경제성 및 지속성 등을 보완하여 사업을 운영함에 있어 환류시스템이 적용될 수 있도록 한다.

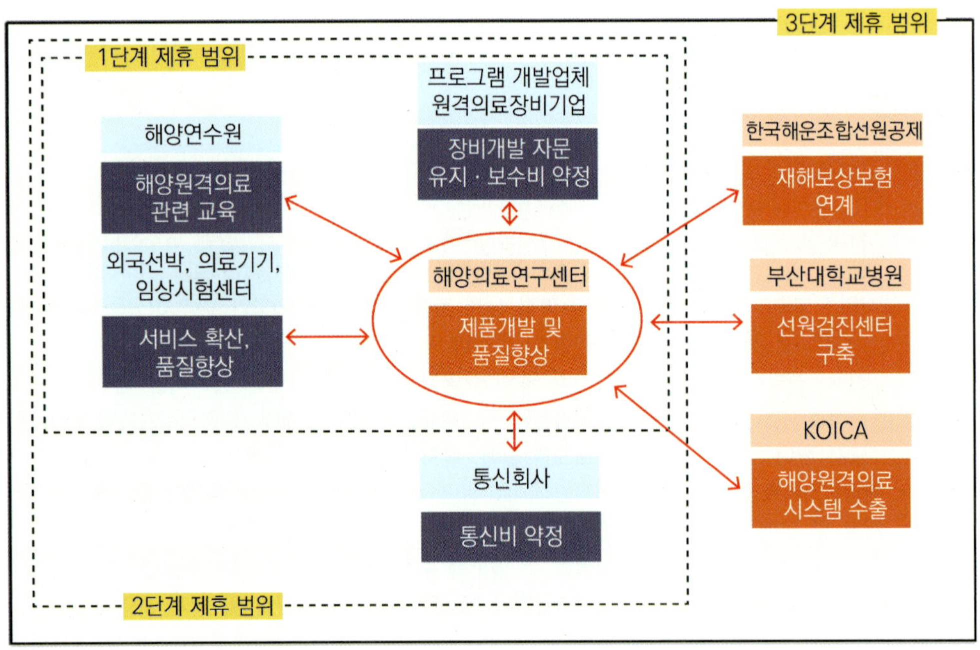

그림 4-29 해양원격의료서비스의 전략적 제휴 모형

5.2 ICT와 건강보험 빅데이터를 활용한 건강서비스 모델 개발[25)]

건강보험 빅데이터를 기반으로 ICT를 접목한 보험자 중심의 건강관리서비스 발전방향을 모색함으로써 효율적인 만성질환 예방기전을 마련하고 지속적으로 이를 지원할 수 있는 시스템을 구축하는 데에 목적이 있다.

5.2.1 서비스 아이디어 도출

국내외 건강서비스 현황, 관련 문헌 및 트렌드, 1차 수요조사 내용, 연구진의 과거 관련 연구, 타 산업/조직의 서비스 벤치마킹 등을 통해 아이디어를 브레인스토밍 한다. 도출되어진 138개의 서비스 아이디어를 분류하고 중요도, 가치창출성, 실현성의 3가지 평가 기준에 따라 서비스 아이디어 평가를 실시한다.

5.2.2 서비스 디자인 방법

서비스 모델을 체계적으로 개발하기 위해 ICT 기반의 빅데이터 건강서비스 모델 프레임워크를 도출한다. 프레임워크는 서비스 모델 설계 시 고려해야 할 상세 요소들로 6개 항목으로 구성하여, 서비스 컨셉 설계에 주요 고려사항들을 빠짐없이 반영한다. 도출된 138개의 서비스 아이디어들을 조합하여 총 8개의 서비스 아이디어 조합을 도출하며, 조합할 때는 이전 단계에서 좋은 평가를 받았던 아이디어를 중점적으로 고려한다.

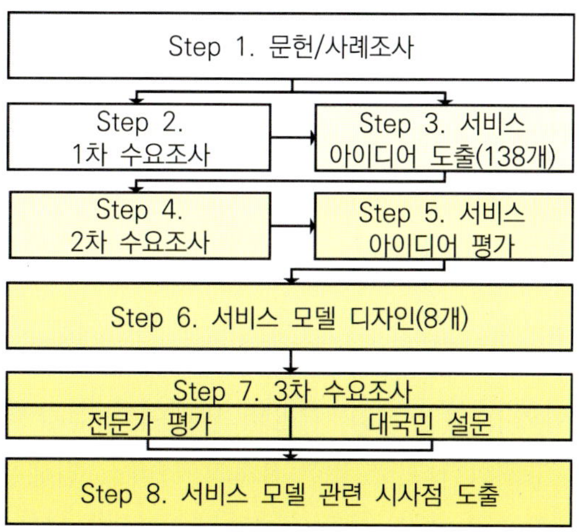

그림 4-30 ICT와 건강보험 빅데이터를 활용한 건강서비스 모델 개발 절차

25) 포항공대 스마트헬스케어센터, 건강보험 빅데이터와 정보통신기술(ICT)을 활용한 건강보험 빅데이터 플랫폼 설계, 2014.

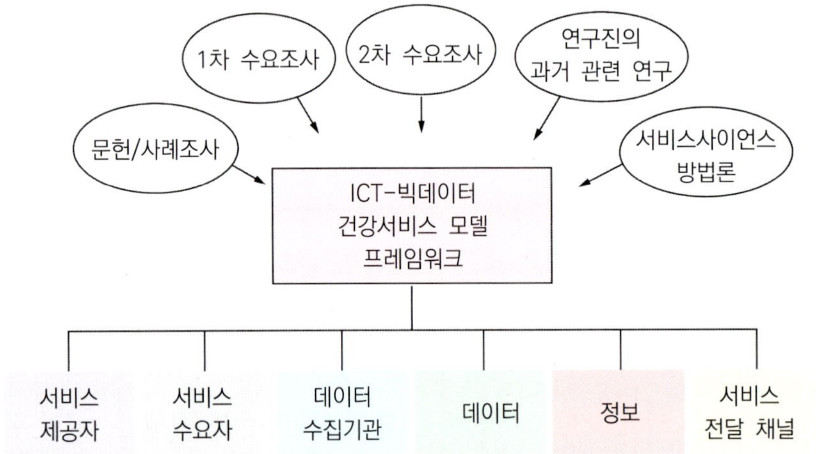

그림 4-31 ICT-빅데이터 건강서비스 모델 프레임워크

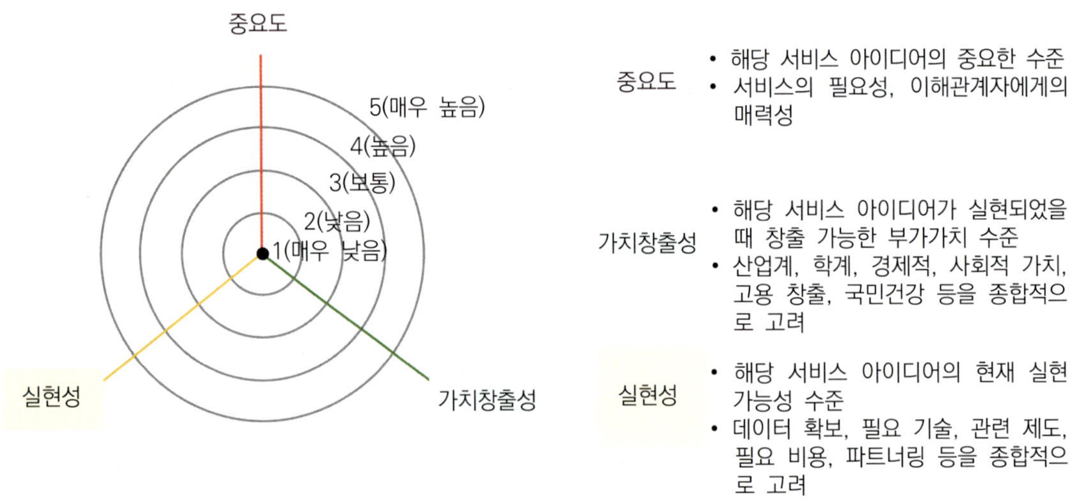

그림 4-32 서비스 아이디어 평가 기준

총 8개의 서비스 아이디어 조합을 ICT 기반의 빅데이터 건강서비스 모델 프레임워크의 6개 차원의 항목에 대해 구체화한다. 도출한 8개의 서비스 컨셉을 서비스 컨셉 기술서에 기술한다. 각각의 서비스 컨셉에 대해 서비스 프로세스를 설계하고, 이를 서비스 블루프린트 양식에 표현하여 8개의 서비스 모델을 완성한다. 완성된 8개의 서비스 모델 각각에 대해 해당 서비스 모델을 실현하기 위한 로드맵을 작성한다.

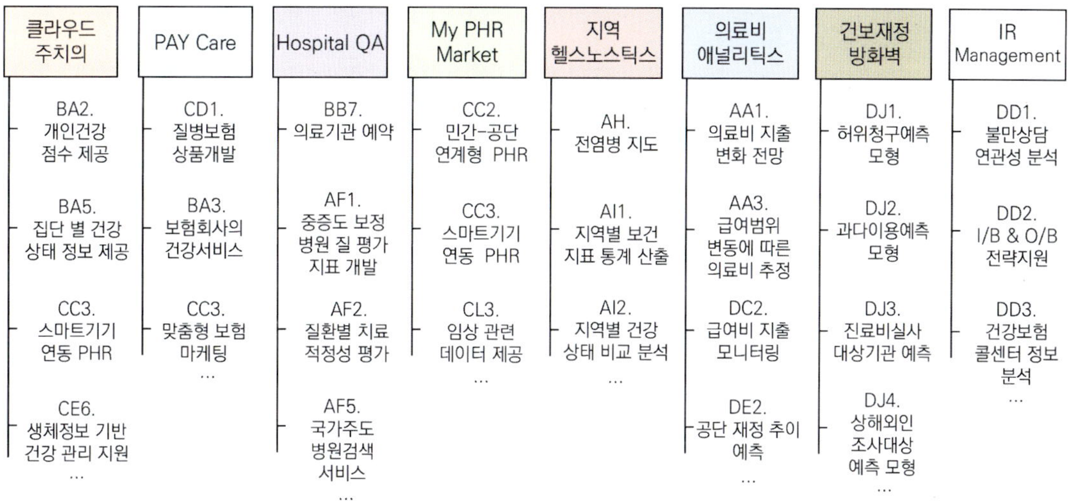

그림 4-33 8개의 주요 서비스 아이디어 조합

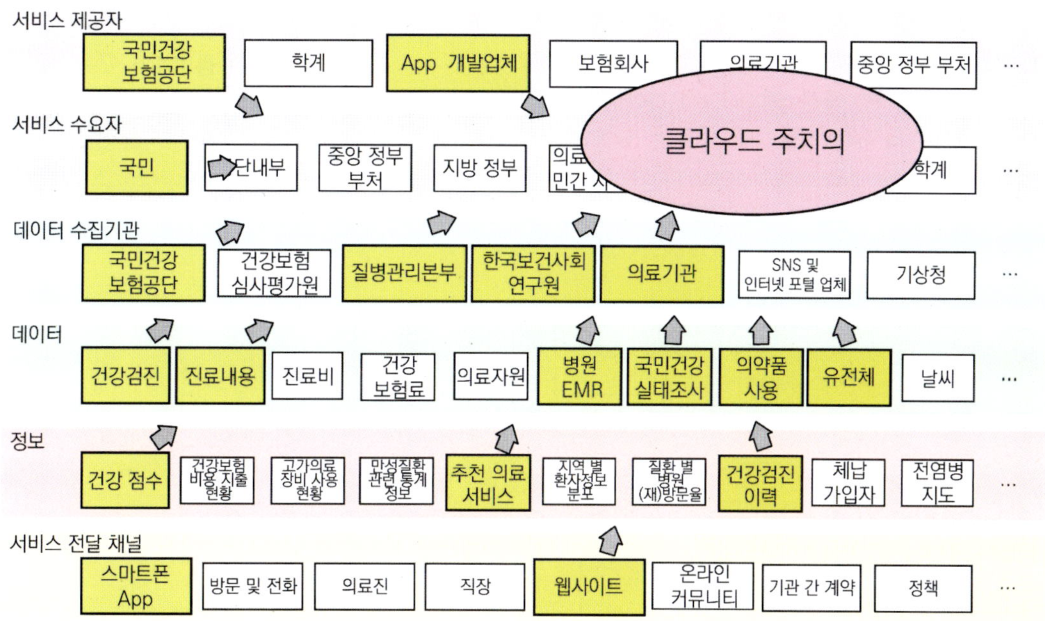

그림 4-34 ICT 기반의 빅데이터 건강서비스 모델 프레임워크를 통한 서비스컨셉 도출

서비스 모델 1: 클라우드 주치의 서비스		
서비스 수요자 • 국민	**서비스 제공자** • 공단	**제공되는 정보 컨텐츠** • 건강검진, 진단내역 • 개인건강점수 • 동일집단 내 다른 이들과의 비교 정보 • 미래 질환 예측 • 추천 의료서비스 및 의료기관 정보 • 개인 맞춤형 건강관리/증진 정보
활용 데이터 • 검진 데이터 • 급여 진료 데이터 • PHR • 국민건강실태조사 • 생체 신호 • EMR • 유전체 데이터	**정보 전달 채널** • 스마트폰 App • 웹사이이트	**이해관계자 별 가치** • 국민: 맞춤화된 건강관리 • 공단: 질환 예방 강화 • 산업계: 관련 산업 활성화 • 정부: 국민 건장 증진
데이터 수집 채널 • 의료기관, 공단 서비스 이용 • PHR 수집 기기, 의료기기 • 설문조사 • 유전자 채취 실험	**기술/인프라** • 공단 내 표준화된 통합 DB • 건강점수 산정 알고리즘 • 의료서비스 및 의료기관 추천 알고리즘 • 미래 질환 예측 알고리즘	**파트너** • 앱, 웹 개발업체 • 데이터 보유 정부기관 • 데이터 보유 민간기관
인센티브 시스템 • 다른 이들과의 비교 • 커뮤니티 내 경쟁을 통한 흥미 • 맞춤형 건강관리 유인 정보	**법/제도적 문제** • 데이터 보안 이슈 • 프라이버시 이슈 • 정보 유출 방지를 위한 보안	**기타 고려사항** • 표준화된 통합 DB 구축 비용 • 알고리즘의 정확성

그림 4-35 ICT 기반의 빅데이터 건강서비스 모델 기술서

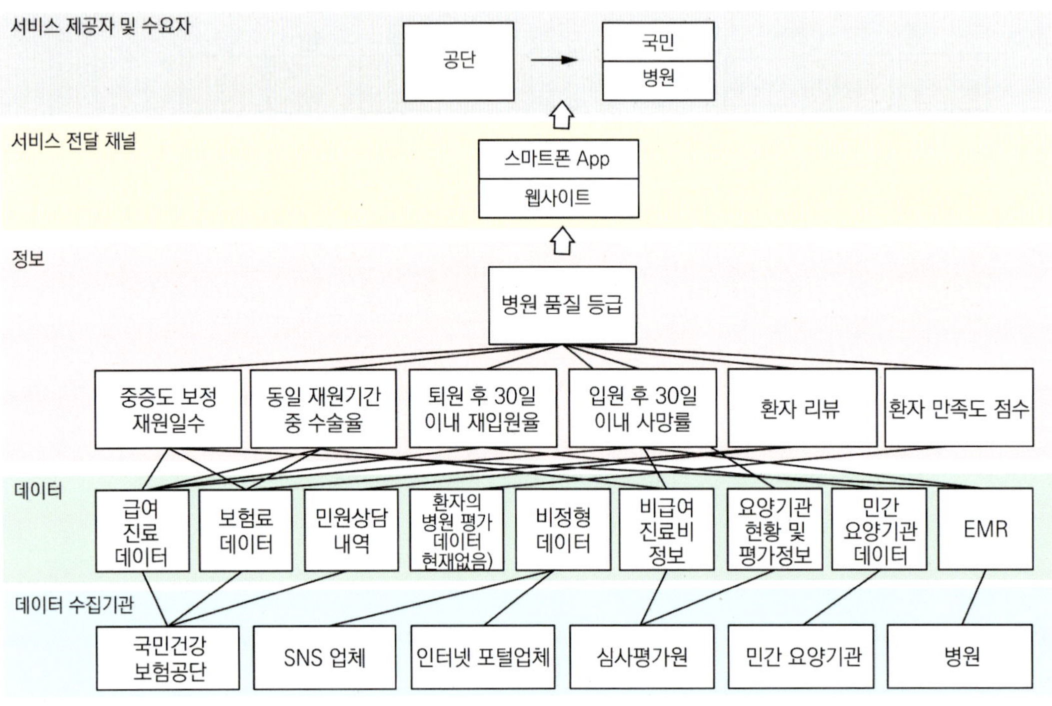

그림 4-36 ICT 기반의 빅데이터 건강서비스 모델 로드맵(Hospital QA)

5.2.3 서비스 디자인 평가

의료기관, 민간 사업자, 정부, 연구자 등 전문가에 의한 각각의 서비스 모델을 평가한다. 서비스 모델(클라우드 주치의, PAY Care, Hospital QA, My PHR Market)에 대해 국민들을 대상으로 설문 평가를 실시한다.

5.2.4 서비스 모델 관련 시사점 도출

서비스 디자인 평가 결과를 분석해, 보건의료전문가와 국민들의 의견을 토대로 서비스 모델 관련 시사점을 도출해서 서비스모델 운영에 반영할 수 있도록 한다.

발표 및 토론 주제

1. 서비스 사이언스에 대해서 설명하고 보건의료 현장에서 적용되어지고 있는 사례에 대해 토론하시오.

2. 서비스 사이언스와 비즈니스 모델을 비교 분석하시오.

3. 4차 산업혁명시대에 서비스모델 개발과 관련하여 해야 할 역할에 대해 토론하시오.

4. 의료서비스의 모델 개발, 운영, 개선 및 고객가치 관리에 필요한 각 과정의 단계를 설명하시오.

5. 비즈니스 방법론에 대해 설명하고 비즈니스 모델 개발을 위한 프로세스를 설명하시오.

6. 지역사회보건서비스를 개발하고자 한다. 시스템 인포매틱스 기반의 지역사회보건서비스 모델을 개발하기 위한 계획서를 서비스 모델 개발 및 비즈니스 모델 개발 프로세스를 적용하여 자유롭게 기술하시오.

참고문헌

1. 김경규, 박성국, 유비쿼터스 컴퓨팅 환경에서의 비즈니스 모델 개발 방법론: 가치의 공동 창출 경험을 중심으로, 한국콘텐츠학회논문지, 제9권, 제2호, pp. 326-338, 2009.
2. 김광재, 민대기, 육진범, 박정석, 이지형, 최재경, 류경석, 고객중심의 컨버전스 서비스 컨셉 개발: 절차 체계 및 통신 컨버전스 서비스 사례 연구, IE Interface, 제19권, 제2호, pp.140-152, 2006.
3. 김광재, 홍유석, 신동민, 조남욱, 정재윤, 이연희, 박하영, 홍정완, 강완모, 신하용, 서비스 혁신 연구: 프레임워크와 연구이슈, 대한산업공학회지, Vol. 35, No. 4, pp. 226-247, 2009.
4. 김광재, 보건의료 빅데이터 분석 기반의 병원-의원 연계형 대사증후군 관리 서비스모델 개발, 보건의료기술연구개발사업 보고서, 2016.
5. 김광재, 시스템 인포매틱스 기반의 신서비스 개발 체계 구축, 연구재단, 2014-2017.
6. 김광재, 김용세, 김현수, 박광태, 박근완, 양인석, 이강윤, 이상원, 임호순, 현소영, 지식경제 시대의 서비스 사이언스, 생능 출판사, 2011.
7. 김광재, 서비스 사이언스와 품질공학: 의료서비스에의 적용가능성 탐구, 발표자료, 2013.
8. 김종호, 동태적 혁신이론 기반의 IT 융합 서비스공학 모델, 한국경영정보학회 학술대회 자료, pp.349-355, 2007.
9. 남기찬, 김용진, 남정태, 배영우, 변희선, 이남희, 서비스사이언스: 이론적 고찰과 분석 프레임워크 개발, Information Systems Research, 2008.
10. 류귀진, 산업간 융합 서비스모델 개발 프레임워크, 중앙대학교 대학원 박사 학위논문, 2010.
11. 민재형, 서비스 사이언스의 개념과 과제, KORMS webzine, 2007.
12. 배상근, 박지만, 김병국, 국가 R&D에서의 비즈니스 모델 개발에 대한 연구, 한국공간정보시스템학회논문지, 제11권 제4호, pp.9-18, 2009.
13. 부산대학교병원 해양의료연구센터, 해양원격의료서비스 차별화 전략 수립 및 비즈니스 모델 개발 보고서, 2016.
14. 삼성경제연구소 SERI 경영노트, 성공적인 비즈니스 모델의 조건, Vol. 108, pp. 2-10. 2011.
15. 서비스사이언스, 서비스사이언스 연구회, 매경출판, 2006.

참고문헌

16. 안지항, 최상훈, 장석권, 김용호, 비즈니스 모델 분석 프레임 워크의 개발과 적용, Information Systems Review, 제5권, 제1호, pp. 19-32, 2003.
17. 이성현, 박도준, 여섯가지 구성요소를 이용한 비즈니스 모델 프레임워크 개발 및 적용, e-비즈니스연구, Vol. 13, No. 2, pp. 210-211, 2012.
18. 이창호, 허준연, 김광재, 시스템 인포매틱스 기반의 서비스: 사례 기반의 개념 탐색, 대한산업공학회 추계학술대회 논문집, pp. 1674-1690, 2014.
19. 지은희, 병원 고객만족도 평가의 최적화 방안에 관한 연구, 인제대학교 대학원 박사학위 논문, 2015.
20. 포항공대 스마트헬스케어센터, 건강보험 빅데이터와 정보통신기술(ICT)을 활용한 건강보험 빅데이터 플랫폼 설계, 2014.
21. Amit, R., C. Zott, Value creation in E-business, Strategic Management Journal, Vol. 22, pp. 493-520, 2001.
22. Kang zhan, Yao Xie, Kwok-Leung Tsui, System informatics: From Methodology to Applications, 2015, IEEE.
23. Rappa, M., Business model on the Web, http://digitalenterprise.org/models/models.html, 1999.

Timmers, P., Business models for electronic markets, Journal on Electronic Markets, 1998.

제 2 부

의료기관 인증기준을 기반으로 한 의료서비스 관리

제 5 장

안전보장 활동

학습목표

1 안전보장 활동의 중요성을 이해한다.
2 정확한 환자확인의 방법을 이해한다.
3 의사소통오류를 방지하는 방법을 이해한다.
4 수술 및 시술 확인을 할 수 있는 방법을 이해한다.
5 낙상예방방법을 이해한다.
6 손 위생 수행방법을 이해한다.
7 직원안전의 구체적 방법을 이해한다.
8 화재안전의 구체적 방법을 이해한다.

1 안전보장 활동의 중요성[1)]

의료서비스의 질적 문제는 크게 과다사용, 과소사용, 의료사고로 분류한다. 현재 전 세계적으로 저소득층의 많은 환자들이 필요한 의료서비스를 제공 받지 못하고 있다. 필요한 의료서비스를 적시에 적정수준으로 제공받지 못하는 것을 과소사용이라고 한다. 앞으로 노령화가 증가하게 되면 저소득층은 높은 의료비를 부담 하지 못하게 됨에 따라 적정 수준의 의료서비스를 제공받지 못하는 계층이 증가하게 될 것이다. 이러한 문제를 해결하기 위해서는 저렴한 기술을 적용하는 적정기술 기반의 의료와 비용을 최소화 하면서도 의료서비스의 질적 수준을 향상시킬 수 있는 최적화된 의료서비스의 제공이 필요하다. 과다사용은 필요한 적정 수준 이상의 의료서비스를 과도하게 제공하는 것이다. 이는 의료비의 상승을 초래하고 심지어는 환자의 건강에 악영향을 미친다. 특히, 우리나라는 행위별 수가제를 운영함에 따라 소비자 및 공급자의 모럴 해저드로 의료서비스의 이용량이 많은 편이다. 또한 국민들의 의료이용의 자율성의 보장을 위해서 느슨한 형태의 의료전달체계를 실시함에 따라 의료이용량이 많은 편이다. 이와 같은 이유로 해서 우리나라에서는 환자들에게 필요

1) JCI인증지원센터(2008)

한 이상의 과다서비스가 제공되는 경우가 많다. 이러한 문제에 대처하기 위해서 건강보험 심사평가원에서는 건강보험 진료비에 대한 심사와 요양급여의 적정성 평가를 통하여 과다 사용을 억제하고 있다. 의료사고란 환자에게 부적절한 의료서비스를 제공하는 것으로 현대의 복잡한 의료전달체계가 주 요인으로 알려져 있다. IOM (Institute of Medicine)은 의료사고를 치료 과정이 계획대로 수행되지 않았거나, 계획 자체가 잘못 되었을 때 생기는 것으로 정의하였다. 즉, 의료사고란 환자의 질병 또는 상태 때문이 아니라 복잡한 의료 절차 때문에 발생하는 상해이다. 1999년 11월에 발표된 IOM의 "To error is human: Building a safer health system"에 의하면 미국에서 매년 44,000~98,000명이 병원에서의 의료사고로 사망할 정도로 큰 문제가 되고 있다. 98,000명을 기준으로 하면 당해 미국 전체 사망원인의 5위이며, 44,000명을 기준으로 하면 8위에 해당하는 수치이다. 우리나라에서도 최근에 갑상선 수술을 해야 하는 환자에게 위암수술을 하거나 손가락 봉합 수술의 마취사고로 환자가 식물인간이 되는 등 각종 의료사고가 빈발하고 있다. 이러한 의료사고를 줄이기 위해서는 환자안전을 위한 노력이 필요하다. 환자안전을 위한 국가차원의 노력으로는 크게 환자안전법 시행과 의료기관 인증제를 통하여 의료기관에서 환자안전을 위해 노력하도록 유도하는 것이다. 환자안전법은 2016년부터 시행되고 있다. 의료기관 인증제에서 실시하는 환자안전을 지켜주기 위한 내용이 본장에 해당된 안전보장 활동이다. 이의 주요 내용은 다음과 같다.

안전보장활동의 취지는 국민 생활수준과 의식수준 향상에 따른 의료 서비스에 대한 기대수준이 높아짐에 따라 병원을 이용하는 환자들은 양질의 의료서비스와 함께 안전한 의료 환경에서 치료받기를 원하는 것을 충족시켜 주는 것이다. 하지만 처리 과정의 복잡성, 정보의 과잉, 의료서비스 전문화, 대형화, 분업화에 따라 병원 종사자들의 원활하지 못한 의사소통, 체계성 등의 이유로 환자의 안전이 위협받고 있다. 의료 산업은 다른 산업과 달리 환자의 생명과 직결되기 때문에 안전보장활동이 매우 중요하다. 이에 따라 병원 내에서 발생 할 수 있는 위험을 감소, 제거, 예방하여 환자가 위험에 빠지지 않도록 해야 하고 의료사고의 발생도 줄여야 한다. 이러한 안전사고를 감소시키기 위해서 미국, 영국 등 의료선진국 뿐 아니라 세계적으로 환자안전 기구를 설립하고 위협요소를 파악하여 대책을 세우 등 안전보장활동을 위해 적극적으로 노력하고 있고 우리나라에서도 이러한 세계적인 흐름에 맞추어 안정보장 활동을 시행하고 있다.

2 인증기준의 주요 내용 및 실제 현황

2.1 인증기준[2)]

안전보장 활동의 범주는 크게 환자안전, 직원안전, 화재안전으로 구성되어 있다. 환자안전의 5대 요소는 정확한 환자확인, 의사소통 오류 방지, 수술/시술 전에 환자 및 부위 등에 대한 확인, 낙상예방, 감염예방을 위한 손위생 등으로 국제환자 안전목표에 부합하는 내용이 포함된다. 직원안전은 입사 시점의 육체적, 정신적 건강상태를 확인하고 의료기관의 특성상 감염이 우려될 수 있으므로 정기적 접종, 검진 등 직원의 건강유지와 직원의 근무환경 중 노출될 수 있는 감염, 안전사고에 대해 관리하는 활동 중심이다. 화재안전은 환자, 직원 및 방문객을 화재로부터 보호하기 위한 활동을 관리하는 것이다.

표 5-1 안전보장 활동의 기준의 주요사항

범 주	조사기준
『환자안전』	1.1.1 환자안전을 위해 정확하게 환자를 확인한다.
	1.1.2 의료진은 안전사고 예방을 위해 정확하게 의사소통한다.
	1.1.3 수술/시술 전 환자안전을 위해 정확하게 확인한다.
	1.1.4 환자안전을 위해 낙상 예방활동을 수행한다.
	1.1.5 의료관련 감염을 예방하기 위해 손위생을 철저히 수행한다.
『직원안전』	1.2 직원의 건강유지와 안전을 위한 관리 활동을 수행한다.
『화재안전』	1.3 화재의 위험으로부터 환자, 직원 및 방문객을 보호할 수 있는 화재 안전 관리활동을 수행한다.

2.2 기준별 주요내용 및 실제

2.2.1 환자안전

2.2.1.1 정확한 환자확인

기준의 주요 내용은 정확한 환자확인은 적어도 두 가지 이상의 지표인 환자정보(환자이름, 생년월일, 등록번호 등)를 이용하여 신원을 확인하여야 한다. “환자확인이 필요한 시점

2) 의료기관평가 인증원(www.koiha.kr)

은 의약품 투여 전, 혈액제제 투여 전, 검사 시행 전, 진료, 처치 및 시술전이다"라는 내용이다. 이러한 인증 내용의 구체적인 방법은 획일적인 기준이 있는 것이 아니라 의료기관에서 기관의 특성에 가장 적합한 방법을 택하고 이를 병원의 정책으로 정하고 이를 준 수하도록 하고 있다. 즉, 병원에서 병원에 맞는 정책을 개발하는 것이 병원의 의료서비스 질 관리의 가장 기초적인 활동이라 할 수 있다. 병원에서는 이러한 정책을 개발 한 후에 이를 잘 준수하는 것이 중요하다. 또한 정책은 자의적으로 만들어서는 안되고 인증 기준을 기반으로 하여야 하고 그 구체적인 세부사항은 전문적인 기관 등에서 제시한 객관적이고 과학적인 기준을 기반으로 하여야 한다. 이러한 사항은 모든 의료서비스 질 관리 활동에 공통으로 적용되는 사항이다.

병원에서는 정확한 환자확인을 위해서 직원들에 대해서 적극적으로 교육을 하고 실제 시행하는 지에 대해서 평가 및 관리를 시행하여야 한다. 현재 병원에서 이러한 기준을 준수하는데 있어서 정보기술을 적극 활용하지 않고 사람들의 중복 확인 등에 의존함에 따라 오류의 가능성이 여전히 있다. 4차 산업혁명시대에서는 이러한 업무를 보다 정확하게 할 수 있는 기술이 나옴에 따라 이를 보다 효율적으로 활용하여야 할 것이다.

환자 신원 확인 정책

<u>목적 (Purpose):</u>

환자 본인이 아닌 다른 환자에게 진단, 투약, 마취, 수술 및 처치 등을 시행하여 환자에게 위해를 가하는 것을 막기 위하여 환자를 이중 확인함으로써 환자의 안전을 보장한다. 또한, 환자의 신원을 확인할 수 있는 시스템을 제공함으로써 치료 전에 원활한 등록 서비스가 이루어지도록 한다.

<u>범위 (Scope):</u>

모든 환자에 적용된다. 단, 환자 상태가 응급하거나 즉각적으로 안정이 필요한 경우에는 환자의 신원 확인 전에 환자 치료를 우선으로 한다.

<u>정의 (Definition):</u>

이중확인: 환자의 신원을 확인하는데 있어 이름, 생년월일, 사진을 이용하여 확인하는 방법이다.

<u>정책 및 절차 (Policy & Procedure):</u>

· 신원 확인 절차는 예약과 환자 등록, 진료 시작 전, 검사 전 실시하며, 환자의 신원 확인은 환자의 성명과 생년월일을 이용하여 확인한다.
· 의료팀원들은 제시된 건강보험 카드, 주민등록증, 구두 확인을 통해 신원을 확인하며, 신원 확인 방법은 직원 신규 교육 및 재교육을 통해 동일한 방법으로 확인하도록 교육한다.
· 신원 확인이 어려운 경우, 신원 확인이 안 되는 경우에는 정확한 신원 확인이 되기 전까지 치료를 진행하지 않는다.
· 환자의 상태가 위급한 경우, 신원 확인 전에 환자 치료를 우선으로 실시한다.

그림 5-1 환자 신원 확인 정책의 사례

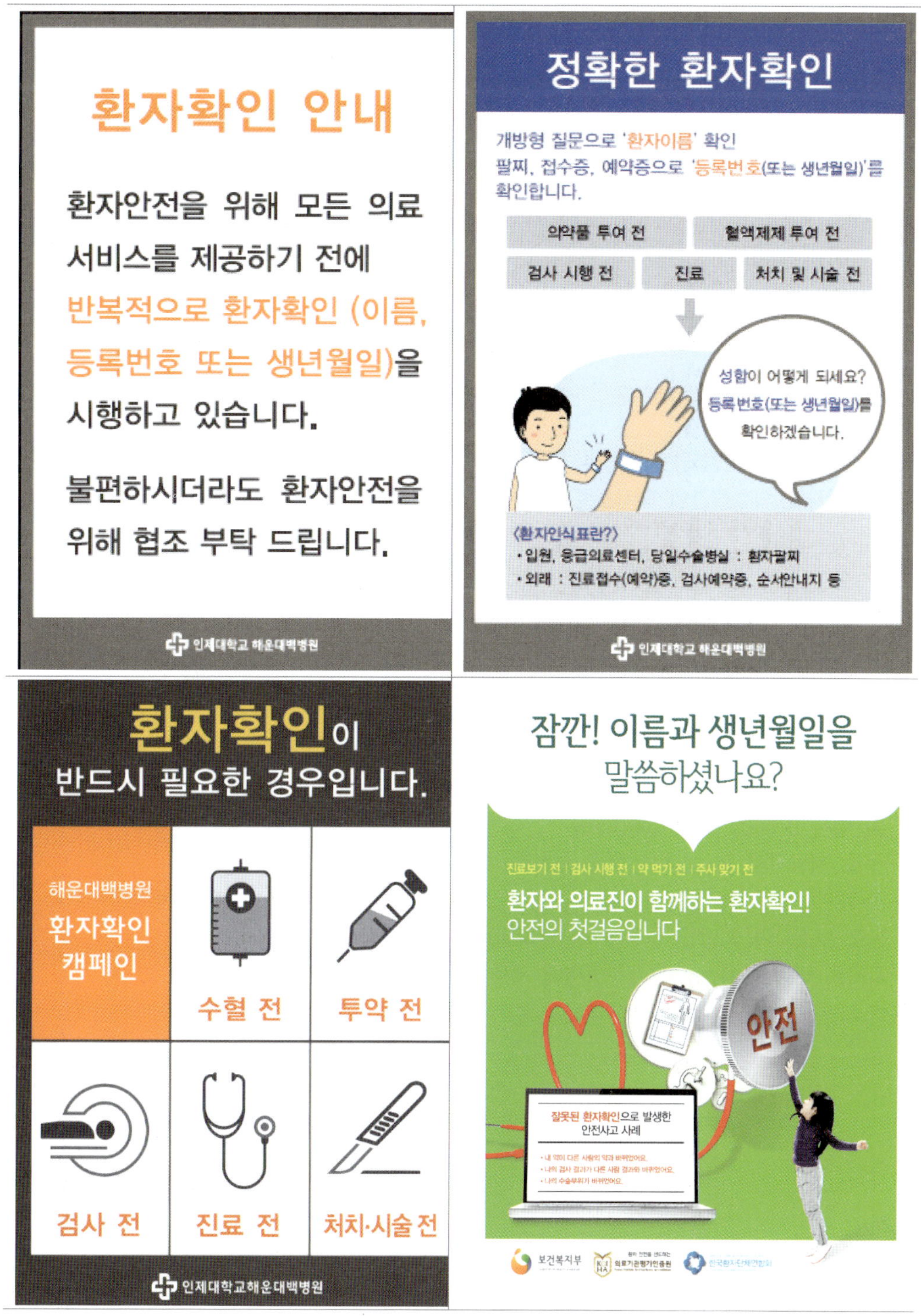

그림 5-2 병원의 정확한 환자확인에 대한 교육자료의 사례

2.2.1.2 의사소통 오류 방지

기준의 주요 내용은 정확한 의사소통은 안전한 진료를 위해 매우 중요하다. "오류 발생이 많은 구두처방, 필요시 처방, 혼동하기 쉬운 부정확한 처방 등은 별도의 절차를 두어 안전하게 관리 한다"라는 내용이다. 의사소통 오류를 방지하기 위해서 병원에서는 다양한 노력을 하고 있다. 특히, 구두처방에 의한 오류를 방지하기 위해서 교육을 실시하고 이행 여부를 평가하고 있다.

의사소통 정책

목적 (Purpose):

의료진간 구두로 전달되는 정보의 오류로 인한 환자 안전의 위해 요소를 감소시키기 위함이다. 또한 환자와 의료진간의 의사소통 증진을 통해 진료의 효율성을 높인다.

적용범위 (Scope):

의료진의 정확한 의사소통을 원활하게 하기 위하여 구두 또는 전화처방시 적용된다.

※ 구두 또는 전화처방은 수술/시술 및 응급상황 등과 같이 처방이 불가능한 제한된 상황에서만 수행할 것을 권고함.

정의 (Definition):

구두 처방: 담당의사가 직접 입력하는 것이 아닌 구두 또는 유선, 무선으로 지시하는 것을 말한다.

정책 및 절차 (Policy & Procedure):

· 구두로 처방지시 할 시에는 다음 절차를 따른다.
  - 의사가 구두로 지시를 내리면
  - 진료 보조자가 처방을 입력한 후 입력내용을 복창한다.
  - 지시를 내린 의사는 24시간 이내에 구두처방에 대해서 전자사인을 한다.

· 구두처방 지침을 지키는 지에 대해서 주기적으로 모니터링 한다.

그림 5-3 의사소통 정책의 사례

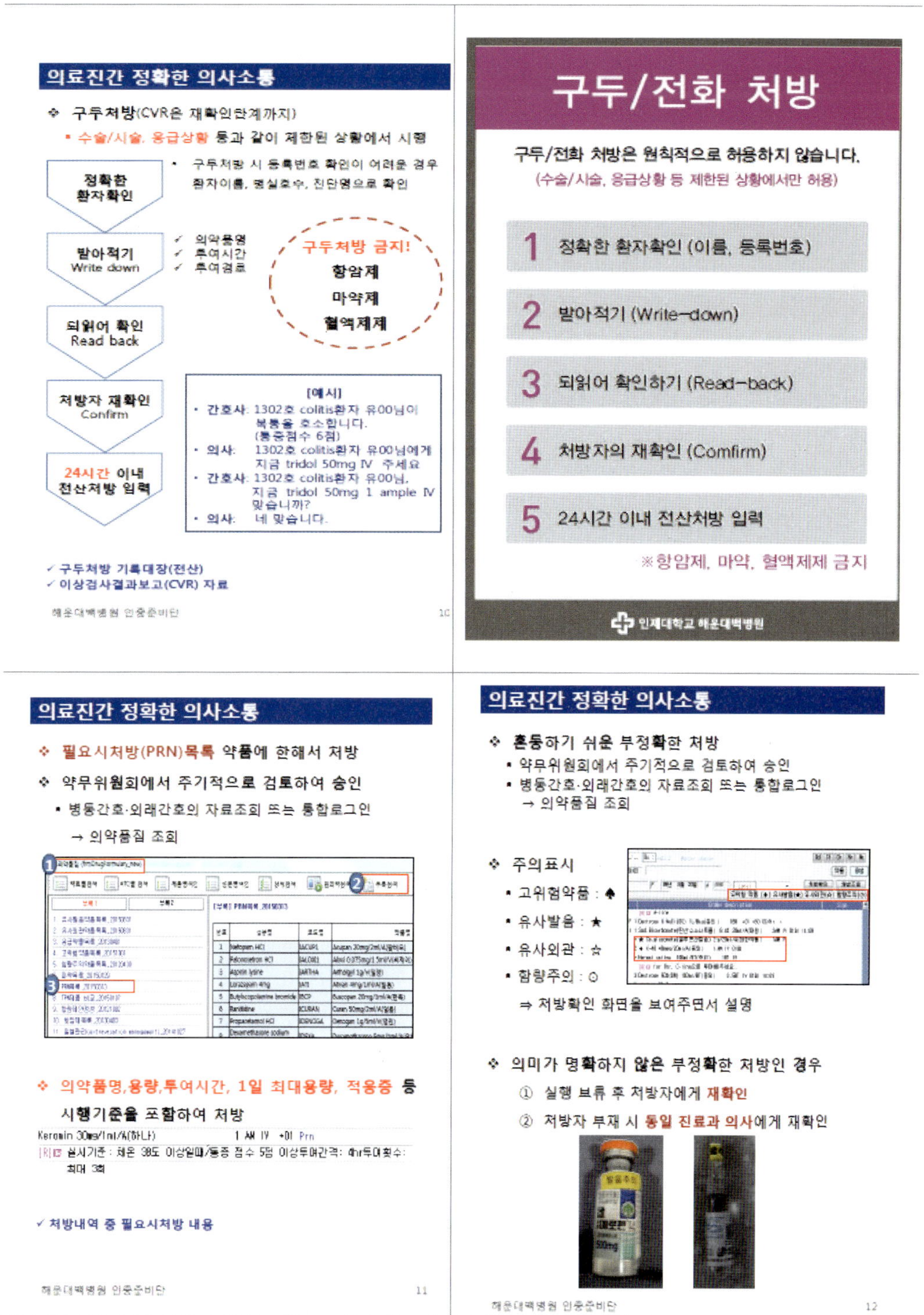

그림 5-4 병원의 의사소통에 관한 교육자료

2.2.1.3 수술 및 시술 전 환자안전

기준의 주요 내용은 수술/시술부위 표시, 정확한 수술/시술부위 확인, 정확한 환자확인을 통하여 수술/시술 전 발생할 할 수 있는 오류를 최소화하여 환자안전을 보장하라는 내용이다. 수술 및 시술 전 환자안전을 위해서 병원에서는 교육을 실시하고 이의 이행여부를 점검한다. 특히, 수술시의 환자안전과 수술부위의 철저한 확인을 위해 노력하고 있다.

수술 및 주요 시술 중 정확한 부위 확인을 위한 정책

목적 (Purpose):

환자에게 잘못된 시술을 예방하기 위해 수술 및 시술 전에 환자신원, 수술 및 시술부위, 수술 및 시술명 등을 확인하여 환자의 안전을 보장하고자 한다.

범위 (Scope):

병원의 주요 수술 및 시술에 적용한다.

정책및절차 (Policy & Procedure):

- 수술 및 시술팀은 다음 사항을 확인한다.
  - 환자의 이름
  - 환자의 생년월일
  - 수술명
  - 수술 부위
- 수술 및 시술 전 환자 확인을 위한 절차는 다음과 같다.
  - 진료보조자가 체크리스트를 이용하여 환자신원확인, 수술 및 시술부위, 수술 및 시술명을 의무기록을 이용하여 환자에게 구두로 확인한다.
  - 의무기록을 통하여 복용약물, 동의서에 대해서 진료보조자가 확인 후 의사에게 보고가 필요한 사항이 있는 경우에는 시술 전에 의사에게 보고한다.
  - 진료보조자가 시술기구와 시술장비가 준비 되었는지를 점검한다.
- 주요 수술 및 시술을 시작하기 직전에 타임아웃을 다음과 같은 절차에 따라 시행한다.
  - 진료보조자가 환자의 신원을 환자에게 직접 물어보아 확인한다.
  - 수술 및 시술 의사가 수술 및 시술명, 수술 및 시술부위를 확인하며 이 과정에서 환자가 참여한다.
  - 진료보조자는 환자의 의무기록지와 비교하며 타임아웃 체크리스트를 작성한다.
  - 수술 및 시술 후 수술 및 시술의사가 최종 서명을 한다.
- 의사소통이 어려운 경우에는 환자의 가족, 보호자, 통역자 등을 통해 확인을 한다.
- 시술 및 부위 확인에 대해서 주기적으로 모니터링 한다.

그림 5-5 수술 및 주요시술의 확인 정책의 사례

수술 전 환자확인

〈정확한 환자, 부위, 예정 수술명을 위한 확인 절차〉

1	자기 소개	[의사] 안녕하십니까? 의사 OOO입니다. 정확한 수술을 위해 몇 가지 확인하겠습니다.
2	환자 확인	[의사] 성함이 어떻게 되십니까? 생년월일이 어떻게 되십니까? [간호사] OOO님 팔찌 확인 좀 하겠습니다. (팔찌와 의무기록의 환자명과 등록번호 확인)
3	수술명 확인	무슨 수술하는지 아십니까?
4	수술 부위 표지 확인	어느 부위 수술하는지 아십니까?
5	서 명	위의 확인한 사항에 대해 서명해 주시겠습니까? (수술환자 확인 기록지에 서명)

수술 직전 환자확인

〈정확한 환자, 부위, 예정 수술명을 위한 확인(Time Out) 절차〉

1	시작 선언	[진료과 의사] Time Out 하겠습니다.
2	환자, 부위, 수술 확인	(수술환자 확인 기록지 확인) [진료과 의사] (등록번호) OOOOOO, OOO님, (O측 OO)부위, OO수술 시행하겠습니다. 맞습니까? [마취과 의사(회복실 간호사), 수술실 간호사] 네! 맞습니다.
3	수술 시작	[진료과 의사] 수술 시작하겠습니다.
4	서 명	수술환자 확인 기록지에 서명

시술 전 환자확인

〈정확한 시술을 위한 확인절차〉

1	자기 소개	[시술장 의사] 안녕하십니까? OOOO과 의사 OOO입니다. 정확한 시술을 위해 몇 가지 확인하겠습니다.
2	환자 확인	[시술장 의사] 성함이 어떻게 되십니까? 생년월일이 어떻게 되십니까? [시술장 간호사] OOO님 팔찌 확인 좀 하겠습니다. (팔찌, 의무기록의 환자명, 등록번호 확인)
3	시술 확인	무슨 시술하는지 아십니까? (필요 시 부위표시 함께 확인)
4	서 명	시술 동의서 마지막 확인란 의사, 간호사 서명

시술 직전 환자확인

〈정확한 시술을 위한 확인(Time out) 절차〉

1	시작 선언	[시술의] Time Out 하겠습니다.
2	환자, 부위, 시술 확인	(시술동의서 기록지 확인) [시술 의사] (등록번호) OOOOOO, OOO님, 부위, OO 시술 시행하겠습니다. 맞습니까? [시술에 참여하는 팀원 (시술실 간호사, 의료기사 등)] 네! 맞습니다.
3	시술 시작	[시술의] 시술 시작하겠습니다.

그림 5-6 병원의 수술/시술 전 환자확인의 교육자료의 사례

2.2.1.4 낙상예방활동

기준의 주요 내용은 환자의 상해를 줄이기 위해서 낙상위험도에 따른 초기 환자평가를 하고 고위험환자에 대한 낙상 예방활동을 중점적으로 수행한다. "낙상 예방활동 성과를 지속적 관리하여 경영진에게 보고하고 관련 직원들과의 공유를 통하여 낙상 예방활동을 좀 더 효과적으로 할 수 있다"라는 내용이다. 병원에서는 낙상 고위험군을 중심으로 낙상예방활동을 중점적으로 시행하고 있는데 환자에 대한 교육 및 시설개선 등에 중점적으로 노력을 하고 있다.

낙상 예방을 위한 정책

목적 (Purpose):

환자의 낙상 위험을 최소화하기 위한 계획을 세우고 이를 실천함으로써 낙상 위험을 감소시킨다.

범위 (Scope):

병원의 모든 환자, 보호자 및 직원을 대상으로 한다.

정의 (Definition):

낙상: 갑작스럽게 또는 비의도적으로 몸이 땅에 떨어지거나 본래의 위치보다 낮아진 것으로 의도된 행동에 의한 것은 제외된다.

정책및 절차 (Policy & Procedure):

- 환자의 낙상 위험도 초기 평가는 환자 등록 시, 환자 문진 시 실시한다.
- 낙상의 고위험군은 낙상평가 도구(Morse fall scale, Humpty Dumpty fall scale 등)에 따라 분류 한다.
- 환자의 낙상 위험도에 대한 재평가는 매일 실시한다.
- 환자가 낙상 고위험군이면, 낙상 평가자가 직접 담당의에게 인계하여 고위험군임을 알린다.
- 저·중 위험군이라도 스탭 및 의사는 환자에게 특별히 주의를 한다.
- 낙상 환자가 발생 시에는 환자를 진료가 가능한 의사에게 알리고, 의무기록지에 기록한다. 특히, 낙상으로 인한 사고가 사망, 두상, 골절 등과 같이 심한 경우는 즉시 병원장에게 보고한다.
- 낙상 사고에 대해서 적절한 조치를 취한 후 낙상 사고 보고서를 낙상사고 발생 후 병원에서 정한 기일 이내에 작성하여 운영위원회에 제출한다.
- 질 관리 위원회에서는 제출된 보고서를 분석하여 낙상 예방 방안을 마련하여 시행한다.
- 낙상평가에 대해서 주기적으로 모니터링 한다.

그림 5-7 낙상활동에 대한 정책의 사례

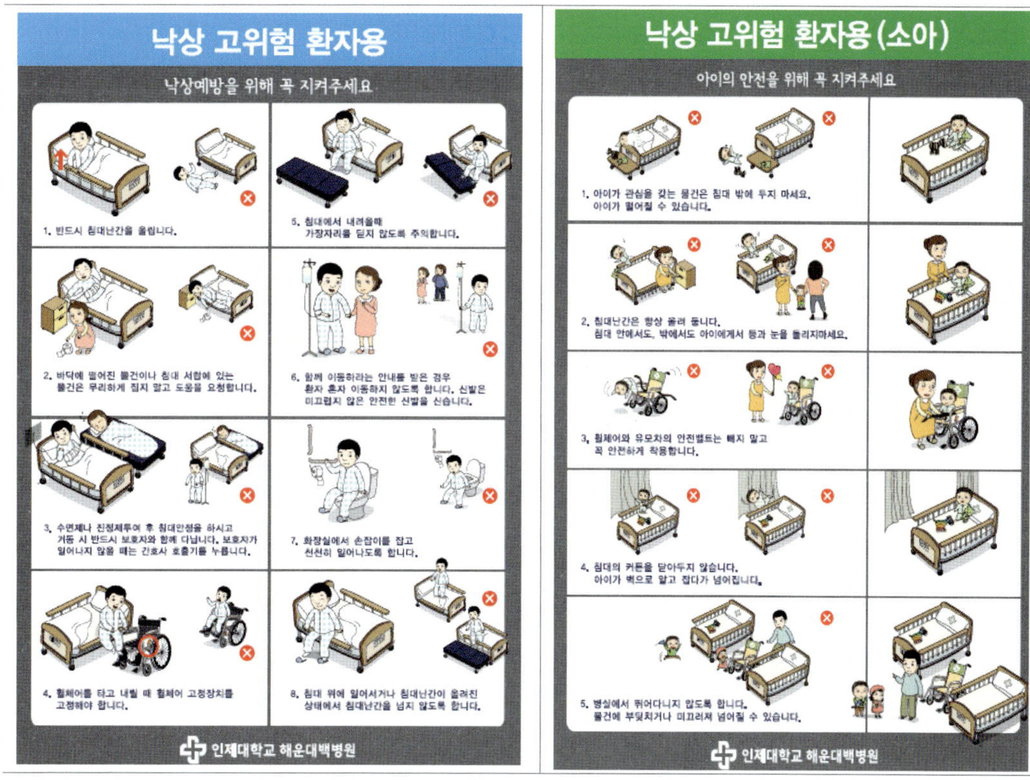

낙상 고위험 환자용
낙상예방을 위해 꼭 지켜주세요
1. 반드시 침대난간을 올립니다.
2. 바닥에 떨어진 물건이나 침대 서랍에 있는 물건은 무리하게 집지 말고 도움을 요청합니다.
3. 수면제나 진정제투여 후 침대안정을 하시고 거동 시 반드시 보호자와 함께 다닙니다. 보호자가 일어나지 않을 때는 간호사 호출기를 누릅니다.
4. 휠체어를 타고 내릴 때 휠체어 고정장치를 고정해야 합니다.
5. 침대에서 내려올때 가장자리를 딛지 않도록 주의합니다.
6. 함께 이동하라는 안내를 받은 경우 환자 혼자 이동하지 않도록 합니다. 신발은 미끄럽지 않은 안전한 신발을 신습니다.
7. 화장실에서 손잡이를 잡고 천천히 일어나도록 합니다.
8. 침대 위에 일어서거나 침대난간이 올려진 상태에서 침대난간을 넘지 않도록 합니다.
인제대학교 해운대백병원
낙상 고위험 환자용(소아)
아이의 안전을 위해 꼭 지켜주세요
1. 아이가 관심을 갖는 물건은 침대 밖에 두지 마세요. 아이가 떨어질 수 있습니다.
2. 침대난간은 항상 올려 둡니다. 침대 안에서도, 밖에서도 아이에게서 등과 눈을 돌리지마세요.
3. 휠체어와 유모차의 안전벨트는 빼지 말고 꼭 안전하게 착용합니다.
4. 침대의 커튼을 닫아두지 않습니다. 아이가 벽으로 알고 잡다가 넘어집니다.
5. 병실에서 뛰어다니지 않도록 합니다. 물건에 부딪치거나 미끄러져 넘어질 수 있습니다.
인제대학교 해운대백병원

그림 5-8 병원의 낙상예방을 위한 교육자료의 사례

2.2.1.5 손위생 수행

기준의 주요 내용은 의료기관의 의료감염의 주된 전파 원인이 손이므로 손을 통한 의료관련 감염을 예방하기 위하여 손위생 수행을 직원들이 준수하게 하고 성과를 지속적으로 관리하여 감염 발생을 최소화 한다 라는 내용이다. 병원에서는 이를 위해서 다양한 노력을 하는데 특히 손씻기에 대한 교육 및 이행여부의 점검에 많은 노력을 하고 있다.

손 위생을 위한 정책

목적 (Purpose):

의료진과 직원의 위생 관리를 위하여 손 위생 방법을 제시하고, 이를 훈련함으로써 감염 위험성을 줄인다. 이 때, 손 위생을 위한 표준화 방법을 제시함으로써 의료 감염 발생을 최소화하도록 한다.

범위 (Scope):

병원의 전 직원을 대상으로 한다.

용어정의 (Definition):

· 손 위생: 손 세척 (hand wash), 손 오염제거 (hand antisepsis), 손 소독 (hand disinfection), 세척 (antiseptic handwash), 손 소독마찰 (antiseptic handscrub)에 모두 사용되는 용어

· 손세척: 일반적으로 일반비누(소독제가 함유되어 있지 않은)와 물로 세척하는 것

정책 (Policy):

· 미생물에 의한 감염 발생을 줄이기 위한 손 씻기는 다음의 시점에 시행하도록 한다.
 - 시술 전, 후
 - 청결/무균 처치 전
 - 체액/분비물에 노출될 위험이 있는 행위를 하고 난 후
 - glove를 끼기 전 후
 - 식사 전 후
 - 화장실 사용 후

· 청결/무균 처치에 해당하는 행위는 점막 치료, 구강 치료, 구강 내 손상된 부위인 상처 드레싱, 임플란트 시술 등이 포함된다.

· 비누는 항미생물 제재가 함유된 제품을 사용한다.

· 감염 예방을 위한 손 씻기 활동을 촉진하기 위해 손 위생 포스터를 세면대와 화장실 등에 부착한다.

· 손위생에 대해서 주기적으로 모니터링 한다.

그림 5-9 수술 및 주요시술의 확인에 관한 정책의 사례

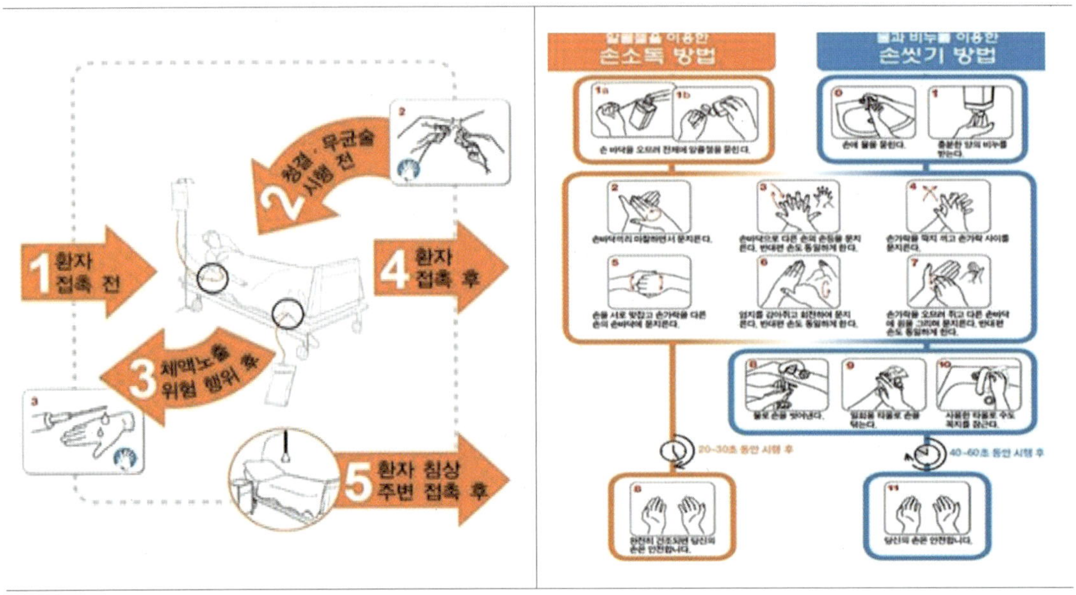

그림 5-10 병원의 손위생에 관한 교육자료의 사례

2.2.2 직원안전

기준의 주요 내용은 직원의 건강유지와 업무와 관련된 직원의 안전사고를 최소화한다. 이를 위해 "의료기관은 직원 건강관리, 직원 안전사고 조사, 상담 및 추후관리를 통한 직원 건강유지 및 감염성 질환 전파 감소를 위한 활동을 수행한다."라는 내용이다. 병원에서는 환자안전 못지 않게 직원의 안전을 위해 다양한 노력을 하고 있다.

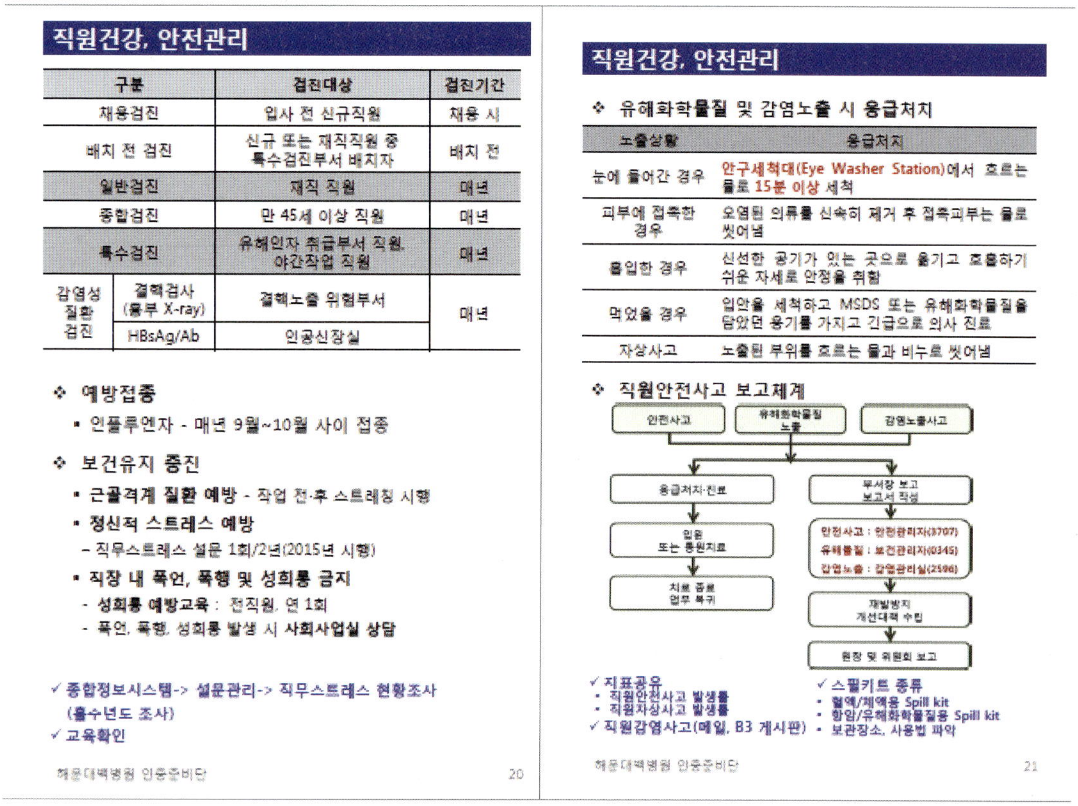

그림 5-11 병원의 직원안전 교육자료에 관한 사례

2.2.3 화재안전

기준의 주요 내용은 "환자와 직원을 화재로부터 보호하며 인화성 위험물질 등을 관리하여 화재 예방, 조기탐지와 진압, 안전한 대피로를 확보하고, 안전한 의료서비스 환경을 제공한다"라는 내용이다. 또한, 직원의 금연에 관한 내용을 포함하고 있다. 화재안전을 위해서 화재예방을 위한 소화기, 스프링클러, 소화전, 인화성가스 관리와 화재발생시 환자 대피우선순위 선정, 피난대피 계획과 직원에 대한 교육 등 병원에서는 다양한 노력을 하고 있다.

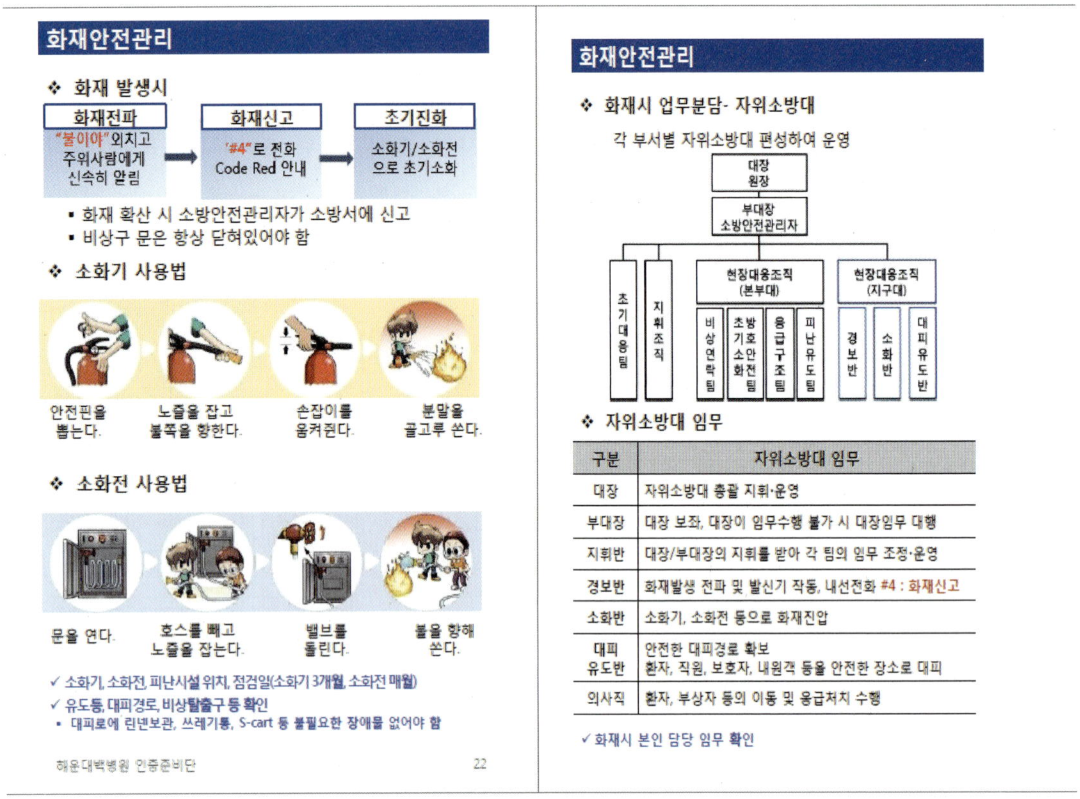

그림 5-12 병원의 화재안전을 위한 교육자료의 사례

금연관리

※ 병원시설 전체가 금연구역! 흡연구역 없음

- 병원 내 금연구역 표시판 부착
- 입원환자에게 금연교육 시행
- 전 직원 대상 연 1회 금연교육 실시
- 원내에서 담배판매 금지

※ 흡연자에 대한 조치

- 직원이 금연구역 내에서 흡연할 경우 발견한 직원은 총부무로 신고, 총무부는 해당부서장에게 연락
- 거래처, 위탁업체 직원이 금연정책을 어길 경우 업체에 통보하여 주의 촉구

✓ 입사 시 금연서약서 작성
✓ 가정의학과 금연교실 운영

그림 5-13 병원의 금연에 관한 교육자료의 사례

3 4차 산업혁명시대의 안전보장 활동

4차 산업혁명에 관련된 기술을 이용하면 안전보장이 크게 향상 될 수 있을 것 이다. 이의 내용을 살펴보면 다음과 같은 것이 있다.

3.1 생체인식 기술을 이용한 정확한 환자확인

바코드, RFID, 생체인식 기술의 보급이 확대되면 정확한 환자확인이 보다 용이하게 이루어질 것이다. 현재 지문, 홍채, 안면 등 생체인식 기술이 점점 발전하고 있다. 국내에서는 전북대학교병원에서 스마트 기기를 활용한 최첨단 '환자안전관리시스템'을 구축해 운영하고 있다.[3] 전북대 병원에서는 바코드 또는 전자태그(RFID) 인식이 가능한 PDA를 이용해 환자의 처방정보와 투여할 약물·혈액 정보를 관리하고 있다. 적용되는 업무범위는 입원환자관리, 병동약제관리, 병동 검체 및 혈액관리(수혈, 채혈, 혈액팩) 등이다. 입원한 환자에 대해서는 RFID 태그를 환자팔찌에 부착하게 한다. 의료진이 투약시에는 환자 손목에 부착된 RFID 태그와 약물 바코드를 이용하여 동일한 환자인지를 확인 한 후에 투약을 한다.

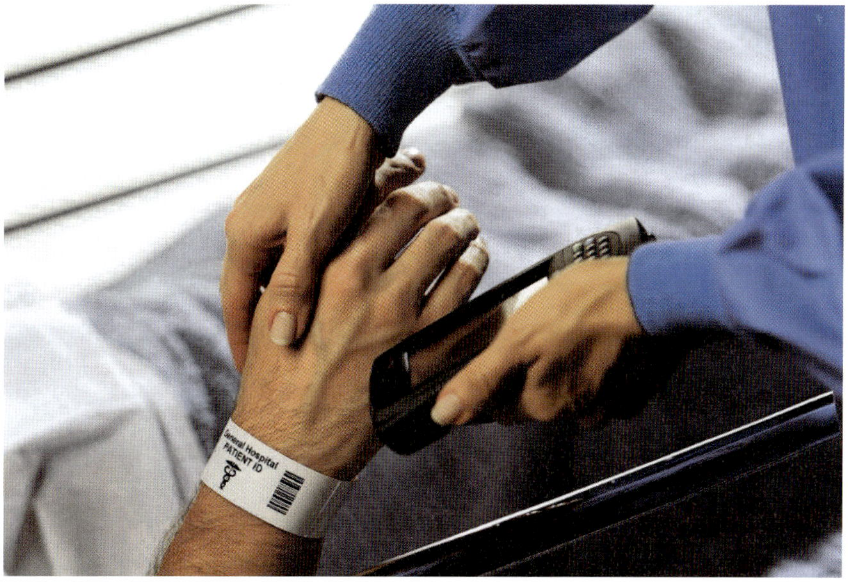

그림 5-14 RFID를 정확한 환자확인 사례[4]

3) 전북대병원의 환자안전관리시스템
4) Wristband PVC Disposable - RFID card, Proximity Card of Huayuan RFID, The RFID manufacturer

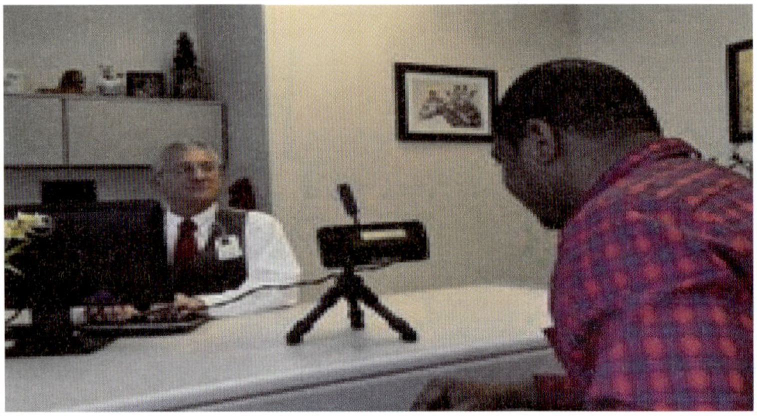

그림 5-15 얼굴인식을 통한 정확한 환자확인 사례5)

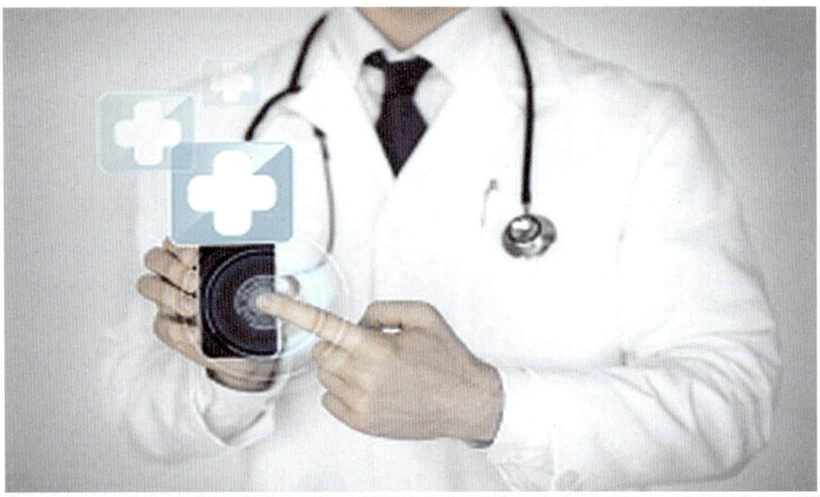

그림 5-16 지문인식을 신원확인 사례6)

3.2 음성인식 기술을 이용한 의사소통 오류 방지

의사소통 오류 방지의 중요한 요소인 구두처방에 관한 사항이다. 현재 컴퓨터의 음성인식 기능이 크게 향상됨에 따라 향후에는 구두처방이 이루어진 내용을 병원 정보시스템이 자동으로 처방하여 전환해 주게 될 것이다. 국내에서도 딥러닝 전문업체인 '디오텍'이 세브란스병원 의료진과 의료녹취 솔루션 개발을 위한 임상연구 계약을 체결하고 의료녹취

5) Rightpatient사의 얼굴인식시스템
6) 메디컬업저버 모바일사이트의 사례

서비스 도입을 위한 본격적인 협력을 시작함에 따라 우리나라에서도 근시일내에 음성인식이 가능한 전자의무기록이 도입됨에 따라 구두처방 시의 오류 등이 감소되고 방사선 판독 업무 등이 효율적으로 이루어질 전망이다.[7]

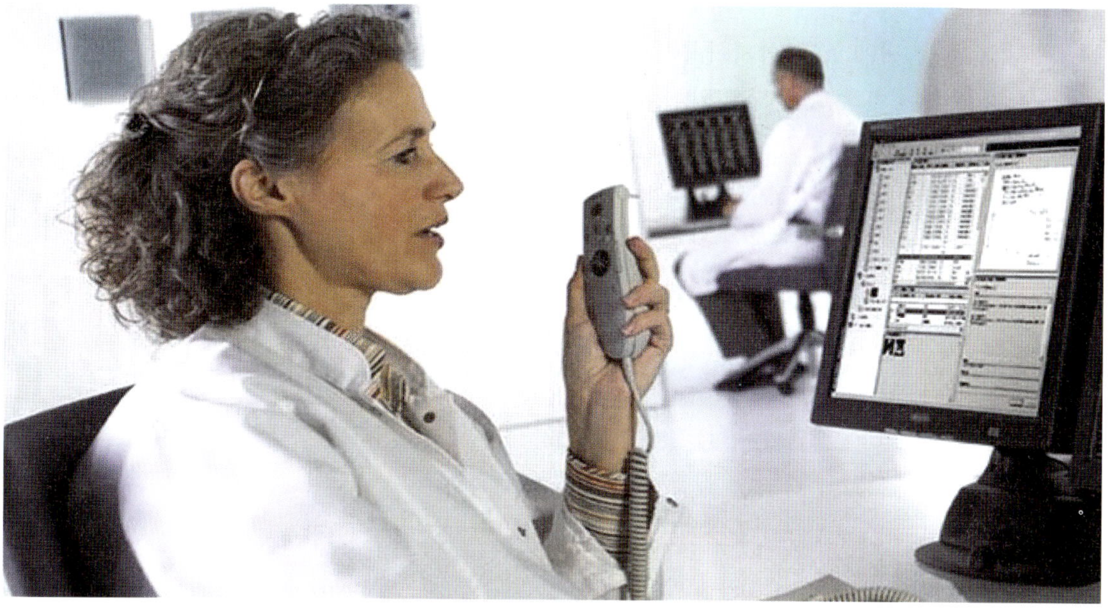

그림 5-17 음성인식 EMR을 이용한 의사소통 오류 방지[8]

3.3 IoT 기술을 이용한 낙상예방

낙상을 예방하기 위해서는 낙상 고위험군을 찾아내서 이들이 낙상의 위험도가 특히 높을 때를 찾아내 조기에 관리하는 것이 필요하다. 현재 이를 위한 연구가 다양하게 이루어지고 있다. 국내에서는 분당서울대병원에서 사물인터넷 및 빅데이터 기술을 활용해 낙상 고위험군 환자의 데이터를 분석하고 예방 솔루션을 개발, 본 사업으로 확대 하는 것을 목표로 연구를 수행하고 있다[9]. 연구의 주요 내용은 IoT 센서장치를 이용한 낙상 고위험군 환자의 낙상데이터 수집 및 지원. 낙상 원인 및 유형에 대한 의학적 분석 등에 대해서 연구를 진행하고 있다.

이스라엘의 얼리언사에 따르면 "환자 침대에 센서를 설치한 이후 욕창 발생이 64% 줄고, 낙상 발생은 43%, 심정지는 86% 줄였다"며 "중환자실 입원을 45% 줄이고 전체 입원

7) 세브란스병원의 의료녹취 솔루션 개발 사례
8) Fusion SpeechEMR™ 의 음성인식 시스템
9) 분당서울대 병원의 낙상예방에 관한 연구 사례

기간은 9% 줄이면서 의료비를 절감하는 효과까지 있었다고 한다.[10] 이와 같은 IoT기술을 활용하는 침대를 사용하면 낙상뿐만 아니라 여러 가지 효과가 있는 것으로 나타났다.

3.4 지능형 병원의 화재안전

화재가 발생 시에 IoT 장치 등을 이용하여 조기에 발견하고 자동으로 스프링 쿨러가 작동하는 지능형병원 건축이 이루어 질 것임에 따라 환자 및 직원들은 보다 화재로부터 안전한 병원에서 생활하고 근무하게 될 것이다.

10) 이스라엘의 낙상예방 사례

발표 및 토론 주제

1. 외국 및 한국의 의료사고의 현황, 발생원인 및 개선을 위한 노력을 설명하고 이것이 개선이 되지 못하는 이유와 이의 개선방안을 논의하시오.

2. 의료기관 인증 제도의 안전보장 활동의 기준이 타당성에 대해서 설명하고 향후의 개선방안을 논의하시오.

3. 4차 산업혁명에 관련된 신기술을 이용하여 정확한 환자확인을 개선할 수 있는 방안을 논의하시오.

4. 4차 산업혁명에 관련된 신기술을 이용하여 의사소통 오류 방지를 개선할 수 있는 방안을 논의하시오.

5. 4차 산업혁명에 관련된 신기술을 이용하여 수술 및 시술 전 환자안전 방안을 논의하시오.

참고문헌

1. JCI인증지원센터, JCI와 의료의 질 향상, 고려의학, 2008
2. http://www.koiha.kr/member/kr/contents/sub02/sub02_01_02.do
3. https://www.google.co.kr/search?q=RFID+%26+patient+identification&source=lnms&tbm=isch&sa=X&ved=0ahUKEwjH6dnVnozSAhXMybwKHStxAkQQ_AUICCgB&biw=1920&bih=974#imgrc=yW5CuOfn-vCXwM:
4. http://www.rapportian.com/news/articleView.html?idxno=27555
5. http://www.rightpatient.com/
6. http://www.monews.co.kr/news/articleView.html?idxno=86338
7. http://www.medicaltimes.com/News/1097408
8. http://www.voiceproducts.com/
9. http://www.docdocdoc.co.kr/news/articleView.html?idxno=212853
10. http://biz.chosun.com/site/data/html_dir/2015/09/12/2015091201550.html

제 6 장

지속적 질 향상

학습목표

1 4차 산업혁명에 관련된 요소 기술을 파악한다.
2 4차 산업혁명에 관련된 기술을 기반으로 한 새로운 형태의 의료서비스 패러다임을 파악한다.
3 4차 산업혁명시대에 부응하는 병원관리의 패러다임을 파악한다.
4 4차 산업혁명시대의 보건의료 분야의 패러다임의 변화를 예측한다.
5 4차 산업혁명시대에 보건의료 종사자들의 미래 대처 방안을 숙고한다.

1 지속적 질 향상의 중요성

의료기관인증제의 목적은 인증 자체가 목적이 아니라 의료기관이 의료서비스의 질적 수준의 향상을 위해서 스스로 노력하게 하는 것이다. 즉, 의료서비스의 질 향상이 궁극적인 목적이다. 의료서비스의 질 향상이란 계획적이고 체계적이며 지속적으로 의료서비스의 질을 향상시키기 위해 노력하는 것을 말한다. 여기서 지속적으로 의료서비스의 질을 향상시킨다는 것은 의료서비스의 질을 향상시키기 위하여 의료기관의 직원 모두가 의료의 질 향상을 이해하고 서로를 존경하고 인정하면서 지속적으로 노력함을 의미한다. 즉, 의료서비스 질 향상의 가장 기본을 갖춘다는 것을 의미한다.

현재 우리나라는 전국민건강보험 시행으로 의료이용의 접근성의 향상에 비해 의료서비스 의 질적 수준은 높지 않은 편이다. 이에 의료서비스 수준에 대한 국민들의 신뢰를 확보하고 더 나아가 해외 환자를 유치하기 위해 국내 의료서비스의 질적 수준 향상이 시급한 과제로 부각되고 있다. 의료서비스의 지속적 질 향상의 범위는 매우 광범위 하다. 본 장의 내용은 아주 일부이고 실제 의료기관에서 이를 구현하기 위해서는 보다 폭 넓은 노력을 필요로 한다.

인증에서 요구하는 지속적 질 향상의 핵심요소는 결과 보다는 과정을 중시하고 미시적인 접근보다는 시스템적인 접근을 하라는 것이다. 그리고 질 향상 활동은 전략적인 접근법에 따라 우선순위를 정해서 질 향상 활동을 하고, 질 향상 활동에 대해서는 평가를 하고, 평가는 지표에 근거해서 하라는 것이다. 의료서비스 질 향상의 핵심은 환자에게 제공하는 의료서비스인데 이러한 의료서비스의 내용은 환자에게 적정자원으로 적정수준의 의료의 질을 보장하는 진료지침에 근거하는 것을 권장하고 있다. 이와 같은 내용을 구체적으로 정리해 놓은 것이 본장의 해당되는 기준이다.

2 인증기준의 주요 내용 및 실제 현황

2.1 인증기준

지속적 질 향상의 범주는 크게 질 향상운영체계. 질 향상활동, 환자안전보고체계 운영, 지표관리체계, 진료지침관리체계로 구성되어 있다. 질 향상운영체계는 의료기관 차원에서 질 향상과 환자안전 활동을 기획하는 것을 의미한다. 질 향상활동은 의료기관의 질 향상 및 환자안전 활동 계획에 따라서 개선활동을 수행하는 것을 의미한다. 환자안전보고체계 운영은 환자안전과 관련된 사건을 관리하기 위한 것을 의미한다. 지표관리체계는 의료기관이 요구하는 지표를 관리하는 것을 의미한다. 진료지침관리체계는 진료지침 개발과 적용을 위한 것이다.

표 6-1 지속적 질 향상의 기준

범 주	조사기준
『질 향상운영체계』	2.1 의료기관 차원의 질 향상과 환자안전을 위한 운영체계가 있다.
『질 향상활동』	2.2 의료기관의 질 향상 및 환자안전 활동 계획에 따라 개선활동을 수행한다.
『환자안전보고체계 운영』	2.3 환자안전 보고체계 운영을 위한 계획을 수립하고 관리한다.
『지표관리체계』	2.4 의료기관 차원의 지표관리를 위한 계획을 수립하고, 이를 수행한다.
『진료지침 관리체계』	2.5 진료지침 개발과 적용을 위한 계획을 수립하고, 이를 수행한다.

2.2 기준 별 주요내용 및 실제

2.2.1 질 향상 운영체계

기준의 주요 내용은 의료기관 전체 차원에서 질 향상 및 환자안전 유도를 목적으로 조직을 구성하여 활동 계획을 수립하고, 활동 내용으로는 질 향상 활동, 환자안전 보고체계. 지표관리체계, 진료지침 관리체계 등이다. 병원에서는 이를 위해서 다양한 활동을 하고 있다.

의료 질 관리 정책

목적 (Purpose):

병원의 의료 질 향상을 위하여 양질의 의료제공, 고객만족도 향상, 원내 위해 요소 파악, 원내 감염률 감소, 의무기록의 질 향상, 재정 운영의 합리화, 자원의 적절한 배치 등을 증진하기 위함이다.

범위 (Scope):

모든 의료서비스와 환자, 직원, 방문자 모두에 적용한다.

정책 (Policy):

· 의료의 질 향상을 위한 위원회를 구성한다.
  - 의료의 질 관리 조직의 운영관리 업무를 통합 조정하는 질 관리 담당자를 두어 병원장의 직접적인 관할 하에 검토, 평가, 문제점을 개선함으로써 의료 질 관리의 질적 향상을 도모하고 제반 사항을 심의하는 운영위원회를 구성, 운영한다.
  - 질 관리 위원장은 의료의 질 향상과 환자의 안전을 위한 프로그램을 계획하고 이를 감독한다. 또한, 임상 진료, 경영 과정, 성과 등을 감독하기 위하여 우선 순위를 측정하고, 이를 규명하기 위한 프로그램을 운영한다.
  - 질 관리위원회는 질 향상 및 환자 안전프로그램의 연간계획서를 작성한다.
  - 질 관리위원회는 임상 및 경영에 관련된 사항에 대하여 모니터링 활동을 한다.
  - 의료의 질 관리 프로그램을 효율적으로 활용하기 위한 모니터링 자료의 정보는 종합, 분석, 보고되는 일련의 체계를 따른다. 따라서 기술적 분석이 가능한 전문가가 이를 수행하며, 분석 기술에 대한 훈련과 책임을 갖는다.
  - 질 관리위원회의 질 향상 활동 내용은 기록하여 보관하며, 그 결과에 대한 데이터는 질 향상 보고를 통해 재평가되고 차후 개선을 위해 활용한다.
  - 의료의 질 향상의 활동의 우선순위를 정한다.

· 자료분석을 실시하여 이를 기반으로 질 관리 활동을 한다.
· 직원들에 대한 질 향상 교육 프로그램을 계획하고 이를 수행한다.

그림 6-1 의료의 질 관리 정책의 사례

2.2.2 질 향상 활동

기준의 주요 내용은 질 향상 활동 계획의 우선순위에 따라 주제를 선정하여 의료기관에서 선정한 질 향상 활동방법을 선택하여 얻은 성과에 대한 지속적인 모니터링과 개선활동이 필요하다. 질 향상 활동방법은 PDCA, FOCUS PDCA, 6-시그마 등 다양한 질 향상 방법 중에 하나를 선택하여 실행하면 된다. 병원에서는 일반적으로 PDCA방법론에 따라서 질 향상활동을 한다.

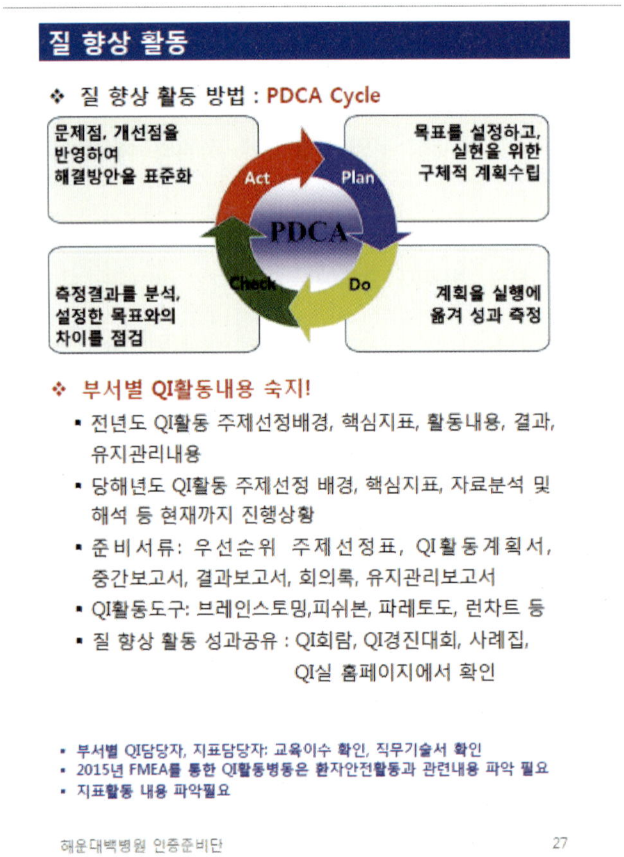

그림 6-2 의료의 질 향상 방법에 대한 교육자료의 사례

2.2.3 환자안전보고체계 운영

기준의 주요 내용은 의료기관 차원에서 환자안전 보고체계 계획을 세워 환자를 위협하는 사건이 발생 시 적절한 보고체계를 수립해서 절차에 따라 보고한다. 사건이 일어난 원인분석 및 개선활동을 중심으로 수행해야한다. 병원에서는 이를 위해서 적신호사건, 위해

사건·사고, 근접오류 발생 시 보고체계를 작성하여 환자안전 관련 사건을 예방하기 위해 노력하고 있다.

환자안전보고에 관한 정책

목적 (Purpose):

의료, 환경, 장비 등의 여러 관점에서, 내·외부 고객에게 나타날 수 있는 손상 가능성을 조기에 발견하고 안전을 위협하는 요인을 제거하여, 의료 사건 및 사고의 감소 및 예방을 그 목적으로 한다. 이를 위하여 환자, 가족, 직원의 안전을 위협하는 잠재된 요소를 추적 조사, 추후 검사 등의 방법으로 파악한다.

범위 (Scope):

병원에서 발생하는 안전사고에 적용된다.

정의 (Definition):

- 근접오류(Near-miss): 진료 결과에 영향을 미치지는 않았으나, 심각한 부정적 결과를 유발할 가능성, 재발 가능성을 충분히 가진 어떠한 과정에서의 변수.
- 적신호사건(sentinel events): 사망 또는 심각한 신체적, 정신적 상해, 위험과 같은 원인에 의해 환자, 방문객, 직원에게 예상치 못한 결과를 발생한 경우

정책(Policy):

- 안전사고 보고서는 서면을 통해 제출한다.
- 환자에게 사고가 난 즉시 담당의에게 통보한다.
  - 환자나 방문객이 공중 장소(예를 들어, 복도, 계단, 엘리베이터, 대기실 등)에서 상해를 입었다면 고객관리부에서 사건 보고를 한다.
  - 근접사고/적신호 사건이 잠재적 적신호 사건 또는 자칫 잘못 될 뻔한 사건이라면 사건보고는 즉시 그들의 상급자에게 통보한다. 근무시간에 발생한 경우, 상급자는 병원장에게 알리며, 운영위원회에 서식으로 제출한다. 근접사고/적신호 사건을 위해 약물 스크린이 필요한 경우, 처방된 의약품 목록을 기초로 논의 후 결정한다.
- 적신호의 근본원인에 대한 분석은 다음과 같은 경우 실시한다.
  - 예기치 못한 사망 또는 중대한 영구적 기능 상실을 야기한 경우
  - 일상적인 의료 서비스나 관리 과정에서 심각하게 이탈하여 발생한 경우
  - 건강을 서서히 악화시키거나 조직에 공적인 중대한 손상을 입힌 경우
  - 위의 기준과 부합하는 사건이 발생한 경우, 근본원인을 분석하기 위해 병원장의 심의 및 허가를 얻어야 한다.
- 의료의 질 관리는 명확한 근본원인 분석을 위해 각 부서의 실장과 사건 발생 부서의 직원이 함께 조정한다. 부서장은 해당 사건에 직접적으로 연관된 직원을 적절하게 도와준다.
- 적신호 사건의 근본원인 분석에 대한 요약 서식지는 조직의 시스템과 과정에 가장 기초를 두고 이루어진다.
- 근접오류의 확인과 분석은 정해진 절차를 따른다.
- 질 관리위원회는 각 부서의 데이터베이스 관리 프로그램을 통해 보고된 모든 환자안전/적신호 사건의 보고서 정보를 관리하며, 자료 요구 시 이를 제공한다.

그림 6-3 환자안전 보고에 관한 정책의 사례

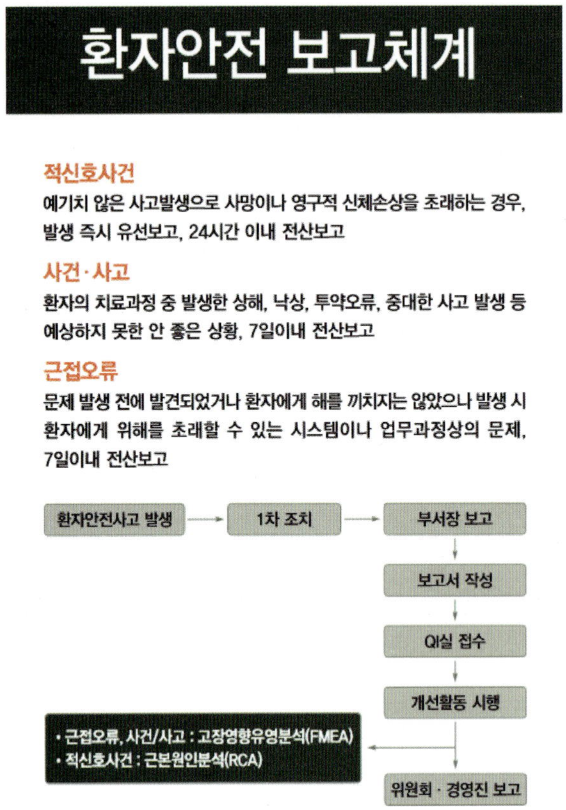

그림 6-4 환자안전 보고체계에 대한 교육자료의 사례

2.2.4 지표관리체계

기준의 주요 내용은 질 향상과 환자안전 활동은 많은 자원이 요구되므로 의료기관 차원에서 우선순위를 고려해 지표를 선정하고 관리한다. 직원에게 지표를 관리하는 방법을 교육한 후 지표관리 성과를 경영진에 보고하고 관련 직원과 공유한다. 병원에서는 이를 위해서 다양한 활동을 하고 있다.

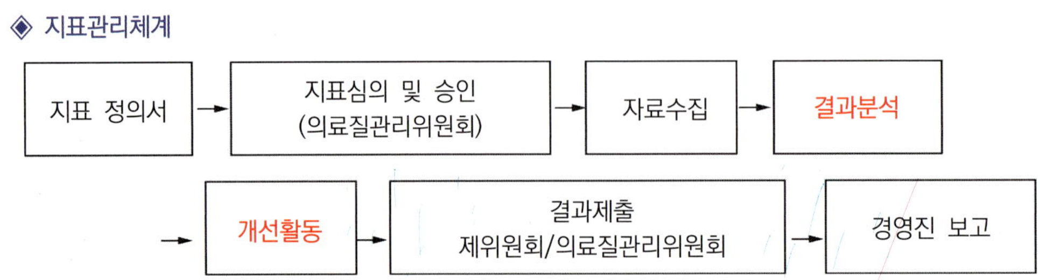

그림 6-5 병원의 지표관리체계의 실제

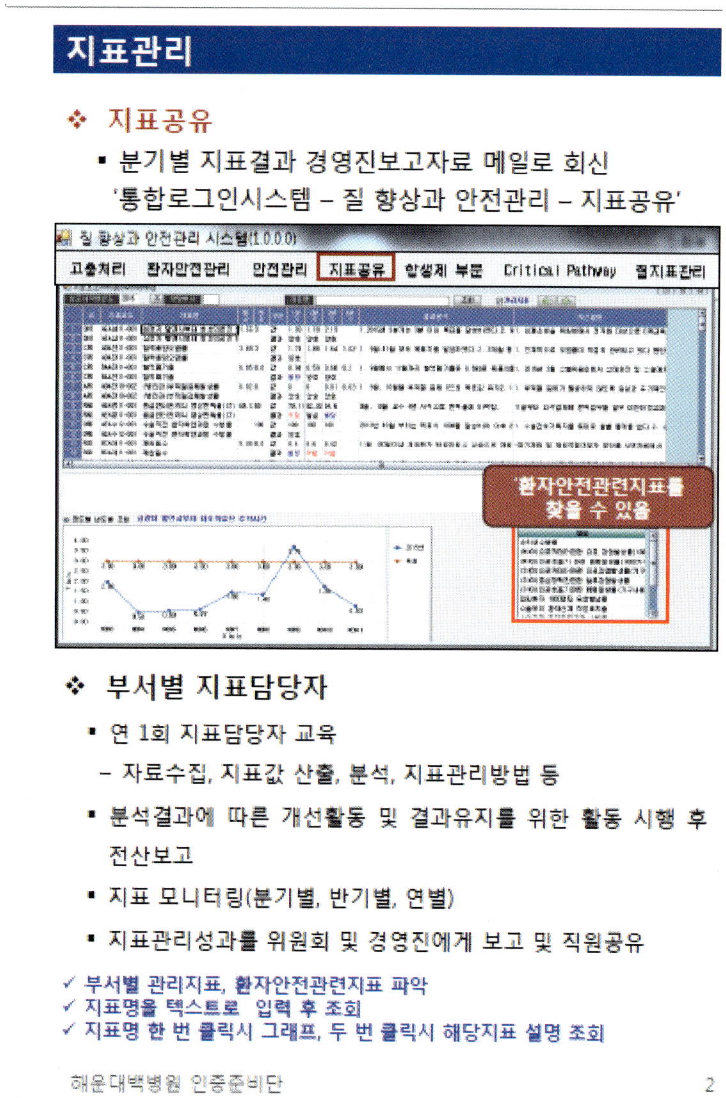

그림 6-6 병원의 지표관리에 대한 교육자료의 사례

2.2.5 진료지침 관리체계

기준의 주요 내용은 질 향상과 환자안전의 목표를 달성하기 위한 임상진료지침(CPG) 또는 표준진료지침(CP)을 개발하여 실제 환자진료에 활용한다. 이를 통해 얻은 성과를 지속적으로 관리한다. 병원에서는 이를 달성하기 위해서 다양한 활동을 한다.

임상 진료 지침에 관한 정책

목적 (Purpose):

진료의 질적 수준을 유지하고, 의사의 진료와 과학적 근거의 간격을 줄이는데 효과적인 도구로서 환자의 평가와 치료를 가이드하며, 예상치 못한 변수를 줄여 안전하고 효율적인 치료를 행하는 데 그 목적이 있다.

범위 (Scope):

병원의 주요 질환에 적용한다.

정의 (Definition):

임상 진료 지침: 일정한 시간 틀 내에서 치료나 중재에 대한 대상자의 결과를 평가하는데 기틀이 되는 도구로서 의료서비스 제공 시 충분한 자원을 이용하여 치료 기간을 최소화하고 의료의 질을 최대화하기 위해 계획된 의사, 간호사, 그리고 기타 직원의 중재를 시간의 진행에 따라 적절한 순서로 배열해 놓은 지침서

정책 (Policy):

- 임상 진료 지침은 과학적으로 입증된 논문을 중심으로 설정한다.
- 임상 진료 지침은 병원 내에 검토와 합의가 이행된 이후 적용한다.
- 임상 진료 지침은 매 1년마다 환자에게 타당한 지, 과학적으로 보장된 원리를 따르는가를 재검토한다.
- 임상 진료 지침은 적절한 환자 평가와 치료에 사용된다.
- 임상 진료 지침의 진료의 질 및 안전을 모니터링 하는데 사용한다.
- 임상진료지침이 제대로 시행되는 지를 모니터링 한다.

그림 6-7 임상진료지침에 관한 정책의 사례

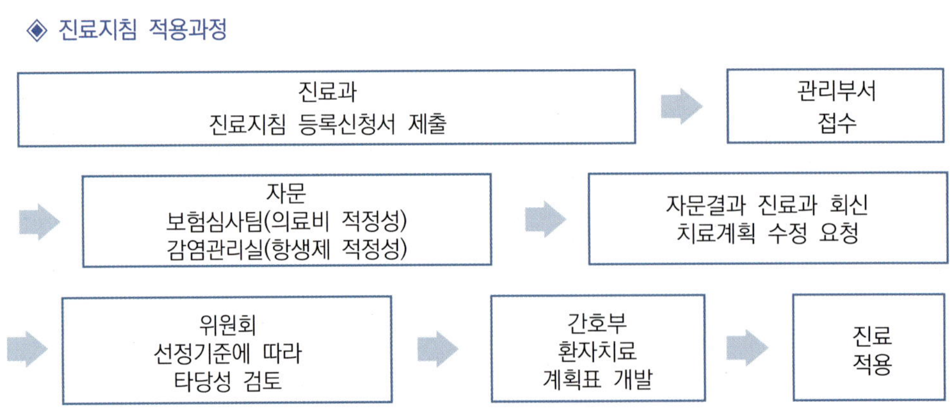

그림 6-8 임상진료지침의 적용의 실제

표준진료지침

◈ 표준진료지침(CP: Critical Pathway)
치료의 전 과정 또는 일부과정을 정해진 순서에 따라 진행하는 것

◈ 표준진료지침 관리체계

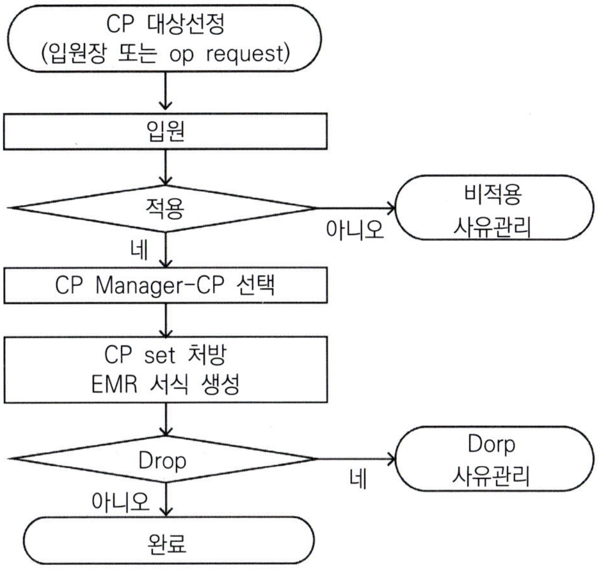

✓ 지표공유
• CP 적용률/완료율

✓ CP작용외래, 병동: 환자교육 자료

그림 6-9 병원의 표준진료지침의 교육자료의 사례

3 4차 산업혁명시대의 지속적 질 향상

4차 산업혁명에 관련된 기술을 이용하여 지속적 질 향상을 할 수 있는 내용을 살펴보면 다음과 같은 것이 있다.

3.1 인공지능 기반의 질 향상 활동

의료의 질 향상 활동은 데이터를 분석하여 이를 기반으로 질 향상 활동의 주제를 선정하고 선정된 주제에 대해서 가장 적절한 방법으로 사업을 시작하여야 할 것이다. 그런데

현재까지의 의료의 질 관리에 관련된 데이터 분석은 의료의 질적 문제가 발생한 사후에 추적조사를 통하여 자료를 수집하고 분석하고 대처하는 방식이었다. 그런데 이제 의료기관의 의료의 질적 문제에 관련된 데이터가 EMR 및 사물인터넷 등을 통하여 실시간으로 수집됨에 따라 사후가 아닌 의료의 질적 문제가 발생하는 시점에 의료의 질적 문제를 조기에 탐지하고 이에 능동적으로 대처하는 시대가 올 것 이다. 즉, 실시간으로 의료의 질에 관련된 데이터를 수집하여 인공지능 기법을 이용하여 질적 문제를 조기에 발견하는 정보시스템이 구축되어야 할 것이다. 또한 구축된 정보시스템을 이용하여 동적인 병원관리가 이루어지는 시대가 올 것이다. 즉, 새로운 정보시스템의 패러다임인 시스템 인포매틱스 시스템을 구축하고 이를 기반으로 동적인 병원관리(Dynamic Capacity Management)가 이루어지는 시대가 될 것이다. 이때 데이터 분석을 통하여 주제를 선정하고 최적의 대처법을 찾는데 있어서 인공지능 시스템이 그 역할을 수행할 것이다.

3.2 IBM Watson의 질 향상 활동 모니터링

현재의 질 관리 향상 활동을 평가하기 위한 질 관리 지표에 대한 모니터링은 수작업 중심으로 이루어지고 있는데 앞으로는 인공지능 시스템을 이용하여 질 관리 지표를 개발하고 평가하는 시대가 올 것이다. 현재 IBM의 왓슨에서는 전자의무기록 자료를 자연어 처리와 인공지능 기법을 이용하여 자동으로 질 관리 수준을 모니터링 할 수 있는 대시보드를 제공하고 있다. 더 나아가 환자에 대한 최적의 치료법을 인공지능 분석을 통하여 설정한 후에 이를 따르지 않는 내용에 대해서도 자동으로 분석해 주고 있다. 또한 의료진들의 실적에 대해서도 인공지능 분석을 통하여 자동으로 평가를 해주고 있다[1]. 왓슨에서는 인공지능 분석을 통하여 질 향상 모니터링뿐만 아니라 건강보험의 청구 및 관리도 해주는 기능을 가지고 있다.[2]

1) IBM Medical Records Text Analytics Solutions for Health Providers
2) IBM Medical Records Text Analytics Solutions for Health Plans

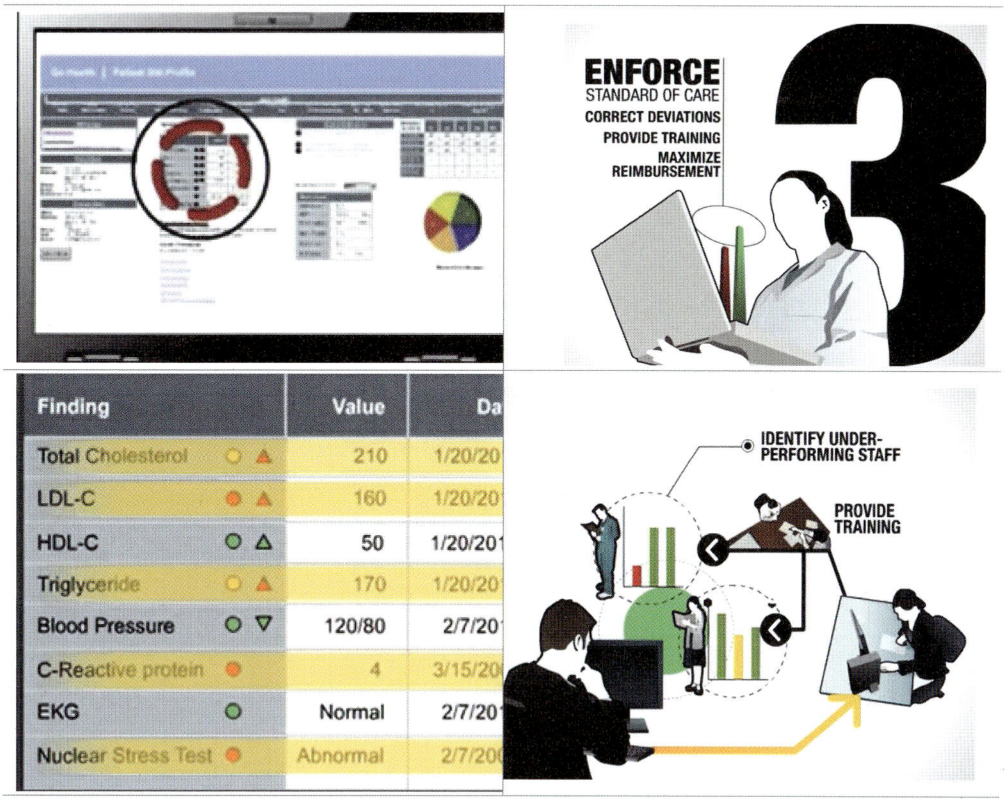

그림 6-10 왓슨의 의료 질 관리 모니터링 시스템

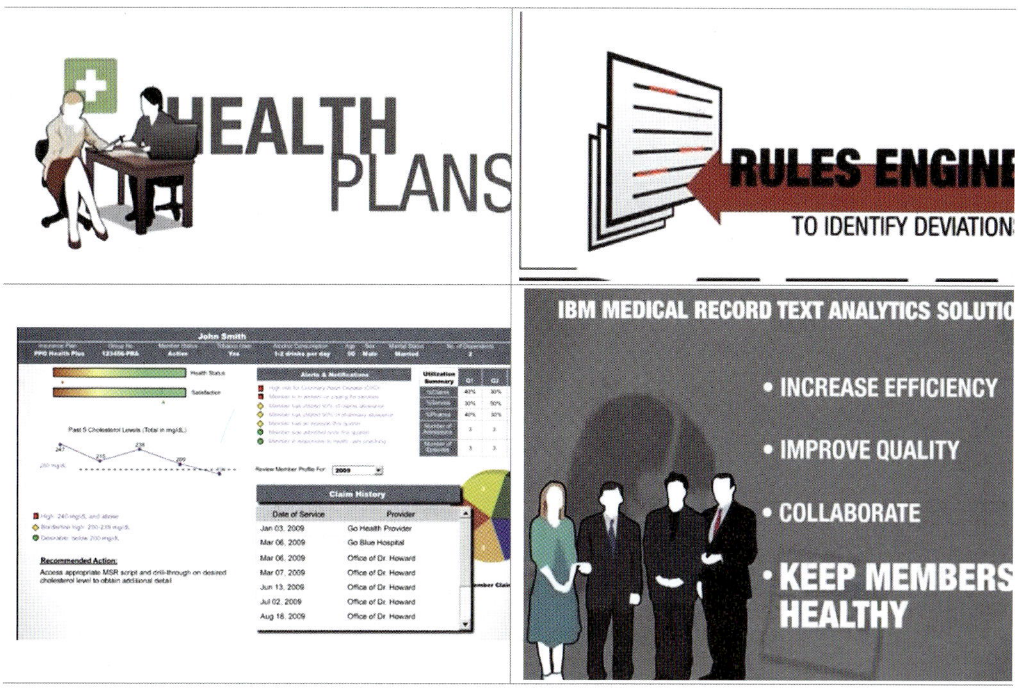

그림 6-11 왓슨의 건강보험 청구시스템

3.3 인공지능 기반의 근본원인분석 및 FMEA

환자안전에 영향을 주는 치명적인 요인을 사전에 분석하는 것이 FMEA(Failure Mode Effect Analysis)이고 환자안전사고가 발생한 다음에 이의 발생의 근본요인을 분석하는 것이 근본원인분석이다. 현재는 이의 요인을 수작업 형태로 분석하는데 기존의 환자안전사고에 관련된 문헌과 환자안전 보고서를 이용하여 인공지능 기법을 이용하여서 이를 신속하게 자동분석이 가능함에 따라 환자안전 활동이 보다 효율적으로 이루어 질 것 이다. 즉, 인공지능 기반의 자동화된 근본원인분석[3], 자동화된 FMEA[4]를 해주는 솔루션이 나옴에 따라 보다 손쉽게 질 관리의 개선 방안을 찾게 해준다.

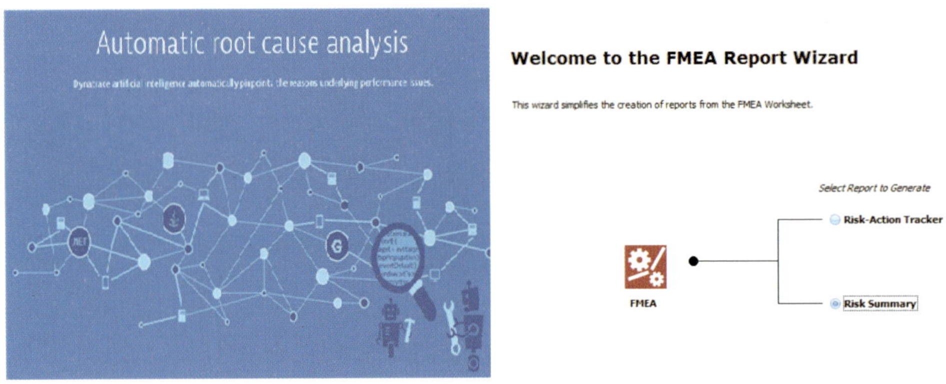
Automatic root cause analysis
Dynatrace artificial intelligence automatically pinpoints the reasons underlying performance issues.
Welcome to the FMEA Report Wizard
This wizard simplifies the creation of reports from the FMEA Worksheet.
Select Report to Generate
Risk-Action Tracker
FMEA
Risk Summary

그림 6-12 인공지능 기반의 근본원인분석 및 Failure Mode Effect Analysis

3.4 IBM Watson의 표준진료지침의 개발 및 활용

IBM 왓슨의 의학문헌의 리뷰를 통하여 표준진료지침에 관한 알고리즘을 개발하고 그리고 환자에게 최적의 표준진료지침을 제공하는 의사결정지원시스템이 내장되어 있다. 현재의 표준진료지침은 획일화 되어 있음에 따라 환자의 상태에 따라 맞춤형 표준진료지침이 아니다. IBM 왓슨은 환자의 성, 연령, 유전자 등의 개인특성에 맞는 최적의 표준진료지침을 개발하고 그리고 환자에게 이러한 치료법을 제시하고 준수하는지를 확인하는 기능이 있다[5]. 따라서 IBM 왓슨과 같은 시스템을 이용하면 표준진료지침의 개발 및 준수가 용이해져서 환자에게 양질의 의료서비스를 제공할 뿐만 아니라 의료비를 절감할 수 있는 효과

3) 인공지능 기반의 근본원인분석의 사례
4) FMEA에 대한 자동화된 분석 도구
5) IBM 왓슨에서 최적의 치료법을 권장해줌

가 있다. 이외에도 인공지능을 이용하여 최적의 치료법을 권장하는 솔루션의 개발에 대한 다양한 연구가 이루어지고 있다.

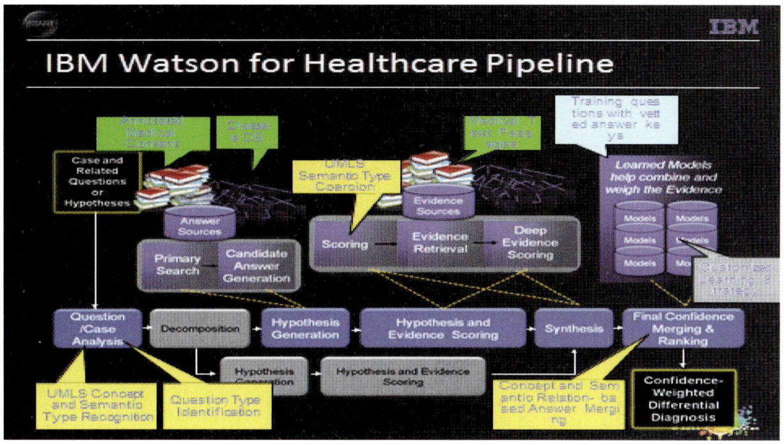

그림 6-13 IBM 왓슨의 표진진료지침 개발 및 준수 지원 가능

발표 및 토론 주제

1. 병원의 지속적 질 향상의 현황을 기반으로 한 향후 개선방안에 대하여 토론하시오.

2. 의료기관 인증 제도의 지속적 질 향상 기준의 대해서 설명하고 개선방안에 대하여 토론하시오.

3. 4차 산업혁명에 관련된 신기술을 이용한 질 향상 활동 방안에 대하여 토론하시오.

4. 4차 산업혁명에 관련된 신기술을 이용하여 환자안전 보고체계를 개선할 수 있는 방안에 대하여 토론하시오.

5. 4차 산업혁명에 관련된 신기술을 이용하여 지표관리를 개선할 수 있는 방안에 대하여 토론하시오.

6. 4차 산업혁명에 관련된 신기술을 이용하여 진료지침을 개선할 수 있는 방안에 대하여 토론하시오.

참고문헌

1. https://www.youtube.com/watch?v=_Ku1rWU_Jxs
2. https://www.youtube.com/watch?v=7c4kxYnuBNk
3. https://www.dynatrace.com/capabilities/root-cause-analysis/
4. http://www.stat-design.com/Software/FMEA.html
5. https://www.youtube.com/watch?v=_Ku1rWU_Jxs

제 7 장

진료전달체계의 평가

학습목표

1 진료전달체계의 평가의 중요성을 이해한다.
2 진료전달체계의 내용을 이해한다.
3 환자평가의 내용을 이해한다.
4 검사체계의 내용을 이해한다.

1 진료전달체계의 중요성

의료서비스의 질 향상을 위한 활동은 환자가 병원에 와서 귀가 할 때까지 전 과정에 걸쳐서 이루어져야 한다. 이를 위해서는 우선 환자가 처음 병원을 방문했을 때 수속절차가 간편하고 대기시간이 짧은 것이 좋다. 또한 환자의 상태 및 요구사항을 정확하게 파악하고, 필요한 검사를 신속 정확하게 하는 것이 필요하다. 이러한 사항을 총칭하여 인증에서의 진료전달체계라고 한다. 이의 의미는 일반적인 진료전달체계의 의미와는 다르다. 일반적인 진료전달체계는 환자들이 의료기관간의 이동을 체계화 하는 것인데 비해 여기서의 진료전달체계는 의료기관 내에서 환자진료 또는 치료과정에 대한 의료서비스 이용절차에 관한 내용을 말한다. 즉, 의료기관내의 의료이용 절차를 효율적으로 시행하는 내용을 정리해 놓은 것이 진료전달체계이다.

진료전달체계를 평가하는 목적은 의료기관이 제공하는 진료서비스가 의료전문가와 진료의 수준을 망라하여 의료의 연속성을 구현하는 서비스 통합체계의 일부가 될 수 있도록 하는데 초점을 맞추고 있다. 주된 목표는 환자의 의료요구(needs)와 이용 가능한 서비스를 정확하게 일치시키고, 의료기관에서 제공하는 서비스를 적절하게 조정하는 것이다. 환자의 의료이용에 대해서 올바른 의사결정을 내리기 위해서는 의료기관에서 충족시킬 수 있는 환자의 요구사항, 환자에게 적합한 서비스의 효율적인 흐름 등의 다각적인 정보가 필요하다. 또한 효과적인 환자평가를 필요로 한다. 효과적인 환자평가 과정은 만일의 경우 환자의 질병상태가 변화하더라도 응급진료나 선택적 또는 계획적 진료(planned care)를 필요로 하는 환자의 즉각적이고 지속적인 치료요구에 대해 적절한 의사결정을 하는 것이다. 또한 환자평가는 다수의 입원과 외래시설, 진료부서와 클리닉에서 이루어지는 진행형의 역동적인 과정이다. 환자평가는 크게 환자의 육체적, 정신적, 사회적 상태와 건강력(health history)에 관한 정보와 자료의 수집, 환자의 의료요구(health care needs)를 확인하기 위해 진단병리검사와 영상검사 결과를 포함한 자료와 정보의 분석 등이다. 환자평가는 환자의 질병상태, 연령, 의료요구, 개별적인 요구사항 및 선호도를 종합적으로 고려해야만 적절하게 이루어질 수 있다. 특히 환자의 진료를 담당하는 다양한 의료전문가들이 환자를 위해 협력할 때 이러한 과정이 가장 효과적으로 수행되는 것이다.

의료기관 인증에서 진료전달체계란 환자가 병원에 방문하여 발생하는 입·퇴원 절차, 외래·응급실 등록, 중환자실· 특수치료 입실 절차 등 모든 행정적 절차 뿐 아니라 담당 의료진 변경 시 환자치료과정에서 필요한 의사의 치료계획, 치료과정, 퇴원계획과 수행에 대한 의료진 간의 정보공유를 총칭하는 체계를 말한다. 의료기관은 제한된 의료자원을 효율적으로 활용하여, 국민이 필요한 의료서비스를 필요한 때에 적절한 장소에서 제공함으로써, 국민의 건강을 효과적으로 보호하는 것이 중요하다. 이 때문에 많은 선진국들은 진료전달체계의 확립을 통해 진료전달체계를 관리하며, 국민건강을 효과적으로 보호·증진하고자 WHO, OECD 등에서도 진료전달체계 구축을 강조하고 있다. 진료전달체계의 구축을 통하여 의료 이용의 편의성을 개선하고 의료공급 효율을 향상 시켜 의료비를 절감할 수 있다.

2 인증기준의 주요 내용 및 실제

2.1 인증기준

진료전달체계의 평가의 활동의 범주는 크게 진료전달체계, 환자평가, 검사체계로 구성되어 있다. 진료전달체계는 입원수속, 외래 및 응급환자 등록 절차, 중환자실·특수치료 입실 절차, 의료진 변경 시 정보공유, 퇴원, 전원 및 의뢰서비스 제공 등이 있다. 환자평가는 적절한 진료서비스를 제공하기 위해 외래·입원·응급환자들의 요구를 확인하고 초기평가를 수행하며, 입원환자의 경우 재평가를 수행한다. 검사체계는 안전한 검체 획득, 정확한 검사결과 관리, 안전한 검체 결과 제공, 검체검사실 안전관리, 혈액제제 안전관리, 영상검사

안전관리, 안전한 영상검사 결과 제공, 방사선 안전관리 등이 있다.

표 7-1 진료전달체계의 평가의 기준 주요사항

범 주	조사기준
『진료전달체계』	1.1.1 입원수속에 대한 절차를 갖추고 있다.
	1.1.2 외래 및 응급환자의 등록 절차가 있다.
	1.1.3 중환자실, 특수치료 입실 절차가 있다.
	1.1.4 진료의 연속성을 확보하기 위하여 환자 담당 의료진 변경 시 정보를 공유한다.
	1.1.5 진료의 연속성을 유지하기 위해 퇴원, 전원 및 의료서비스를 제공한다.
『환자평가』	1.2.1 적절한 진료서비스를 제공하기 위해 외래환자의 요구를 확인하고 초기 평가를 수행한다.
	1.2.2 적절한 진료서비스를 제공하기 위해 입원환자의 요구를 확인하고, 초기 평가 및 재평가를 수행한다.
	1.2.3 적절한 진료서비스를 제공하기 위해 응급환자의 요구를 확인하고, 초기 평가를 수행한다.
『검사체계』	1.3.1 안전한 검체 획득과 정확한 검사결과를 위하여 운영과정을 관리한다.
	1.3.2 정확하고 안전한 검체 검사 결과를 제공한다.
	1.3.3 검체 검사실 안전관리 절차를 확립하고, 이를 준수한다.
	1.3.4 환자에게 혈액제제를 안전하고 적시에 제공하기 위해 관리한다.
	1.3.5 안전한 영상검사를 적시에 제공하기 위한 검사과정을 관리한다.
	1.3.6 정확하고 안전한 영상검사 결과를 제공한다.
	1.3.7 방사선 안전관리 절차를 확립하고, 이를 준수한다.

2.2 기준 별 주요내용 및 실제

2.2.1 진료전달체계

2.2.1.1 입원환자수속

기준의 주요 내용은 의료기관은 입원 수속에 대한 표준화된 절차를 수립하고 이를 담당하는 직원이 절차를 숙지하고 준수하는 것이다. 병원에서는 입원수속방법, 입원 순서 배정절차, 입원이 지연되는 환자관리, 입원 시 환자에게 입원생활안내와 진료비용에 대한 내용을 설명 등 입원환자수속을 원활하게 하여 환자들의 대기시간을 감소시키려는 노력한다.

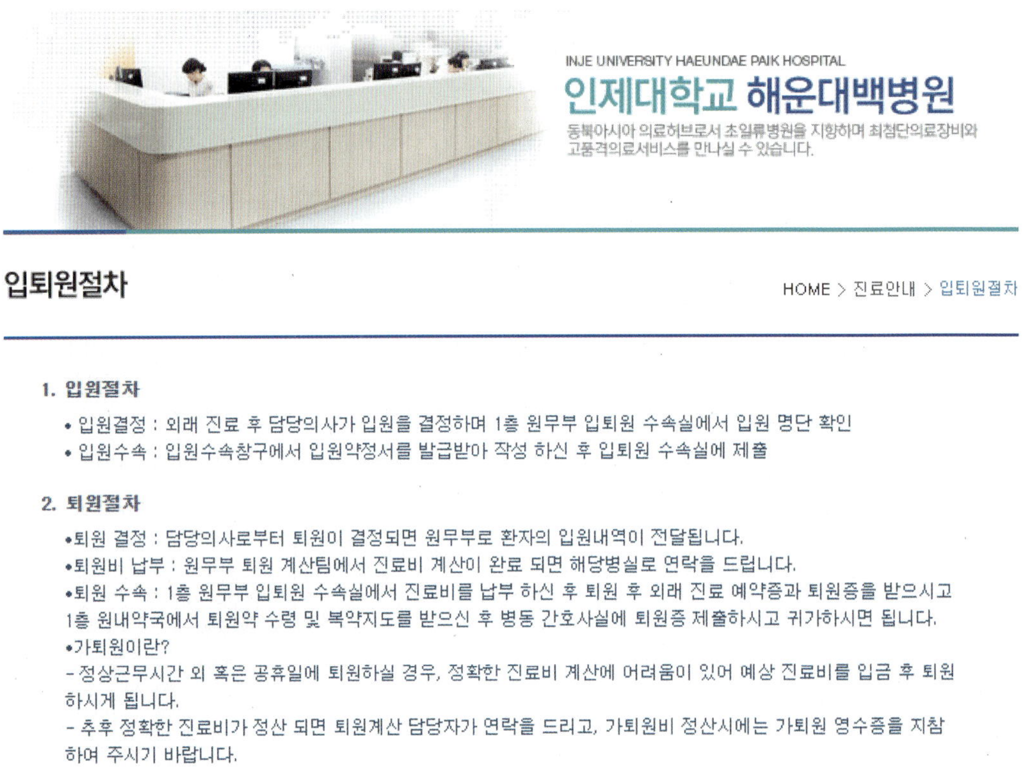
INJE UNIVERSITY HAEUNDAE PAIK HOSPITAL

인제대학교 해운대백병원

동북아시아 의료허브로서 초일류병원을 지향하며 최첨단의료장비와 고품격의료서비스를 만나실 수 있습니다.

입퇴원절차

HOME > 진료안내 > 입퇴원절차

1. 입원절차

- 입원결정 : 외래 진료 후 담당의사가 입원을 결정하며 1층 원무부 입퇴원 수속실에서 입원 명단 확인
- 입원수속 : 입원수속창구에서 입원약정서를 발급받아 작성 하신 후 입퇴원 수속실에 제출

2. 퇴원절차

•퇴원 결정 : 담당의사로부터 퇴원이 결정되면 원무부로 환자의 입원내역이 전달됩니다.
•퇴원비 납부 : 원무부 퇴원 계산팀에서 진료비 계산이 완료 되면 해당병실로 연락을 드립니다.
•퇴원 수속 : 1층 원무부 입퇴원 수속실에서 진료비를 납부 하신 후 퇴원 후 외래 진료 예약증과 퇴원증을 받으시고 1층 원내약국에서 퇴원약 수령 및 복약지도를 받으신 후 병동 간호사실에 퇴원증 제출하시고 귀가하시면 됩니다.
•가퇴원이란?
- 정상근무시간 외 혹은 공휴일에 퇴원하실 경우, 정확한 진료비 계산에 어려움이 있어 예상 진료비를 입금 후 퇴원하시게 됩니다.
- 추후 정확한 진료비가 정산 되면 퇴원계산 담당자가 연락을 드리고, 가퇴원비 정산시에는 가퇴원 영수증을 지참하여 주시기 바랍니다.

그림 7-1 입원안내의 실제사례

2.2.1.2 외래환자 등록 절차

기준의 주요 내용은 외래환자 등록에 대한 절차를 수립하고 준수하는 것이다. 병원에서는 외래환자 등록, 진료일정 및 서비스에 대한 정보, 진료예약방법, 대기환자 관리 등의 서비스를 제공하여 환자들의 편의성을 높이고 있다.

외래등록정책

목적 (Purpose):
내원한 환자의 요구에 부합한 진료서비스를 효율적으로 받기 위해서 외래 환자 등록에 필요한 세부사항을 정하는 것을 목적으로 한다.

범위 (Scope):
병원의 외래 환자 등록은 이 정책을 따른다.

정의 (Definition):
외래환자: 병원의 외래진료를 진료를 받기 위해 등록된 모든 환자를 말한다.

정책 (Policy):

· 병원에 내원하는 환자는 안내데스크에서 등록하고, 등록된 정보는 병원 전산시스템을 통해 입력 및 전송된다.
· 등록을 위해서는 환자의 인적 사항을 확인할 수 있는 신분증과 진료비 산정을 위해 보험유형 등을 확인한다.
· 외래환자는 신환 환자와 재진 환자로 분류하여 등록한다.
  - 신환 환자 등록
    ·· 신환 환자의 진료 신청은 전화, 인터넷, 고객관리부를 통해 한다.
    ·· 환자에게 필요한 의료 서비스가 제공 가능한지 진료 서비스 범위를 확인하는 과정을 거친 후 결정한다.
    ·· 신환 환자에게는 접수증을 기입하도록 하며, 진찰권 번호를 발행한다.
    ·· 신환 환자에게는 외래 진료절차를 명시한다.
  - 재진 환자 등록
    ·· 재진 환자의 진료신청은 전화, 인터넷 및 고객관리부를 통해 한다.
    ·· 재진 환자의 외래 진료절차를 명시한다.
  - 접수 시 건강보험증, 신분증을 지참하고 접수증을 작성하여 접수한다.
· 증상이 심한 환자 또는 응급환자에 대한 접수 및 진료 절차는 예약 환자에 우선하여 진료한다.
· 검사, 처치 등이 필요한 경우, 검사 등을 시행 후 진료를 하거나 타 의료기관에 의뢰한다.
· 환자나 보호자가 타 병원으로 전원을 요청하거나 본원에서 중증도상 문제, 가용진료실 문제 등으로 가용 시스템이 부족할 경우 '전원지침'에 따라 전원 한다
· 타 의료기관에서 의뢰된 경우, 진료의뢰서를 접수하고 의무기록과 함께 보관한다.

그림 7-2 외래 등록 정책의 실제

2.2.1.3 중환자실·특수치료실 입실 절차

기준의 주요 내용은 중환자실·특수치료실 입실에 대한 절차를 수립하고 이를 필요로 하는 환자에게 적절한 서비스를 제공하는 것이다. 병원의 중환자실 입실 절차에는 입실 기준, 입실 필요성에 대한 설명과 동의, 입실 시점의 환자평가 기록을 포함한다.

중환자실 입·퇴실 정책

목적 (Purpose):
중환자실의 입·퇴실의 우선순위를 결정함으로 효과적으로 병상관리를 하고 진료의 질을 향상시키기 위함이다.

범위 (Scope):
중환자실 환자

정의 (Definition):
집중치료와 집중감시의 필요성이 있는 환자를 중환자실에 입·퇴실시키기 위한 기준을 말한다.

정책 (Policy):
· 중환자실 입실은 입실기준에 따라 시행한다.
· 중환자실 퇴실은 퇴실기준에 따라 시행한다.

절차 (Procedure):
· 입실
  - 입·퇴실 결정은 중환자운영 규정에 의거하여 중환자실 전담의사와 주치의가 협의하여 결정하되 의견이 다른 경우 중환자실 전담의사의 결정에 따르는 것을 원칙으로 한다.
  - 중환자실 입실 전 환자 또는 보호자에게 입실의 필요성을 설명하여야 하며, 설명 시 중환자실 입실동의서를 이용한다.
  - 입실한 시점의 환자 평가 내용을 의무기록에 기록한다.
· 퇴실기준
  - 중환자실에 입원한 환자의 상태를 재평가하여 집중 치료가 필요하지 않을 때 퇴실을 결정하여야 한다. 특별한 경우를 제외하고 야간에 퇴실하지 않는 것을 원칙으로 한다.

그림 7-3 중환자실 입·퇴실정책의 사례

2.2.1.4 담당 의료진 변경 시 정보 공유

기준의 주요 내용은 진료과 간, 부서 간 전과/전동 및 직원의 근무교대 시 표준화된 의사소통 과정을 통해 정보를 공유하여 진료의 연속성을 유지하는 것이다. 이 때 병원의 의료정보는 의무기록 환자 기본정보, 인계시점의 환자상태 및 치료경과, 필요시 제공되어야 하는 장비 및 기구 등의 내용을 포함한다.

전과/전동 및 근무교대 정책

목적 (Purpose):

환자의 진료과 간, 부서 간 전과/전동, 근무교대 시 환자관련 정보가 의료진 간 정확히 의사소통되어 지속적이고 효율적인 간호와 진료의 연속성을 유지하여 환자의 안전을 보장하기 위함이다.

범위 (Scope):

· 본 병원 내에서 전과를 하는 환자를 대상으로 한다.
· 본 병원 내에서 전동을 하는 환자를 대상으로 한다.
· 근무교대 시 인수인계는 환자를 담당하는 간호사를 대상으로 한다.

정의 (Definition):

· '전과'란, 치료를 목적으로 진료과-진료과 간 환자의 진료과의 변경을 지칭한다.
· '전동'이란 병동-병동 간, 병동-중환자실 간, 응급실-병동 간, 응급실-중환자실간 환자 이동을 지칭한다.
· '근무교대'란 24시간 계속 근무를 요하는 교대제에 의해서 근무하는 것을 지칭한다.

정책 (Policy):

· 전과 시 의료진간 의사소통을 위하여 전과기록을 작성하여 환자 진료의 연속성을 확보한다.
· 전동 시 담당의는 가장 적절한 이동 방법을 계획하고 특별한 장비나 처치가 필요하면 준비하여 환자안전을 고려한 후 이동시킨다.
· 근무교대 시 근무자는 환자의 상태에 대한 정보를 인수인계하여 원활한 의사소통으로 환자안전을 보장한다.

그림 7-4 전과/전동 및 근무교대 정책의 사례

2.2.1.5 퇴원·전원 및 의뢰서비스 제공

기준의 주요 내용은 진료의 연속성을 유지하기 위해 퇴원·전원 및 의뢰 결정과정에 환자가 참여하며, 퇴원계획 수립, 퇴원 설명, 퇴원 후 추후관리 정보제공, 필요시 가정간호 및 전원서비스, 의뢰서비스 등을 제공하는 것이다. 병원은 퇴원 시 투약, 주의사항, 의료기관에 문의를 요하는 증상, 가정간호 연계를 포함한 추후관리 등이 포함된 자료를 제공하고 설명하고 있다.

퇴원과 관련된 정책

목적 (Purpose):
환자가 퇴원 후에도 지속적으로 필요로 하는 의료 서비스 및 지지 서비스를 제공하거나 연계하여 환자의 건강상태와 진료의 연속성을 유지하기 위함이다.

범위 (Scope):
퇴원 계획된 모든 환자

정의 (Definition):
'퇴원'이란 본원 입원치료의 목표를 달성하고 집으로 가는 것을 말한다.

정책 (Policy):
- 의료인은 환자의 평가를 바탕으로 입원 시 적절한 퇴원계획을 수립한다.
- 담당의는 환자의 상태 변화에 따라 퇴원 계획을 수정한다.
- 담당의는 필요시 가정간호에 가정간호서비스를 의뢰한다.
- 담당의는 필요시 고객지원부에 전원을 의뢰한다.

절차 (Procedure):
- 담당의는 환자 입원 시 환자 평가를 통해 환자와 함께 조기 퇴원계획을 세우고 기록한다.
- 퇴원계획에 따라 퇴원 지시를 하고 가능하다면 예상 진료비에 대한 정보를 제공한다. 단, 토요일, 일요일 및 법정 공휴일은 제외한다.
- 담당의는 퇴원기록을 작성하여 환자에게 제공한다.
- 퇴원 시 필요한 서류 및 검사결과 사본을 파악하여 퇴원 전에 미리 준비한다.
- 환자나 보호자에게 퇴원교육 관련 지침에 따라 교육을 시행한다.
- 환자나 보호자에게 퇴원요약 정보를 서면으로 제공하고, 필요시 가정간호 연계를 포함한 추후관리에 대한 정보를 제공한다.
- 의료인의 판단에 반하여 퇴원을 요구하는 경우 서약서를 작성한다.

그림 7-5 퇴원과 관련된 정책의 사례

2.2.2 환자평가

2.2.2.1 외래환자 초기평가

기준의 주요 내용은 적절한 진료서비스를 제공하기 위해 외래환자의 요구를 확인하고 초기평가를 수행하는 것이다. 병원의 외래환자 초기평가 규정은 초기평가 대상자, 초기평가 시행자, 초기평가 내용, 타 의료기관에서 의뢰된 환자의 정보를 확인하는 절차를 포함한다.

외래환자 평가정책

목적 (Purpose):

환자의 진료 및 치료를 위해 신체적, 심리적, 사회적 요구도를 평가하여 환자의 진료가 원활하고 효율적으로 이루어지도록 한다.

범위 (Scope):

병원의 외래진료가 행해지는 모든 부서에 적용한다.

정의 (Definition):

- 외래환자: 외래 진료를 받기 위해 등록된 모든 환자를 말한다.
- 초기평가: 외래 신환진료 시 이뤄지는 평가를 의미한다.
- 재평가: 외래환자 중 병원에서 규정한 대상 환자에게 일정 주기에 따라 환자 상태를 평가하는 것

정책 (Policy):

- 환자는 전문의에 의해 적절한 치료가 이루어질 수 있도록 평가 받는다.
- 환자 개인별로 평가 과정은 다르게 책정된다. 즉, 환자의 연령, 환자의 요구 정도 등에 따라 적절하게 평가되며, 이의 결과는 의무기록지와 동의서에 기록한다.
- 외부 의료기관의 평가 및 검사 결과는 의무기록에 첨부한다.
- 환자 진료를 위한 지속적인 평가는 환자의 의무기록지에 기록하며, 진단, 치료 형태, 환자가 요구하는 치료법, 전 치료법에 대한 환자의 반응 등을 의료진의 협력 하에 다각적으로 평가한다.
- 의사는 진료기록지에 진료 진행 계획에 따라 다음 진료 일을 평가하고 이를 기록한다.
- 환자의 초기 평가를 기초로 재평가는 진료 과정에 따라 다음 진료 일에 실시되며, 이 결과는 문서화한다. 재평가 시기는 다음의 사항을 고려하여 결정한다.
  - 대상 환자군 별로 전체 치료 과정에서 일정 주기에 따라 재평가를 실시한다.
  - 환자의 반응, 치료 결과에 따라 재평가를 실시한다.
  - 환자의 상태 변화나 진단에 큰 변화가 있는 경우 재평가를 실시한다.
- 치료 계획은 정기적으로 환자와 가족, 다른 부서의 전문의와 함께 상의하여 진행하며, 환자의 상태와 평가 결과에 따라 적절하게 수정 보완한다.
- 특수 환자의 요구와 특성에 맞는 개별화된 초기평가를 수행한다. 특수 환자란 신생아, 소아, 산모, 정신질환자 등을 의미한다.

· 통증초기평가 및 정기적인 재평가가 이루어져야 한다.
· 통증 초기 평가: 통증의 강도, 양상, 위치, 빈도 및 기간
- 재평가: 통증양상이 변화되거나 새로운 양상이 있을 경우, 시술 및 처치를 시행한 경우, 약물투여 후 재평가를 실시한다.
· 통증이 심한 환자는 의료진이 통증 자가평가표를 측정하여 통증 정도를 파악하고, 통증을 경감시킬 수 있는 치료 계획을 제시하고 이에 따른 진료를 환자 동의하에 제공한다.

그림 7-6 외래환자 초기평가 정책의 사례

2.2.2.2 입원환자 초기평가

기준의 주요 내용은 정확한 치료를 신속히 제공하기 위해 초기평가를 수행하고 치료에 대한 반응을 파악하여 지속적인 치료와 퇴원을 계획하기 위해 환자의 상태와 치료를 정기적으로 재평가하여 기록하는 것이다. 병원의 입원환자 초기평가 규정은 초기평가 종류, 초기평가 시기, 초기평가 시행자, 초기평가 내용, 초기평가 정보공유 등의 내용을 포함한다.

입원환자 평가 정책

목적 (Purpose):
입원환자 의학적 초기평가는 환자의 신체적, 정신적, 사회적 요구에 부합되는 개별화된 의료서비스를 제공하기 위함이다.

범위(Scope):
입원 환자

정의(Definition):
'의학적 초기평가'는 입원환자를 대상으로 입원 24시간이내 환자상태를 평가하는 것이다.

정책(Policy):
· 의사는 모든 환자에게 의학적 초기 평가를 시행한다.
· 의학적 초기 평가는 입원 24시간이내 시행한다.
· 평가를 통해 수집된 자료와 정보에 기초하여 치료계획 수립과 치료의 우선순위를 설정하는데 활용한다.

절차(Procedure):
· 의학적 초기 평가는 다음의 사항을 포함한다.
- 진료과
- 주 호소, 병력
- 신체검진
- 추정진단

- 치료계획, 퇴원계획
- 진료과별 특성 초기평가

· 다학제 간 원할한 의사소통을 위해 환자의 의학적 초기평가 기록을 환자 진료를 담당하는 직원들과 공유한다.

그림 7-7 입원환자 초기평가 정책의 사례

2.2.2.3 응급환자 초기평가

기준의 주요 내용은 적시에 적합한 진료를 제공하기 위하여 응급환자를 분류하고, 그에 따른 초기평가를 수행하는 것이다. 병원은 응급실에 환자가 방문하였을 때 응급환자분류체계를 통해 치료의 우선순위를 결정하고 있다.

응급환자 평가 정책

<u>목적 (Purpose):</u>
환자에게 전문의와 전공의가 시행하는 의학적 환자 평가를 정의함으로써 진료의 계획, 조정, 위임, 관리하는데 필요한 자료를 제공하기 위함이다.

<u>범위 (Scope):</u>
응급실 환자

<u>정의 (Definition):</u>
'응급환자 초기 평가'는 응급실 내원 초기에 환자의 실제 문제 또는 잠재적인 문제를 확인하기 위한 과정이다.

<u>정책 (Policy):</u>
· 응급환자 분류체계에 의해 환자를 분류한다.
· 의사는 응급실로 내원한 환자의 초기평가를 시행한다.
· 수행한 초기평가 내용을 의무기록지에 기록한다.

<u>절차 (Procedure):</u>
· 응급환자분류체계(Triage)를 통해 치료의 우선순위를 결정한다.
- 목적 : 환자가 응급실로 올 경우 중증도에 따라 분류하고 치료순위를 정함으로서 치료 효과를 극대화하는 데 있다.
- 절차 : 응급의료 종사자가 병력청취와 신체검사를 통해 환자를 분류하고 각 분류에 맞는 응급실내 구역으로 배치시키고 분류결과를 기록한다.

그림 7-8 응급환자 평가 정책의 사례

2.2.3 검사체계

2.2.3.1 안전한 검체 획득, 정확한 검사결과 관리

기준의 주요 내용은 안전하고 정확한 검체검사를 위하여 검체검사 운영 규정을 준수하고 관리하는 것이다. 병원은 적격한 자격을 갖춘 자가 검체검사를 수행하도록 하고 검체결과를 판독하게 하고 있다. 그리고 검사결과를 재확인 할 수 있도록 검체보관절차를 준수하여 적절하게 관리한다.

검체검사 운영정책

목적 (Purpose):

진단검사의학과의 검사 업무를 표준화된 방법에 따라 운영규정에 맞춰 일관되게 실시하여 검사실의 운용 관리에 적정을 기하며, 궁극적으로 진료를 받는 환자의 요구를 충족시키기 위함이다.

정책(Policy):

- 검사 업무에 적용되는 법률과 규정을 준수하며, 검사실 운영지침 및 검사지침서를 준수한다.
- 검사업무를 위해 검체를 안전하게 획득, 검체확인, 검체취급, 검체수송, 검체폐기 하는 절차가 있으며, 정확한 검사를 위한 사전정보와 검체적합성을 확인한다.
- 정확한 검사 업무를 위해 검사의뢰 목적과 검사 수행 방법을 검사의뢰지침서 및 검사안내 등을 통해 적절히 제공한다.
- 결과보고는 적시에 정확하게 보고하여야 하며, 검사 결과를 해석하는데 사용되는 검사정보를 적절히 제공한다.
- 검사결과를 재확인 할 수 있도록 검체를 일정기간 보관한다.
- 검체검사는 자격이 있는 직원이 수행하고, 충분한 교육과 훈련을 받은 직원이 관리하고 그 결과를 해석한다.
- 외부 및 내부 정도관리 프로그램을 수행하며, 그 결과는 정기적으로 검토한다.
- 검사 외부 의뢰체계를 효율적으로 활용하도록 한다.
- 병원 내부 규정이나 검사실 자체 장비 관리 프로그램에 의해 점검, 유지 관리되는 장비로 수행한다.
- 검사 업무에 사용되는 모든 시약과 비품은 효율적으로 관리한다.
- 검체 검사 운영규정 및 검사 운영지침, 검사지침서 등 검사업무와 관련된 모든 지침과 양식은 진단검사의학과에서 제정, 개정, 폐지를 수행한다.

그림 7-9 검체검사 운영 정책의 사례

2.2.3.2 안전한 검체결과 제공

기준의 주요 내용은 적시에 정확한 검체결과를 보고하며, 검사결과 이상치 발생 시 신속하게 대응함으로써 안전한 결과를 제공 한다. 병원에서는 검사 종류별 보고방법 및 시간을 다르게 하고 중간결과를 보고하여 검체결과의 안전성을 유지한다.

핵의학 이상검사결과보고(CVR) 운영 정책

목적 (Purpose):

정확하고 안전한 검사결과를 적시에 제공하기 위해 검사결과 최종보고 전 확인절차를 준수하고, 검사결과 이상치 발생시 대처방안 등을 포함한 관련 내용을 포함한다.

절차(Procedure):

· 사전정보 확인 : 재의뢰된 검사는 검사 요청일, 검사의뢰 목적, 의뢰 의사명 등을 EMR을 통해 검사 전에 확인한다.

· 영상검사결과보고

- 응급 검사 : 정규업무시간 응급검사는 실시간으로 시행하며 설정된 검사 소요시간(당일)내에 결과를 보고한다.
- 정규 검사 : 예약된 검사를 실시할 경우 진료에 이용할 수 있도록 검사결과를 검사 끝나고 설정된 검사 소요시간(통상 1일)에 결과를 보고한다.

· CVR(Critical Value Report) 관리체계

중요한 검사를 별도로 표시해 의사와 간호사에게 대상 환자를 조기에 알려주고 그에 따른 조치사항을 확인하게 한다.

· 판독결과의 신뢰성 유지

이상치 발생 시 환자이름, 환자번호, 일시 등을 확인하고 영상재구성을 반복 실시하여 결과를 재확인한다.

그림 7-10 핵의학 이상 검사결과 보고 정책의 사례

2.2.3.3 검체검사실 관리

기준의 주요 내용은 검체 또는 시약을 취급함으로써 발생될 수 있는 위험을 예방하기 위하여 오염이나 사고 발생 시에 즉각 대응할 수 있는 절차를 마련하여 직원의 안전을 도모하는 것이다. 병원에서는 직원들에게 검체검사 안전관리에 대한 교육을 하며 보호구 착용 등 안전관리 절차를 준수하도록 한다.

진단 검사 안전 관리 정책

목적 (Purpose):

진단검사의학과의 안전관리 업무를 표준화된 방법에 따라 운영규정에 맞춰 일관되게 실시하여 검사실의 운용 관리에 적정을 기하면서, 궁극적으로 환자 및 직원의 안전 요구를 충족시키기 위함이다.

정책 (Policy):

- 안전 관리 업무에 적용되는 법률과 규정을 준수하며, 검사실 운영지침 및 검사지침서를 준수한다.
- 안전 관리 업무는 감염예방, 안전 관리를 위해 병원이나 검사실의 감염 안전예방지침을 준수한다.
- 검사 업무를 담당하는 직원은 보호구 착용 등 안전 규정을 준수한다.

그림 7-11 진단검사 안전정책의 사례

2.2.3.4 혈액제제 관리

기준의 주요 내용은 안전한 혈액관리를 위해 필요한 시설·장비 및 관리체계를 갖추고 혈액제제 준비에서 불출, 보관, 반납, 폐기에 이르는 절차를 적합하게 운영하는 것이다. 병원에서는 수혈 전 검사와 환자 혈액검체를 관리하며 혈액제제 관련 성과를 지속적으로 관리는 노력을 기울이고 있다.

혈액관리 정책

목적 (Purpose):
수혈과정 및 수혈에 관련된 사항을 통해 발생 가능한 수혈 관련 문제를 조기에 파악 하여 안전한 수혈관리가 이루어지게 하기 위함이다.

범위 (Scope):
본원에서 수혈을 받는 모든 환자를 대상으로 하며, 본원에서 취급되는 모든 혈액제제를 포함한다(환자는 질병의 특성 및 특수한 상황인 경우 예외가 있을 수 있음).

정의 (Definition):
'혈액'이라 함은 본원에 공급된 혹은 본원에서 제조된 혈액제제를 말한다.
'수혈'이라 함은 공여자의 혈액세포 또는 혈장 성분을 환자에게 주입하는 치료 행위이다.

정책 (Policy):
· 수혈의 주된 목적은 부족한 혈액성분을 보충하는 것이다.
· 수혈은 일종의 이식 행위이므로 수혈로 인한 효과와 부작용을 인지하고 수혈 효과를 충분히 기대할 수 있을 때 수혈이 결정되어야 한다.
· 수혈부작용의 발생을 최소화하기 위하여 되도록 환자에게 필요한 성분만을 보충하는 성분수혈을 실시한다.
· 수혈의 실시는 본원의 수혈지침서와 혈액은행 업무지침서에 따른다.

그림 7-12 혈액관리정책의 사례

2.2.3.5 영상검사 관리

기준의 주요 내용은 안전하고 정확한 영상검사를 위하여 운영규정을 준수하고 관리하는 것이다. 병원은 적격한 자격을 갖춘 자가 영상검사를 수행하고 판독하며 정확한 영상검사를 위해 사전정보를 확인하고 정도관리를 수행하도록 하고 있다.

영상검사 관리 정책

<u>목적 (Purpose):</u>
의료기관은 환자 진료의 효율성을 높일 수 있도록 영상서비스를 제공하기 위하여 검사실 전반에 관한 규정을 갖추고 관계법령을 준수하며, 체계적으로 영상서비스의 업무수행 능력 및 영상서비스의 기술 수준을 관리하기 위함이다.

<u>범위 (Scope):</u>
병원에서 영상 서비스를 행하는 직원 및 영상서비스를 받는 환자, 보호자를 대상으로 한다.

<u>정의 (Definition):</u>
영상검사: 환자, 임상서비스, 의료제공자의 요구를 충족시킬 수 있도록 영상으로 환자의 진단을 돕는 서비스

<u>정책 (Policy):</u>
영상검사서비스는 원내에서 제공한다.

방사선 안전 관리 프로그램

· 운영위원회에서 방사선 안전을 승인한 직원이 수행하여야 한다. 만약, 임무 수행을 위해 접근이 필요한 경우에는 허가 받은 직원이 직무 수행 동안 허가 받지 못한 직원과 함께 있어야 한다.
· 방사선 안전 관리자는 영상의학검사를 실시할 수 있도록 승인된 자의 현행 파일을 관리한다. 접근 권한은 직업적 의무이므로 승인된 직원만 접근하도록 관리 한다
· 영상의학검사를 실시하는 직원은 새로운 절차와 새로 인지한 위험물질에 대한 직무교육을 받아야 한다.
· 영상검사 서비스는 환자, 임상서비스, 의료진의 요구를 충족시킬 수 있는 시스템으로 구성되어 있어야 한다.
· 영상검사는 자격을 갖춘 접근 권한이 있는 적격한 자가 촬영한다. "적격한 자"란, 방사선 촬영에 대한 교육을 수료한 자로 정의한다.
· 검사의 정확하고, 안전한 결과를 적시에 제공할 수 있도록 검사결과의 최종 보고 전 확인하는 절차를 준수한다.
· 검사결과 및 시정조치를 영상검사실 관리대장에 기록한다.

영상검사 검사실의 정도관리

· 내부 정도관리 지침에 따라 정도관리, 시행주기, 검사방법, 검사결과, 검증절차, 지침내용 등을 정도관리보고지침서에 작성한다.
· 이와 같은 정도관리 프로그램은 매달 실시하여 안전도를 관리하며, 관리 내용은 다음을 포함한다.
  - 장비확인 및 목록화
  - 검사, 테스트, 교정, 유지보수를 통한 장비 평가
  - 위해성 경고, 리콜, 사고 시 보고, 문제점 등 감시
  - 정도관리 프로그램을 통해 영상검사실 결함이 발견된 경우, 신속하게 시정조치를 취한다.
· 정확하고 정밀한 촬영이 이루어지는 지에 대한 검증 방법이 시행된다.

그림 7-13 영상검사 정책의 사례

2.2.3.6 안전한 영상검사 결과 제공

기준의 주요 내용은 적시에 정확한 영상검사 결과를 보고하며, 검사결과 이상치 발생 시 신속하게 대응함으로써 안전한 결과를 제공하는 것이다. 병원에서는 보고된 영상검사 결과 변경 시 진료하는 의료진에게 즉시 보고하여 안전한 영상검사 결과를 제공하려고 노력하고 있다.

2.2.3.7 방사선 관리

기준의 주요 내용은 방사선을 취급함으로써 발생할 수 있는 위험을 예방하기 위하여 오염이나 사고 발생 시에 즉각 대응할 수 있는 절차를 마련하여 직원의 안전을 도모하는 것이다. 병원에서는 방사선 안전관리책임자를 선정하여 안전관리 교육을 받고 안전관리 절차를 준수하여 안전하게 관리하도록 한다.

방사선안전관리 정책

<u>목적 (Purpose):</u>
방사선발생장치의 사용과 방사성동위원소의 방사선안전관리를 효율적으로 관리함으로써 방사선에 의한 재해의 방지와 공공의 안전을 확보하기 위함이다.

<u>범위 (Scope):</u>
개봉방사성동위원소, 밀봉방사성동위원소, 방사선발생장치와 진단용 방사선발생장치 및 특수의료장비

<u>정책 (Policy):</u>
· 방사선 안전관리는 관련 법규 및 본 병원의 방사선안전관리규정에 따른다.

- 방사선 안전관리자는 자격이 있는 직원이 수행하고, 방사선 및 종사자에 대한 안전관리를 한다.
- 관련 법규 준수 사항을 정기적으로 모니터링 한다.
- 방사선 관련 종사자는 방사선발생장치 및 방사성동위원소를 사용시 관련 법규 및 규정을 준수한다.
- 방사선작업 종사자의 교육 훈련 및 보호장치(납 APRON)는 관련법규와 처리지침에 따른다.
- 방사선검사 및 치료환자에 대해 방사선안전관리를 한다.
- 안전관리보고체계
- 방사선 안전관리 프로그램은 의료기관 전체 안전관리프로그램과 조율된다.

그림 7-14 방사선 안전관리 정책의 사례

3 4차 산업혁명시대의 진료전달체계

4차 산업혁명에 관련된 기술을 이용하여 진료전달체계와 평가를 할 수 있는 내용을 살펴보면 다음과 같은 것이 있다.

3.1 인공지능 기반의 병상관리

입원환자의 입실관리를 체계적으로 하기 위해서는 병상관리가 효율적으로 이루어져야 하는데 병상관리의 복잡성으로 이를 계량화가 용이하지 않다. 최근에는 인공지능을 활용하여 병상관리를 지원해 주는 시스템이 개발되어서 활용되고 있다. Infosys®라는 병상관리 시스템은 인공지능 기법을 이용하여 배정할 수 있는 병상을 조기에 예측해 주어서 병상관리를 효율적으로 수행하게 하고 있다. 또한 실시간으로 병상관리 현황 및 문제점을 파악해 주어서 병상배정에 소요되는 시간을 10-13% 절감시켰고, 병상가동률은 30% 향상시켰고, 응급환자의 입원율을 10-13% 향상시켰다.[1] 이와 같이 복잡한 병상관리 업무를 인공지능 기술을 이용하여 효율적으로 수행함에 따라 입실관리가 효율적으로 이루어지는 효과를 보여 주고 있다.

1) 인공지능 기반의 병상관리시스템(Infosys®)의 효과

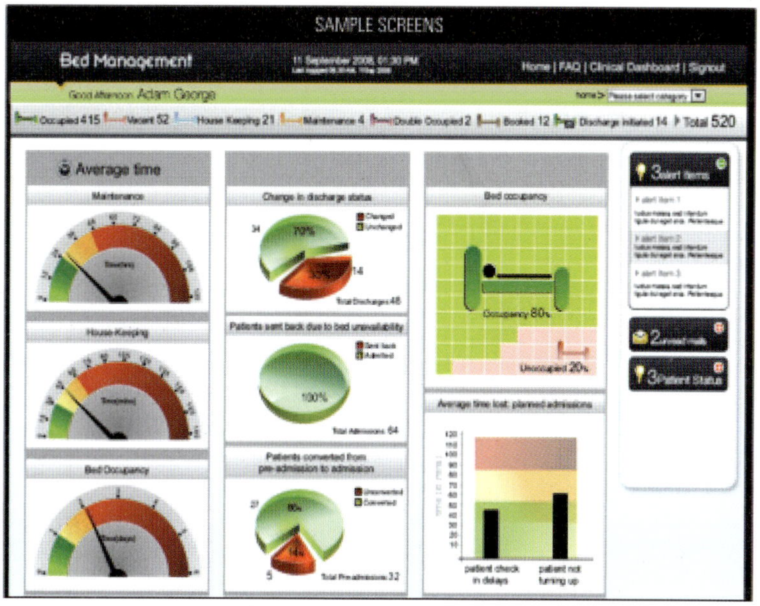

그림 7-15 인공지능 기반의 병상관리시스템(Inforsys)

3.2 외래스케줄링 시스템을 이용한 예약관리

외래환자 관리에 있어서는 예약스케줄을 어떻게 잡느냐가 매우 중요하다. 일반적으로 병원에서는 진료과 등을 기준으로 하여 일괄적인 기준에 따라서 예약을 잡는다. 그러나 실제 동일 진료과라 하더라도 진료의사에 따라서 환자 및 의사의 진료형태가 다르므로 진료의사별로 최적의 예약스케줄을 잡는 것이 필요하다. 외국의 전자의무기록시스템에는 이러한 기능이 포함되어 있는 경우가 많다. 미국이 전자의무기록 업체인 ALLEGIANCEMD사의 전자의무기록시스템에는 이러한 기능이 포함되어 있다[2]. 우리나라에서도 외래환자 예약관리의 최적화를 지원하기 위해 포항공대에서 의사별로 환자의 진료시간 자료만 입력하면 자동으로 최적의 예약스케줄 방법을 알 수 있는 시스템을 개발하였다.

2) 미국의 전자의무기록의 스케줄링 기능의 예

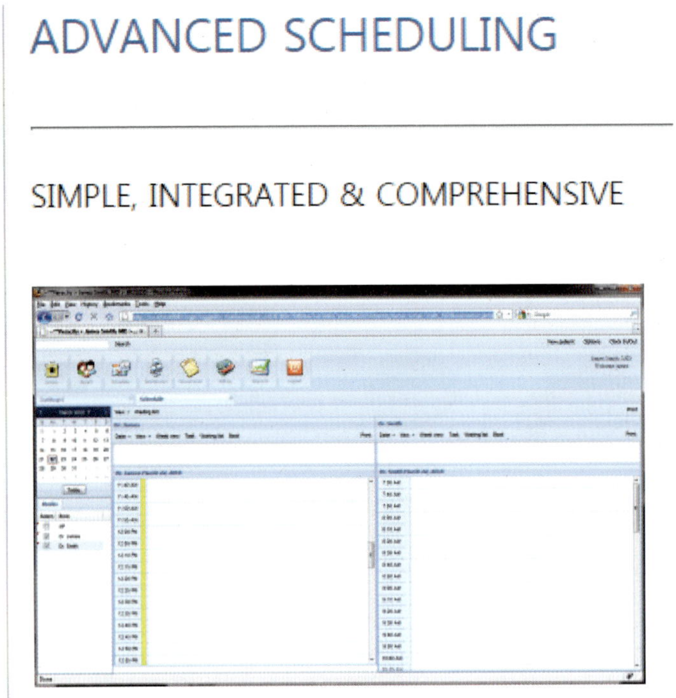

그림 7-16 ALLEGIANCEMD의 예약관리시스템

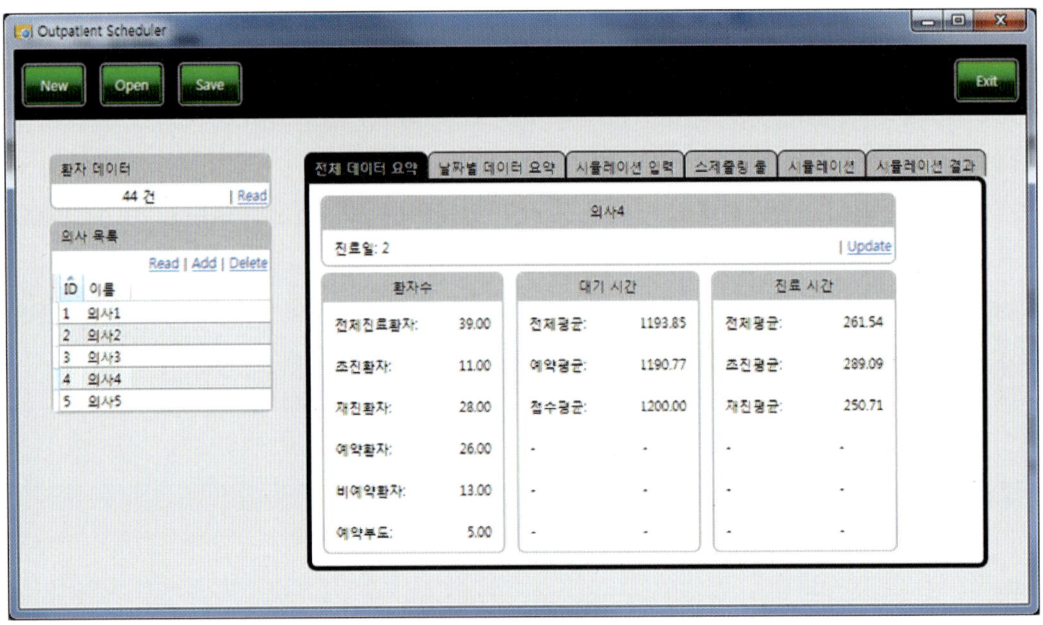

그림 7-17 포항공대의 외래예약스케줄링 시스템

3.3 시뮬레이션을 이용한 외래환자 대기시간 관리

외래환자의 대기시간을 감소시키기 위해서 시뮬레이션을 이용하여 최적의 외래환자 관리 방안을 도출하는 것이 필요하다. 그런데 시뮬레이션 프로그램은 비용 문제 등으로 사용하기가 쉽지 않음에 따라 실제 병원에서 활용하기는 어려운 실정이다. 포항공대의 김병인교수는 외래환자 관리에 대해서 사용자가 손쉽게 시뮬레이션을 해볼 수 있는 인터넷 기반 외래환자 시뮬레이터 PIOS라는 프로그램을 개발하여 무료로 사용하게 하고 있다. 앞으로 병원에서는 PIOS를 이용하여 외래환자 대기시간 감소를 효율적으로 달성할 수 있게 될 것이다.

PIOS: POSTECH Internet based Outpatient Simulator

(http://logistics.postech.ac.kr/pios)

사용자 매뉴얼

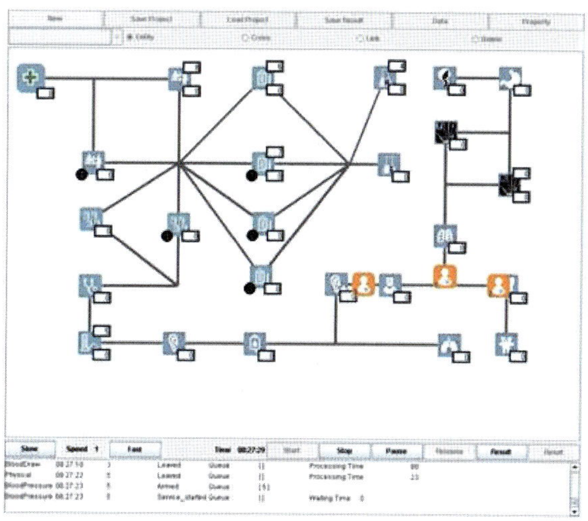

그림 7-18 포항공대의 외래환자관리용 시뮬레이션 프로그램

3.4 음성인식 아바타 간호사를 이용한 환자평가

Sensely사에서는 음성인식이 가능한 간호사 아바타를 이용하여 환자의 증상, 건강상태 등의 정보를 수집하여 이를 인공지능을 이용하여 환자평가를 할 수 있는 시스템을 개발하였다. 즉, 환자평가에 인공지능 기능을 접목하여 간호사가 직접 환자평가를 하지 않고 아바타를 이용하여 환자평가를 하고 있다.3)

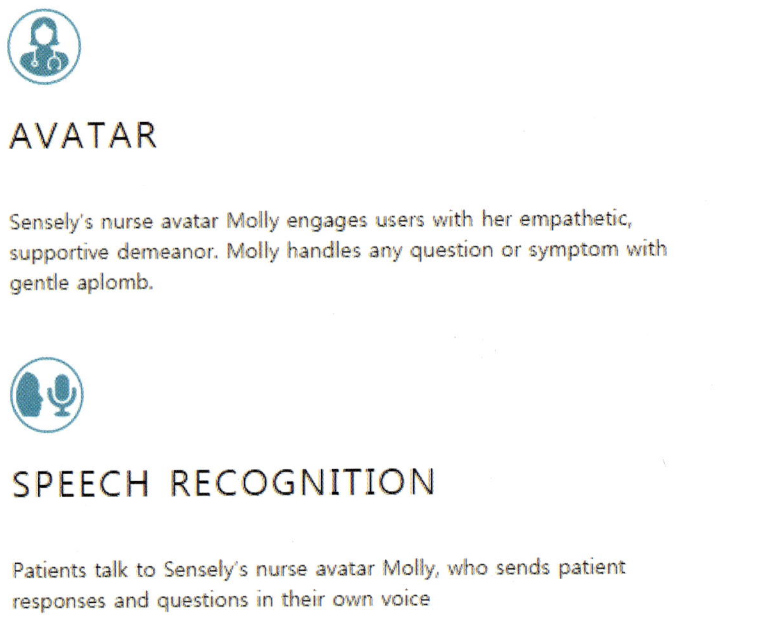

그림 7-19 Sensely사의 음성인식 아바타를 이용한 환자 상태 평가

3.5 인공지능을 이용한 영상정보의 판독

인공지능을 이용하여 영상정보를 판독하는 시대가 오고 있다. 루닛이라는 영상정보를 인공지능을 이용하여 판독하는 전문 업체에서는 엑스레이 영상을 바탕으로 결핵 여부를 판독하는 인공지능 시스템을 개발하였다. 이 시스템의 결핵진단의 정확도는 92.7%로 매우 높았다4). 앞으로 인공지능을 이용한 영상검사가 대중화될 전망이다. 루닛 시스템을 이용하는 경우 의사가 결핵환자이나 결핵환자가 아니라고 판단한 것을 찾아내어 주는 성과도 보여 주고 있다. 앞으로 영상정보가 계속적으로 증가함에 따라 인공지능을 이용하여 영상

3) Sensely사의 음성인식 아바타 간호사
4) 루닛사의 인공지능을 이용한 결핵환자 분류시스템의 성능

정보를 판독하는 사례가 계속 증가할 전망이다. 이러한 사회적 수요에 대응하기 위해 인공지능(AI) 기술을 의료영상 분야에 실제적으로 적용하기 위해 국내 최고의 전문가들로 구성된 산학연 네트워크가 2017년 본격 출범한다. 서울아산병원은 산업통상자원부의 지원을 받아 '폐, 간, 심장질환 영상판독 지원을 위한 인공지능 원천기술개발 및 팩스(PACS, 의료영상저장전송 시스템) 연계 상용화' 책임 연구기관으로 최근 선정돼, 이를 본격적으로 추진하기 위한 '인공지능 의료영상 사업단'을 발족했다. 정부와 민간 사업비 총 100억 원을 투자해 인공지능(AI)형 의료영상 관리 및 처리 시스템을 구축하는 이번 프로젝트는 세계적으로 선도할 의료용 인공지능 기술을 개발해 실제 환자의 진단과 치료 등 의료 현장에 적용할 수 있게 상용화시킬 계획이다.[5]

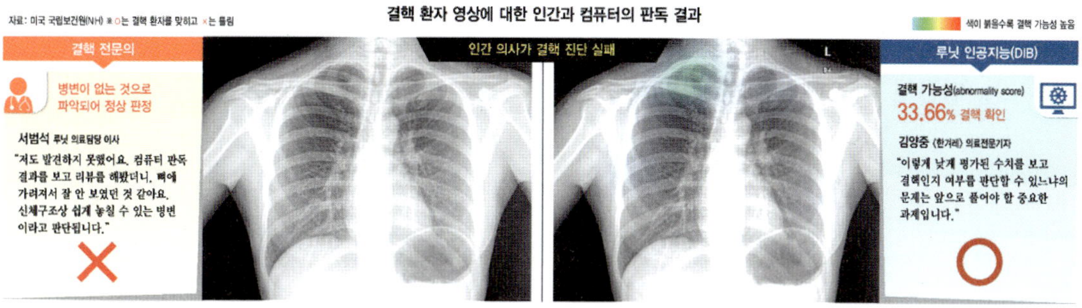

그림 7-20 인공지능을 이용한 영상정보 판독시스템(루닛)

5) 아산병원의 의료인공지능 영상 사업단의 연구계획

발표 및 토론 주제

1. 진료전달체계가 의미 및 목적에 대해서 토론하시오

2. 진료전달체계의 기준을 설명하고 향후의 개선방안에 대해서 토론하시오

3. 4차 산업혁명에 관련된 신기술을 이용하여 입원환자수속을 개선할 수 있는 방안에 대해서 토론하시오

4. 4차 산업혁명에 관련된 신기술을 이용하여 외래·응급환자 등록 절차를 개선할 수 있는 방안에 대해서 토론하시오

5. 4차 산업혁명에 관련된 신기술을 이용하여 중환자실·특수치료 입실 절차를 개선할 수 있는 방안에 대해서 토론하시오

6. 4차 산업혁명에 관련된 신기술을 이용하여 퇴원·전원 의뢰서비스 제공을 개선할 수 있는 방안에 대해서 토론하시오

7. 4차 산업혁명에 관련된 신기술을 이용하여 퇴원·전원 의뢰서비스 제공을 개선할 수 있는 방안에 대해서 토론하시오

8. 4차 산업혁명에 관련된 신기술을 이용하여 환자평가를 개선할 수 있는 방안에 대해서 토론하시오

9. 4차 산업혁명에 관련된 신기술을 이용하여 검사체계 관리를 개선할 수 있는 방안에 대해서 토론하시오

참고문헌

1. https://www.infosys.com/industries/healthcare/industry-offerings/Pages/hospital-capacity-management.aspx
2. https://www.allegiancemd.com/index.php/ehr/advanced-scheduling
3. https://itunes.apple.com/kr/app/sensely/id871632284?mt=8
4. http://www.hani.co.kr/arti/science/science_general/755594.html
5. http://www.amc.seoul.kr/asan/information/journal/journalDetail.do? journalId=12162

제 8 장 환자진료

학습목표

1 환자진료의 중요성을 이해한다.
2 환자진료체계의 내용을 이해한다.
3 고위험환자의 진료체계를 이해한다.
4 4차 산업혁명시대의 환자진료의 패러다임의 변화를 이해한다.
5 4차 산업혁명시대의 환자진료체계의 패러다임의 변화를 이해한다.
6 4차 산업혁명시대의 고위험환자의 진료체계를 이해한다.

1 환자진료의 중요

의료기관의 가장 주된 설립목적은 환자의 진료라 할 수 있다. 개별 환자의 독자적인 요구에 대응하여 가장 적절한 진료서비스를 제공하기 위해서는 고도의 계획과 조정 기능이 필요하다. 특히 환자진료를 위한 제반 지침에는 개별 환자에 대한 진료계획 작성과 서비스 제공, 진료의 결과를 파악하기 위한 환자 모니터링 활동, 필요할 때 진료의 변경사항, 진료의 종결사항, 추후관리(follow-up)를 위한 계획의 작성과 같은 활동이 기본적으로 포함되어야 한다.

다수의 의사, 간호사, 약사, 의료기사, 물리치료사를 비롯한 여러 의료공급자들이 이러한 활동을 수행하게 되며, 각기 환자진료에 있어 고유한 역할을 가지고 있다. 이러한 역할은 각자의 면허, 자격, 관련 법규, 기술, 지식, 경험 및 조직의 운영방침과 직무에 의해 결정되며, 일부 진료와 관련된 업무는 환자 자신이나 가족 또는 훈련된 수발자에 수행되기도 한다.

환자진료가 적정하게 이루어질 수 있도록 적시에 치료계획을 세우고 이를 수행한다. 의료진은 환자의 치료요구에 대한 체계적인 관찰을 통해 입원 시부터 환자의 특성에 따른 개별화된 치료계획을 세워야 하며, 치료계획은 환자평가를 기반으로 결정되어야 한다. 또한 치료경과 및 치료에 대한 환자의 반응 등 다양한 환자요구에 적합한 치료를 제공하기 위해 환자의 상태변화를 주기적으로 재평가하여 치료계획에 반영하여야 한다. 수립된 치료계획은 환자에게 제공되어야 하며, 이런 과정은 의무기록에 기록되도록 한다. 이것은 환자에게 양질의 치료를 제공하여 최상의 결과를 얻어내기 위한 기본적인 과정이다.

앞에서 언급한 환자평가 기준은 개별적인 요구에 기초한 의료서비스예방, 치료, 재활, 마취, 수술, 투약 및 지지 요법 등의 제공계획을 수립하는데 매우 중요한 역할을 담당하게 된다. 진료계획의 수립이 최적의 결과를 달성하는데 충분조건은 아니므로 이를 보완하기 위해서는 환자의 진료를 담당하는 모든 의료전문가들이 서비스 제공과정에서 적절하게 조정, 협력 및 연계되어야 한다.

2 인증기준의 주요내용 및 실제 현황

2.1 인증기준[1)]

환자진료의 범주는 크게 환자진료체계와 고위험환자진료체계로 구성되어 있다. 환자진료체계는 치료계획의 수립 및 목표설정, 진료과 간 협의진료체계, 통증관리, 영양공급 및 관리, 영양집중지원서비스, 욕창예방 및 관리활동, 말기환자 완화의료가 제공되어야 한다. 고위험환자진료체계는 중증응급환자, 심폐소생술환자, 수혈환자, 항암화학요법 환자와 같은 고위험환자에게 양질의 의료서비스 제공, 감염성질환자 및 면역저하 환자를 관리하여 감염위험 최소화, 신체억제대 사용, 격리 및 강박 시행 등을 수행한다.

1) 2주기 급성기병원 인증조사 기준에 관한 내용임

표 8-1 환자진료의 인증기준

범주	조사기준	
『환자진료체계』	4.1.1	환자진료가 적정하게 이루어질 수 있도록 적시에 치료계획(care plan)을 세우고 목표(Goal)을 설정하여 이를 수행한다.
	4.1.2	통합적인 환자진료를 위해 진료과 간 협의진료체계를 갖추고 있다.
	4.1.3	환자의 신체적 · 정신적 안녕을 위하여 적절한 통증관리를 한다.
	4.1.4	환자의 치료효과를 높일 수 있도록 적절한 영양을 공급하고 관리한다.
	4.1.5	영양집중지원이 필요한 환자를 위하여 협력체계를 구축하고 영양집중 지원서비스를 제공한다.
	4.1.6	환자안전을 위한 욕창예방 및 관리활동을 수행한다.
	4.1.7	말기환자의 존엄성과 편안함 유지를 위하여 완화의료를 제공한다.
『고위험환자 진료체계』	4.2.1	중증응급환자에게 양질의 의료서비스를 제공한다.
	4.2.2	심폐소생술이 요구되는 환자에게 양질을 의료서비스를 제공한다.
	4.2.3	수혈환자에게 양질의 의료서비스를 제공한다.
	4.2.4	항암화학요법 환자에게 양질의 의료서비스를 제공한다.
	4.2.5	감염성질환자 및 면역저하 환자에게 적절한 격리절차를 적용한다.
	4.2.6	신체억제대 사용, 격리 및 강박 시행을 적절하고 안전하게 한다.

2.2 기준별 주요내용 및 실제 현황

2.2.1 환자진료체계

2.2.1.1 치료계획 수립 및 목표설정

기준의 주요 내용은 환자의 특성에 따라 구체적으로 치료계획을 세우고, 의료진들은 환자의 주요상태 경과를 기록한다. 이때 환자의 주요상태 변화에 따라 치료계획이 변경될 수 있음을 명시하고 있다. 병원에서는 체계적이고 효율적인 치료 제공을 위해 구체적인 치료계획을 세우기 위해 다양한 노력을 하고 있다.

진료 계획 정책

목적 (Purpose):
이 정책은 모든 환자에게 양질의 진료를 균등하게 제공하는 것을 목적으로 한다.

범위 (Scope):
병원에서 발생하는 모든 진료과정에 적용된다.

정책 (Policy):

· 병원은 환자의 기본 인권을 보호하고 균등한 진단과 치료를 제공한다.
· 환자진료는 병원이 인정한 의료진에 의해 법적 규제와 병원 정책에 따라 제공한다.
· 환자진료는 요일, 근무시간과 같이 시간에 영향을 받지 않고 균등하게 제공한다.
· 환자에게 제공되는 동일한 진료는 병원 내의 모든 부서에서 균등하게 제공한다.
· 환자에게 제공되는 진료는 인종, 민족, 성별, 신념, 종교, 지불능력에 의하지 않고 균등하게 제공한다.
· 외래환자 등록 규정이 있어야 한다.
· 병원은 환자의 진료를 계획하여야 한다.
· 진료 계획은 환자 정보(주호소, 과거력, 신체검사, 진단, 투약 및 병력, 과거 약물부작용 병력, 의료진의 메모 등)를 평가한다.
· 진료 계획은 환자 정보를 취합하는 과정에서부터 시작되며, 제공할 처치와 서비스 등이 기재된다.
· 의료진은 환자를 평가할 때 적시에 적절히 이루어졌는지 확인하며, 정보가 누락 되었거나 필요한 사항이 있는 경우 보완한다.
· 진료과정에서 획득된 환자의 개인정보는 치료에 참여하는 의료진에게 공유되어야하며, 비밀이 유지되어야 한다.
· 진료에는 환자나 필요한 경우 가족(보호자)이 참여한다.
· 환자 상태가 변하면, 진료 계획은 수정되어야 한다.
· 계획된 진료가 제공되고 나서, 의무기록지에 기록되어야 한다.
· 통증을 호소하는 환자의 경우 통증초기평가 및 정기적인 재평가가 이루어져야 한다.
  - 통증초기평가: 통증의 강도, 양상, 위치, 빈도 및 기간
  - 통증재평가: 통증양상이 변화되거나 새로운 양상이 있을 경우, 시술 및 처치를 시행한 경우, 약물투여 후 재평가를 실시한다.
· 영양 상태, 정신적 평가가 필요한 경우 협의 진료를 의뢰한다.
· 진료계획은 재평가를 통하여 다시 수립한다.
· 환자는 진료계획과 치료 과정에서 환자의 권리가 고려되며, 진료계획과 치료의 예기치 못한 결과에 대해 설명을 들을 권리가 있다. 동의를 필요로 하는 경우,

그림 8-1 진료계획 정책의 사례

2.2.1.2 진료과 간 협의진료체계

기준의 주요 내용에는 협의를 의뢰하는 내용 및 회신내용, 응급여부 등으로 구성된 의뢰 서식의 작성과 협의진료를 수행한 후 얻은 성과의 지속적 관리를 포함하고 있다. 병원에서는 진료과 간 협의진료가 수행될 수 있는 체계를 갖추고 있어 통합적인 진료가 신속하고 연속적으로 이루어지고 있다.

2.2.1.3 적절한 통증관리

기준의 주요 내용은 통증의 유무를 확인하는 통증초기평가, 통증평가 결과에 따라 약물을 사용하는 등의 적절한 중재방법, 환자의 통증 재평가 등을 포함한 통증관리 규정을 명시하고 있다. 병원에서는 통증평가와 통증관리를 위한 적절한 체계를 수립하여 환자가 겪는 통증이 치료과정에 부정적인 결과를 초래하지 않도록 노력한다.

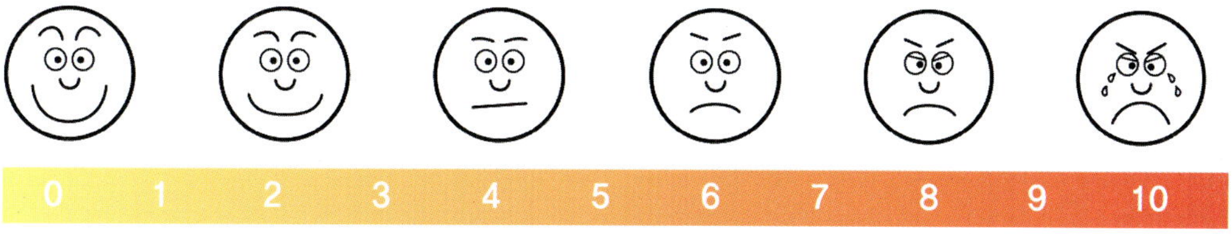

그림 8-2 병원의 통증 관리의 실제

2.2.1.4 영양 공급 및 관리

기준의 주요 내용에는 식사처방 지침, 치료목적에 맞는 치료식 식단 작성 지침, 임상영양관리 지침, 환자 또는 보호자에게 필요 시 영양상담 제공, 영양불량위험환자 관리 절차를 포함하는 영양관리 규정이 있다. 적절한 영양공급은 치료효과를 높일 수 있으므로 병원은 환자에게 알맞은 영양공급과 관리를 위해 노력하고 있다.

영양평가 정책

목적 (Purpose):
환자에게 안전하고 효과적인 의료서비스 제공을 위해 영양 위험이 있는 환자에게 건강과 질병 예방 증진을 위한 영양 교육을 실시함으로써 진료의 질 향상을 도모한다.

범위 (Scope):
병원의 모든 진료 범위에 적용한다.

정책 (Policy):
- 초기 평가 시 영양 위험이 있는 환자를 판단하기 위하여 체중 변화가 한 달에 5kg 이상인 경우 추가적인 평가를 권한다.
- 영양 상태에 따라 치료 과정에 영향을 미칠 수 있는 영양 보충제의 섭취 정도를 초기평가 시 평가한다.
- 영양 위험이 있다고 판단되는 환자는 영양 치료를 우선으로 행하기 위하여 영양 치료가 가능한 병원으로 전원 한다.
- 영양 치료가 필요한 환자는 전원 후 의무기록에 기록한다.

그림 8-3 병원의 영양평가 정책의 사례

2.2.1.5 영양집중지원서비스

기준의 주요 내용은 영양집중지원이 필요한 환자에게 정맥영양 또는 경장영양지원을 통한 별도의 치료계획을 수립하여 서비스를 제공하고 모니터링 하는 것이다. 병원에서는 영양집중지원이 필요한 환자에게 치료효과를 극대화하기 위하여 다직종 간 협력체계를 구축하여 영양집중지원서비스를 제공하고 있다.

영양집중지원 환자관리 정책

목적 (Purpose):
영양집중지원이 필요한 환자에게 적절한 영양집중지원 서비스가 이루어질 수 있도록 하기 위함이다.

범위 (Scope):
영양불량 선별검색 결과 고지 후 담당의에 의해 영양집중지원이 필요하다고 판단되는 환자

정의 (Definition):
- 영양집중지원이란 경구식사를 통해 영양필요량을 충족할 수 없는 환자에게 정맥 영양(total parenteral nutrition) 또는 경장영양(enteral nutrition)을 통해 영양을 공급하는 것을 말한다.
- 정맥영양은 경구나 경장영양 공급이 불가능하거나 불충분한 환자에게 정맥을 통해 필요한 영양(당질, 단백질, 지방, 전해질, 미량 영양소, 비타민 등)을 공급하는 것을 말한다.
- 경장영양은 관을 통해 위나 장으로 필요한 영양을 공급하는 것을 말한다.

정책 (Policy):
- 영양집중지원팀을 운영한다.
- 영양집중지원이 필요한 환자에게 적합한 치료계획을 수립한다.
- 치료계획에 따라 영양집중지원 관리서비스를 제공한다.
- 영양집중지원서비스 제공 후에도 모니터링을 통해 지속적으로 관리한다.

그림 8-4 병원의 영양집중 지원 정책의 사례

2.2.1.6 욕창예방 및 관리활동

주기적으로 욕창위험도 평가도구를 통해 욕창위험평가를 실시한다. 이를 통해 욕창예방(피부상태 관찰, 주기적인 자세변경 등) 및 관리활동(욕창 간호, 협진의뢰 등)을 수행하고 기록한 후 얻는 성과를 지속적으로 관리하는 것이 기준의 주요 내용이다. 병원에서는 욕창 발생을 최소화하기 위해 욕창예방에 대한 교육을 실시하고 있다.

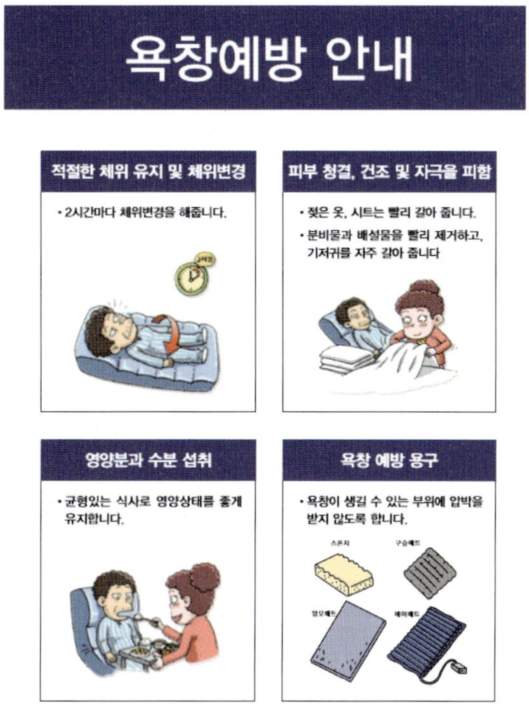
욕창예방 안내
적절한 체위 유지 및 체위변경
• 2시간마다 체위변경을 해줍니다.
피부 청결, 건조 및 자극을 피함
• 젖은 옷, 시트는 빨리 갈아 줍니다.
• 분비물과 배설물을 빨리 제거하고, 기저귀를 자주 갈아 줍니다
영양분과 수분 섭취
• 균형있는 식사로 영양상태를 좋게 유지합니다.
욕창 예방 용구
• 욕창이 생길 수 있는 부위에 압박을 받지 않도록 합니다.

그림 8-5 욕창예방에 대한 교육자료

2.2.1.7 말기환자 완화의료

말기암환자, 임종이 가까운 환자, 통증 및 증상완화가 주목적인 말기환자에게 완화의료서비스를 제공하는 완화의료팀을 운영하고 환자 및 보호자에게 완화의료서비스에 대한 정보를 제공하는 것이 기준의 주요 내용이다. 병원에서는 완화의료를 통해 말기환자의 존엄성과 편안함을 유지하도록 하는 노력을 하고 있다.

2.2.2 고위험환자진료체계

2.2.2.1 중증응급환자 진료

기준의 주요 내용은 의료진간 협력체계, 모든 진료과정에서 우선적으로 진행될 수 있는 신속진료시스템(Fast Track) 운영을 포함하는 중증응급환자를 적시에 치료하는 규정을 통해 신속진료시스템을 운영하는 것이다. 병원은 중증응급환자에게 양질의 의료서비스를 제공하여 신속하게 진료가 수행될 수 있도록 노력한다.

중증응급환자 진료정책

목적 (Purpose):
중증 응급환자를 적시에 안전하게 치료할 수 있는 절차를 수립함으로써 신속하게 진료가 수행될 수 있도록 하기 위함이다.

범위 (Scope):
응급실내원 중증외상, 응급심질환, 응급뇌질환 환자

정의 (Definition):
· 중증 외상 : 중증외상 환자는 수상 24시간 이내 환자로서 사망의 위험이 큰 환자를 말하며, 사망의 위험성은 각 지표별로 별도의 방법으로 정의한다.
· 응급뇌질환 : 뇌혈관의 원발성 허혈 또는 출혈로 인하여 발병 24시간이내 내원한 응급환자
· 응급심질환 : 급성심근경색으로 인하여 발병 24시간 이내 내원한 응급환자

정책 (Policy):
의료기관은 중증응급환자가 응급실에 내원 시 적시에 정해진 절차에 따라 치료하여야 한다.

그림 8-6 중증 응급 환자 진료정책의 사례

2.2.2.2 심폐소생술 운영 관리

기준의 주요 내용은 심폐소생술 팀을 구성하여 심폐소생술이 적시에 이뤄지기 위해 요구되는 절차, 제세동기 관리, 심폐소생술 방법 등의 교육을 실시하여 심폐소생술 성과를 지속적으로 관리할 수 있도록 하는 것이다. 심폐소생술이 적시에 이뤄지도록 병원에서는 비상연락처와 심폐소생술 코드 활성화와 자동제세동기 사용법을 교육을 실시하고 있다.

심 폐 소 생 술

1. 응급상황 발생 시 ☎'#4' 방송요청

Code Blue 성인 / 소아 + 발생장소 3회 반복 (소아-만18세 까지)

2. 심폐소생술 팀 운영

❶ 총 3개팀 운영

❷ 3분 이내

구분	대상	층별	리더		팀원
			주간	야간, 휴일	
1팀	만 19세 이상 성인	4층 ~15층	심장내과 또는 호흡기내과 전문의	내과 최고년차 전공의	인턴, 각 병동 간호사 3인
2팀		3층	심혈관센터의 심장내과 전문의	응급의학과 전문의 또는 전공의	인턴, 응급실 간호사 2인, 응급구조사 1인
		B4층 ~2층	응급의학과 전문의 또는 전공의		
3팀	만 18세 이하 소아	전체	소아청소년과 전문의 또는 3년차 이상의 전공의 1인		소아청소년과 인턴 1인, 담당 병동 간호사 2인

자동제세동기(AED) 사용법

1단계	전원 켜기	AED는 심폐소생술에 방해되지 않는 곳에 놓는다.
2단계	두 개의 패드 부착	패드에 표시된 대로 부착 • 우측 쇄골아래 • 좌측 유두아래 중간 겨드랑이 선
3단계	심장리듬 분석	"분석 중"이라는 음성메세지가 나오면 심폐소생술을 멈추고 환자에게서 손을 뗀다.
4단계	제세동 시행	"물러나세요"라고 외치고 주변사람들이 환자에게서 떨어진 것을 확인 후 깜빡이는 제세동 버튼을 누른다.
5단계	심폐소생술 다시 시행	제세동 실시 후, 즉시 30:2로 심폐소생술을 다시 시행한다.

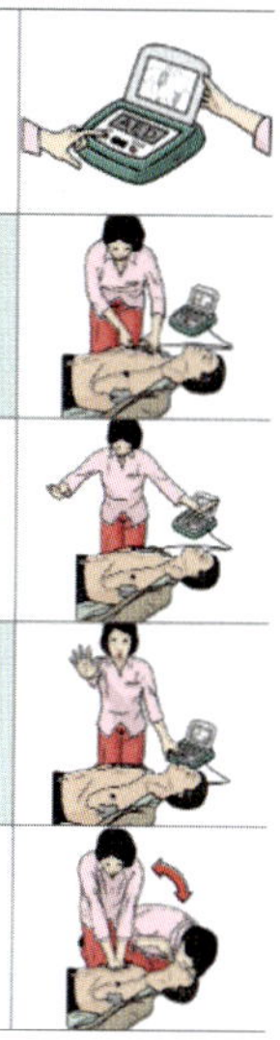

그림 8-7 심폐소생술 관련 교육자료의 사례

2.2.2.3 수혈 관리

안전한 수혈을 위해 혈액제제 관리, 수혈 전 환자확인, 수혈 시 주의사항 및 수혈부작용 발생시 대처방안 등 수혈에 관한 규정에 포함시키고 수혈의 안전성을 확보하기 위해 불출 후 적정시간 내 수혈 및 수혈환자의 주의관찰 수행여부 등을 적절하게 관리한다.

혈액관리 정책

목적 (Purpose):
수혈과정 및 수혈에 관련된 사항을 통해 발생 가능한 수혈 관련 문제를 조기에 파악 하여 안전한 수혈관리가 이루어지게 하기 위함이다.

범위 (Scope):
본원에서 수혈을 받는 모든 환자를 대상으로 하며, 본원에서 취급되는 모든 혈액제제를 포함한다(환자는 질병의 특성 및 특수한 상황인 경우 예외가 있을 수 있음).

정의 (Definition):
'혈액'이라 함은 본원에 공급된 혹은 본원에서 제조된 혈액제제를 말한다.
'수혈'이라 함은 공여자의 혈액세포 또는 혈장 성분을 환자에게 주입하는 치료 행위이다.

정책 (Policy):
· 수혈의 주된 목적은 부족한 혈액성분을 보충하는 것이다
· 수혈은 일종의 이식 행위이므로 수혈로 인한 효과와 부작용을 인지하고 수혈효과를 충분히 기대할 수 있을 때 수혈이 결정되어야 한다.
· 수혈부작용의 발생을 최소화하기 위하여 되도록 환자에게 필요한 성분만을 보충하는 성분수혈을 실시한다.
· 수혈의 실시는 본원의 수혈지침서와 혈액은행 업무지침서에 따른다.

그림 8-8 혈액관리 정책의 사례

2.2.2.4 항암화학요법

기준의 주요 내용에서는 자격을 갖춘 자가 항암제를 처방, 안전하고 무균적인 조제, 주의사항을 준수하면서 투여하는 것을 요하며 항암화학요법 시 부작용 여부를 관찰하고 기록한 후 안전하게 폐기하는 것을 명시하고 있다. 부적절한 항암화학요법은 환자에게 치명적인 위해를 줄 수 있으므로 병원은 각별한 노력을 기울이고 있다.

항암화학요법제 투여 관리에 관한 정책

목적 (Purpose):

고위험군 약물인 항암화학요법제의 적절한 효과 및 안정성을 확보하고, 항암제를 취급하는 근로자의 위험을 최소화하기 위함이다.

범위 (Scope):

· 항암화학요법 치료를 위해 사용되는 경구 또는 비경구, 다른 특별한 경로로 제공하는 모든 항암약물

· 원내 약품정보 database에 항암제로 등록되어 있거나, 보건복지부 의약품 등 분류번호 42*번대 종양용약에 속한 약물이 이에 속한다.

정책 (Policy):

· 항암제는 유효기간 이내에 사용되어져야 하고, 제조사에서 정한 저장 방법에 따라 적절한 온도, 습도, 환기, 조도가 유지되는 장소에 보관되어야 한다. 약품 보관용 냉장고의 온도는 매일 체크되어야 하고 약품 설명서의 저장 방법을 아래와 같이 분류하여 지정된 장소에 분리 보관한다.

약품 설명서의 저장 방법	보관 위치
-20~10℃ or -4~14℉	냉동고
2~8℃ or 36~46℉	냉장고
실온	실온

· 모든 항암화학약물은 안전하게 준비, 조제, 투여한다.
  - 항암화학약물 조제는 항암화학요법 조제에 대한 교육을 받은 약사가 안전하고 무균적으로 조제한다.
  - 항암화학약물 투여는 의사가 안전하게 투여한다.

· 항암화학요법 투여 후 부작용에 대해 관찰, 관리한다.

· 항암화학약물 폐기물은 "폐기물관리 정책"에 따라 안전하게 처리한다.

· 항암화학요법과 관련한 직원을 교육하여 환자에게 안전하고 효과적인 의료서비스를 제공한다.

그림 8-9 항암화학요법제 투여 관리에 관한 정책의 사례

2.2.2.5 감염성질환자 및 면역저하 환자관리

기준의 주요 내용은 전파경로에 따라 격리가 필요한 감염성 질환자를 대상으로 적절한 시설과 환경을 갖춰 절차를 준수하여 환자를 관리하라는 내용과 면역이 저하된 환자를 위한 규정의 내용으로 나누어져있다. 병원은 감염성질환의 유입을 차단하고, 면역저하 환자를 보호함으로써 감염의 위험을 최소화하기 위해 노력하고 있다.

2.2.2.6 신체억제대 사용 관리

신체억제대 사용 규정에 따라 신체억제대를 적절하게 사용하고 정신건강의학과 입원환자의 격리 및 강박 규정을 준수하여 시행하는 것이 기준의 주요 내용이다. 병원에서는 환자의 권리 존중 및 안전을 위하여 일관된 규정을 올바르게 사용하도록 노력하고 있다.

3 4차 산업혁명시대의 환자진료

4차 산업혁명에 관련된 기술을 이용하여 환자진료를 할 수 있는 내용을 살펴보면 다음과 같은 것이 있다.

3.1 인공지능 기반의 암환자 치료계획 수립[2)]

미국 IBM사의 인공지능 Watson for Oncology에서는 암환자에 대한 최적의 치료법을 제공하여 이를 기반으로 하여 의료진과 환자들이 참여하는 환자치료계획을 수립하게 하고 있다. 우리나라에서도 2016년 가천 길병원에서 이를 도입하여 환자진료에 활용을 하고 있다. 왓슨에서 제시한 치료법과 주치의 치료법이 대부분 일치하는 편이지만 불일치하는 경우에 환자들이 왓슨을 선택하는 현상이 나타날 정도로 의료계에 큰 영향을 끼치고 있다.

---

2) IBM Watson의 암진료를 지원하는 시스템에 포함된 내용

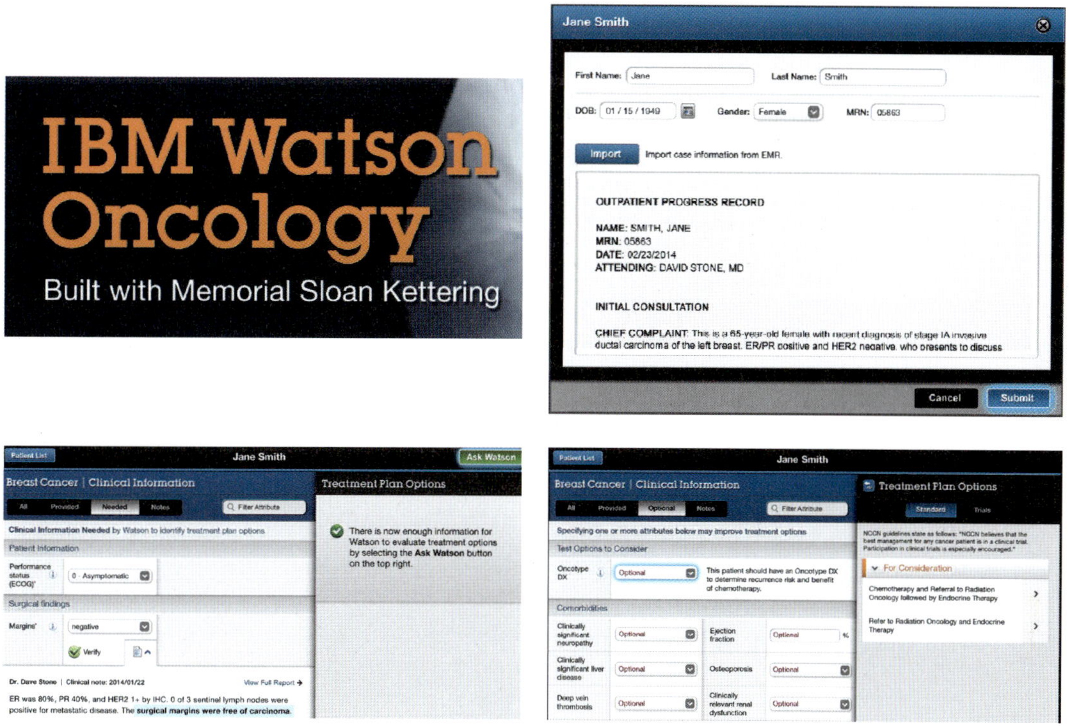

그림 8-10 IBM Watson for Oncology

항암환자에게 최적의 화약요법 치료를 하는데 있어서 환자의 특성과 약물의 특성을 고려하여 최적의 형태로 화학요법 치료방안을 찾는데 최근에 인공지능 기법을 이용하고 있다. 영국 King's College의 연구진을 포함하여 많은 연구자들이 이 분야에 대해서 계속적인 연구를 수행하고 있음에 따라 앞으로 화학요법 치료에 인공지능 기술의 활용이 확대될 전망이다.3)

3) 영국의 킹즈대학에서는 인공지능을 이용하여 암환자 치료 효과를 예측하는 연구를 수행함

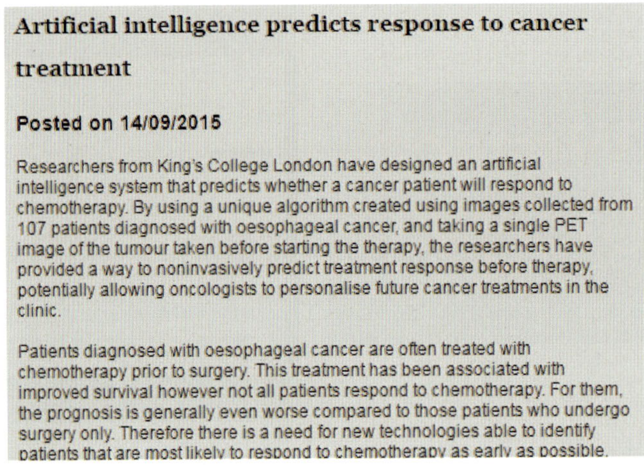

Artificial intelligence predicts response to cancer treatment

Posted on 14/09/2015

Researchers from King's College London have designed an artificial intelligence system that predicts whether a cancer patient will respond to chemotherapy. By using a unique algorithm created using images collected from 107 patients diagnosed with oesophageal cancer, and taking a single PET image of the tumour taken before starting the therapy, the researchers have provided a way to noninvasively predict treatment response before therapy, potentially allowing oncologists to personalise future cancer treatments in the clinic.

Patients diagnosed with oesophageal cancer are often treated with chemotherapy prior to surgery. This treatment has been associated with improved survival however not all patients respond to chemotherapy. For them, the prognosis is generally even worse compared to those patients who undergo surgery only. Therefore there is a need for new technologies able to identify patients that are most likely to respond to chemotherapy as early as possible.

그림 8-11 King's College의 화학요법 치료에 대한 연구

3.2 인공지능 기반의 환자모니터링

IoT를 기반으로 하여 환자의 상태를 모니터링 하면서 이들 정보를 인공분석기법을 이용하여 적절한 관리를 해주는 지능형 환자모니터링 시스템이 등장하고 있다.[4] 이와 같이 IoT기술과 인공지능 기법을 이용하여 환자의 상태 변화에 신속히 대처하면서도 최적의 치료가 가능하게 되었다. 이러한 기술은 병원내의 모니터링 뿐만 아니라 병원 밖의 환자에 대한 모니터링으로 활용영역을 넓히고 있다.

4) 영국의 Nottingham 대학의 환자 모니터링 시스템에 대한 연구 결과물

Artificially-intelligent medical devices capable of continuously monitoring critically-ill patients and administering treatments when needed, are being investigated in a UK-wide research project.

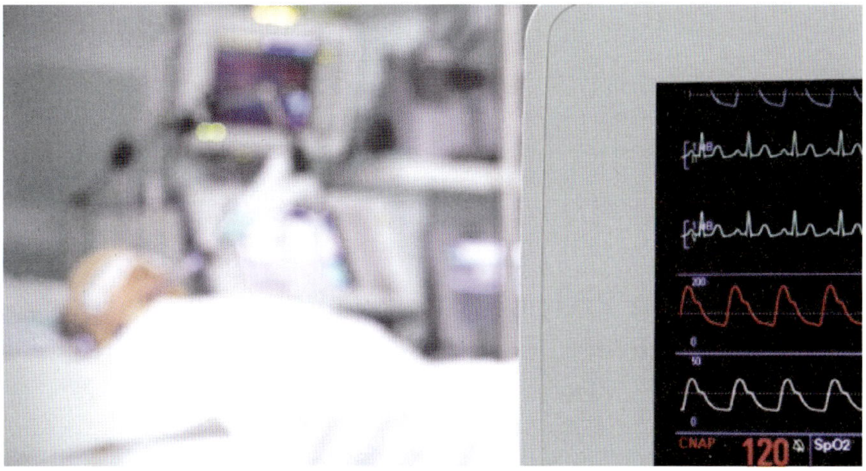

그림 8-12 인공지능 기반의 환자모니터링 시스템

3.3 인공지능 기반의 통증관리

IoT장치와 인공지능 기법을 이용하여 통증을 관리해주는 시스템이 등장하고 있다. PainKARE라는 솔루션이 개발되어 미국의 FDA에 의료기기로 승인을 받고 현재 미국에서 활용되고 있다.[5] 이 시스템은 주로 만성질환의 통증 관리에 사용되는 것으로서 통증시에 PainKare라는 패치에서 전자적인 자극을 사람에게 해서 통증을 완화시키고 있다.

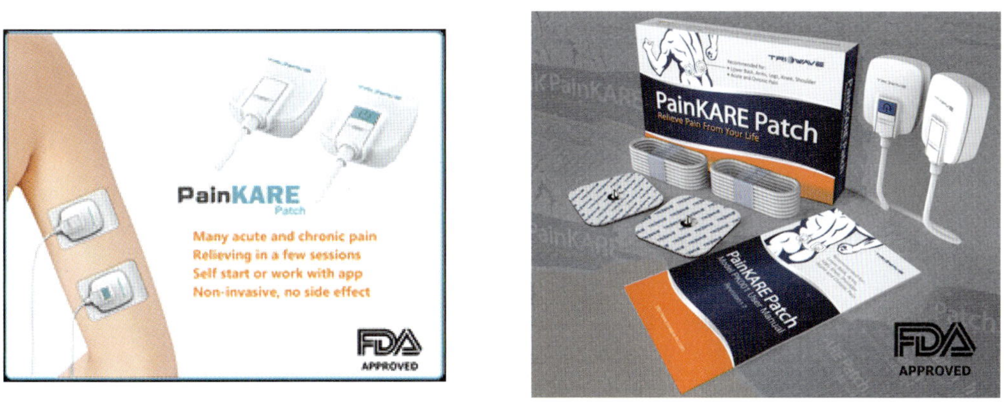

그림 8-13 인공지능 기반의 만성통증 관리기기(PainKARE)

5) 인공지능을 이용한 통증 관리 패치

3.4 인공지능 기반의 퇴원계획관리

퇴원계획을 수립하는데 있어서 IoT와 인공지능 기법을 활용하여 효율적으로 퇴원계획을 수립하려는 시도가 이루어지고 있다. 영국에서는 효율적인 퇴원계획을 지원하기 위해서 IoT와 인공지능 기법을 활용하는 솔루션을 개발하였다.[6]

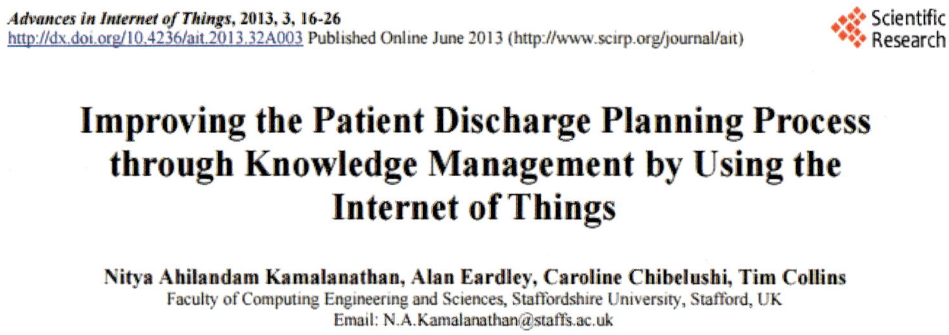

Advances in Internet of Things, 2013, 3, 16-26
http://dx.doi.org/10.4236/ait.2013.32A003 Published Online June 2013 (http://www.scirp.org/journal/ait)

Scientific Research

Improving the Patient Discharge Planning Process through Knowledge Management by Using the Internet of Things

Nitya Ahilandam Kamalanathan, Alan Eardley, Caroline Chibelushi, Tim Collins
Faculty of Computing Engineering and Sciences, Staffordshire University, Stafford, UK
Email: N.A.Kamalanathan@staffs.ac.uk

그림 8-14 영국의 퇴원계획의 효율화를 위한 움직임

3.5 스마트밴드 기반의 욕창 탐지

욕창을 조기에 발견할 수 있는 스마트 밴드가 개발되어 활용되고 있다.[7] 향후에는 스마트 밴드나 행동인식 시스템을 도입하여 욕창 발생 고위험 상태를 파악하고 이들에 대해서 로봇을 이용하여 욕창예방 활동을 하는 시대가 오고 있다.

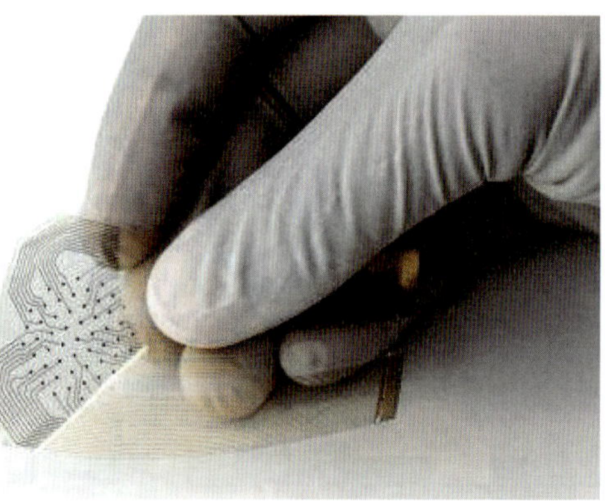

그림 8-15 욕창발견용 스마트 밴드

6) 영국의 Staffordshire University에서 인공지능을 이용한 퇴원계획에 대해 연구를 수행
7) 피부에 부착하는 것만으로 욕창 진행을 알 수 있는 '스마트 밴드' - UC버클리

발표 및 토론 주제

1. 4차 산업혁명에 관련된 신기술을 이용하여 통증관리를 개선할 수 있는 방안에 대해서 토론하시오.

2. 4차 산업혁명에 관련된 신기술을 이용하여 영양 공급 및 관리를 개선할 수 있는 안에 대해서 토론하시오.

3. 4차 산업혁명에 관련된 신기술을 이용한 욕창예방 안에 대해서 토론하시오.

4. 4차 산업혁명에 관련된 신기술을 이용하여 수혈 관리를 개선할 수 있는 안에 대해서 토론하시오.

5. 4차 산업혁명에 관련된 신기술을 이용하여 항암화학요법을 개선할 수 있는 안에 대해서 토론하시오

6. 4차 산업혁명에 관련된 신기술을 이용하여 감염질환자 및 면역저하 환자관리를 개선할 수 있는 안에 대해서 토론하시오

참고문헌

1. 의료기관평가인증원, 2주기 급성기 병원인증조사 기준, 의료기관평가인증원, 2016
2. https://www.ibm.com/watson/health/oncology-and-genomics/
3. http://www.kcl.ac.uk/lsm/research/divisions/imaging/newsevents/newsrecords/2015/Artificial-intelligence-predicts-response-to-cancer-treatment.aspx
4. https://www.theengineer.co.uk/vital-signs-project-aims-to-bring-artificial-intelligence-into-healthcare/
5. http://www.prweb.com/releases/2016/01/prweb13175712.htm
6. Nitya Ahilandam Kamalanathan, Improving the Patient Discharge Planning Process through Knowledge Management by Using the Internet of Things, Scientic Research, 2013
7. http://www.dongascience.com/news.php?idx=6407

제 9 장
수술 및 마취진정관리

학습목표

1 수술 및 마취진정관리의 필요성을 이해한다.
2 수술/시술관리의 내용을 이해한다.
3 마취진정관리의 내용을 이해한다.
4 4차 산업혁명시대의 수술/시술관리의 변화 내용을 이해한다.
5 4차 산업혁명시대의 마취진정관리의 내용을 이해한다.

1 수술 및 마취진정관리의 필요성

의료기관에서 마취와 진정 그리고 외과 수술은 흔하면서도 복잡한 과정이라 할 수 있다. 이들은 완벽하고 포괄적인 환자평가, 통합적 진료계획, 지속적인 환자모니터링, 진료의 연속성을 위해 지표에 근거한 환자전원, 재활 및 퇴원 등의 제반 과정을 요구한다. 마취와 진정은 간단한 진정에서부터 전신마취까지 연속적인 스펙트럼으로 이루어져 있다. 따라서 환자의 반응은 이러한 연속선상에서 움직이므로, 마취와 진정의 사용이 통합된 방식으로 조직화되어야 한다.

또한 의료 기술의 발달과 더불어 사회적 여건의 변화로 선택수술 중에 외래수술이 차지하는 비율이 증가하고 있고 이를 위한 마취 역시 새로운 기술의 도입과 약제의 소개로 국소마취와 부위마취를 시행하는 경우가 증가하고 있다. 그러나 환자가 수술 중 깨어 있다는 불안감과 수술 중 깰 수도 있다는 스트레스나 불편함을 느끼는 경우가 많다. 따라서 이러한 경우의 환자에게 두려움과 스트레스를 감소시켜 줄 뿐만 아니라 수술 중 환자에게 안락감을 제공해주기 위하여 수술 중 환자를 진정시키는 방법이 사용되어지고 있다. 최소한의 수술 기술과 작용 발현 시간이 빠르고 짧은 진정제와 진통제의 발달로 환자에게 시행하는 시술의 수와 종류가 계속 증가하고 있다. 환자들은 수술실 또는 수술실 외 환경에 불안함 및 두려움을 경험하게 되므로 진료의 질과 환자의 만족도를 높이기 위하여 마취를 병행하여 혹은 적절한 진정 하에서 수술을 실시하는 것이 도움을 줄 수 있다. 그러므로 수술 전 환자 평가, 수술 중 환자 감시, 처치 등은 많은 준비와 주의를 기울여야 환자를 안전하게 진정시킬 수 있다.

2 인증기준의 주요내용 및 실제 현황

2.1 인증기준[1]

수술 및 마취진정관리의 범주는 크게 수술/시술 관리와 마취진정관리로 구성되어 있다. 수술/시술 관리는 수술 전/시술 전 계획의 수립과 수술/시술 시 환자안전 보장 규정의 수립으로 구성되어 있다. 마취진정관리의 단계는 진정치료 수행, 마취 전 환자상태 평가 및 마취진료 제공, 마취진료 시 환자 상태 모니터링으로 나눠진다.

표 9-1 수술 및 마취진정관리의 기준

범주	조사기준	
『수술/시술 관리』	2.1.1	환자평가 결과에 따라 수술계획을 수립하고 수행한다.
	2.1.2	수술 시 환자안전을 보장하기 위한 규정을 수립하고 수행한다.
	2.1.3	환자평가 결과에 따라 시술 계획을 수립하고, 시술 시 환자안전을 보장하기 위한 규정을 수립하고 수행한다.
『마취진정관리』	2.2.1	진정치료를 안전하게 수행한다.
	2.2.2	마취 전 환자상태를 평가하고, 적절한 마취진료를 제공한다.
	2.2.3	마취진료에 따른 환자의 상태를 지속적으로 모니터링 한다.

1) 2주기 급성기 병원 인증조사 기준에 관한 내용임

2.2 기준 별 주요내용 및 실제

2.2.1 수술/시술 관리

2.2.1.1 수술 계획

수술 전 평가를 기반으로 한 수술 계획 수립, 수술실 입실하기 전의 진단명과 수술실 퇴실 전 수술에 대한 기록내용(수술명, 집도의/보조의 이름, 수술 후 진단명 등) 기록, 수술 후 평가를 기반으로 한 치료계획을 24시간 안에 기록해야하는 내용이 기준의 주요 내용이다. 수술은 환자에게 높은 수준의 위험을 동반하므로 병원에서는 수술 계획을 세워 안전하고 적합한 수술을 제공하려는 노력을 하고 있다.

2.2.1.2 수술 시 환자안전 보장

기준의 주요 내용에는 수술 시 환자 안전 보장 규정에는 위험요인으로 인하여 수술과정에서 발생할 수 있는 환자의 피부화상 및 괴사를 예방하기 위해 수술 전과 후에 피부상태를 확인하고, 수술 시 사용된 물품인 수술계수(counts) 집계와 수술 중 채취한 조직표본검체를 취급하는 절차가 있다. 병원에서는 수술시 발생할 수 있는 환자안전과 관련된 문제를 예방하기 위하여 노력한다.

수술 계수 정책

<u>목적 (Purpose):</u>

수술 중 sponge, sharps, instrument, 기타물품의 계수를 실시하여 환자 몸속에 이물질이 남게 될 때 발생할 수 있는 잠재적인 상해의 위험을 줄이기 위함이다.

<u>범위 (Scope):</u>

수술에 사용되는 모든 물품

<u>정의 (Definition):</u>

- Sponges : 체액이나 혈액을 흡수, 조직보호, 박리나 견인을 제공하기 위해 사용되는 물품을 말한다. 예: Gauze, Pads, Dissecting sponges(peanut sponges, tonsil sponges, sponge stick), Pledget
- Sharps : 절단과 구멍 뚫기가 가능하도록 날카로운 모서리나 뾰족한 끝을 가진 도구. 수술에 있어서는 봉합바늘, 수술용 칼, 피하용 바늘, Bovie tip(needle), 안전핀, Pacing wire 등이 포함된다.
- Instruments : 절단이나 절개, 잡기, 견인, 봉합과 같은 특수한 기능을 수행하기 위해 고안된 수술 기구나 장치들을 말한다.
- 기타 물품 : Ligaclip, Bur류, Vessel loop, Umbilical and hernia tapes, Trocar sealing caps, Cautery tip cleaner, Vascular inserts, 그 외 기타 수술부위 내에 남아 있을 수 있는 물품들 을 말한다.

정책 (Policy):
· 수술계수를 기록한다.
· 수술계수 불일치 시 대처하는 절차가 있다.

그림 9-1 수술실 계수정책의 사례

2.2.1.3 시술 계획과 시술 시 환자안전 보장

시술을 목적으로 내원한 환자는 초기평가를 실시하고 입원 중 시술이 결정된 환자는 추가적으로 평가를 실시하여 수립하는 시술 계획과 시술 전·후 환자의 피부상태 확인 절차와 시술 중 채취한 조직표본 검체 취급 절차를 포함하는 시술 시 환자안전 보장 규정이 기준의 주요 내용이다. 병원은 환자평가 결과에 따라 안전하게 시술을 실시하는 노력을 하고 있다.

2.2.2 마취진정관리

2.2.2.1 진정치료

기준의 주요 내용에는 안전한 진정치료를 위해 적격한 자가 진정치료 전 과정에서 환자를 평가하고 모니터링하여 진정과 진정단계가 적절한지 확인하고 기록해야한다고 명시되어 있다. 진정치료를 환자안전의 위협요인으로 작용할 수 있는 위험이 있으므로 이를 유의하여 병원에서는 진정치료를 제공한다.

2.2.2.2 안정한 마취서비스 제공

기준의 주요 내용에는 마취 전 평가(환자 신체상태, 마취계획 등)를 수행하고 마취 유도 직전 환자의 상태를 평가한 후 적격한 자가 마취서비스를 제공해야한다. 정규시간 이외에도 동일한 마취서비스를 제공한다고 명시되어 있다. 병원에서는 마취 전 환자상태를 평가한 후 마취서비스를 제공하고 있다.

2.2.2.3 환자 상태 모니터링

전신마취와 부위마취를 한 환자를 대상으로 마취 중 상태를 기록하고, 회복실에 준하는 장소(중환자실, 수술실 등)로 이동 후 회복중인 환자상태를 모니터링하고 기록한다. 환자는 회복실에서 퇴실하기 전 회복수준이 퇴실기준에 부합하는지 평가를 받아야 하는 것이 기준의 주요 내용이다. 병원에서는 안전한 마취진료를 위해서 환자 회복 시 환자상태를 모니터링하는 노력을 기울이고 있다.

마취 진료 정책
목적 (Purpose): 마취진료 업무에 관한 사항을 규정하여 환자 치료가 적절히 이루어지도록 하기 위함이다. 범위 (Scope): · 마취진료관리 자격. · 마취 전 환자상태 평가. · 마취진료의 계획 및 수행 · 마취 후 상태 모니터링 및 회복실 퇴실기준 · 정규시간 이외 마취서비스 제공 정의 (Definition): 마취진료라 함은 수술실 및 병원 내 다른 곳에서 실시되는 계획수술 및 응급수술의 환자 마취의 관리, 수술 시 마취, 마취 후 관리를 말한다. 정책 (Policy): · 적격한 자가 마취서비스를 제공한다. · 마취 전 평가를 기반으로 마취진료 계획을 수립한다. · 회복실에서는 마취 후 회복에 관한 규정을 준수한다. · 진정치료는 진정치료에 관한 규정을 준수한다.

그림 9-2 마취진료정책의 사례

3 4차 산업혁명시대의 수술 및 마취진정관리

4차 산업혁명에 관련된 기술을 이용하여 수술 및 마취진정관리에 대해서 할 수 있는 내용을 살펴보면 다음과 같은 사례가 있다. 인공지능기반의 로봇에 의한 마취 및 수술이 이루어지게 됨에 수술 및 마취서비스의 질적 수준이 크게 향상될 전망이다.

3.1 인공지능 기반의 로봇 수술

현재도 수술용 로봇인 다빈치를 이용한 수술이 활발히 이루어지고 있다. 앞으로는 로봇 수술에 인공지능 기능이 부가되어 로봇이 의사의 도움 없이 직접 수술을 할 시기가 올 것이다. 인공지능의 의료 접목을 논할 때 흔히 외과의사에게는 그 영향이 적을 것으로 예측되고 있다. 하지만 최근 사이언스의 자매지인 Science Translational Medicine에 실린 연구에 따르면 인공지능과 로봇의 결합으로 인간의 손을 완전히 배제하고 진행한 간단한 수술의 결과가 기존의 다양한 표준 수술법보다 여러 방면에서 나은 것으로 나타났다.[2] 물론 인공지능이 의사를 완전히 대체할 수는 없겠지만 일부 수술에서는 의사 없이 인공지능을 가진 로봇이 환자를 수술할 날이 올 것이다. 이렇게 되면 인간의 실수가 없어짐에 따라서 환자들은 보다 안전한 수술을 받게 될 것이다.

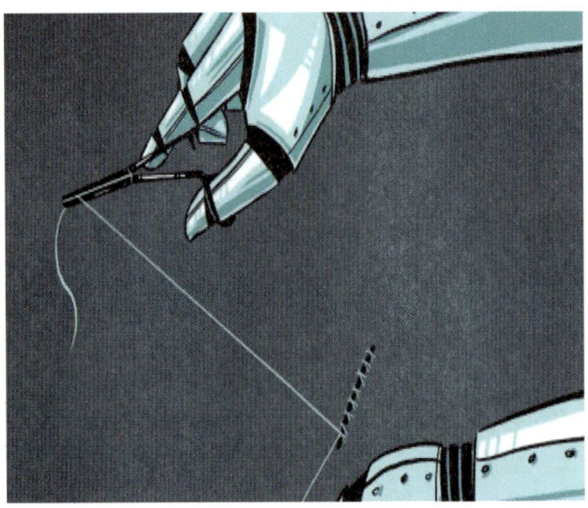

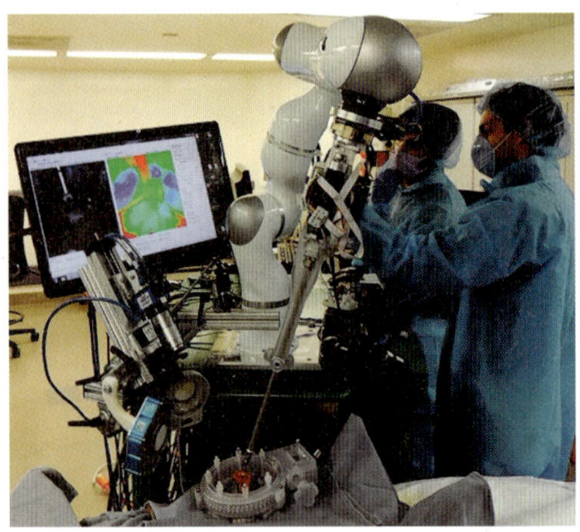

그림 9-3 인공지능 기반의 로봇 수술 사례

2) 최윤섭의 헬스케어 이노베이션에 관련된 자료

3.2 인공지능 기반의 로봇 마취

미국에서는 마취용 의료로봇이 개발되어 의료비를 이전 보다 10분의1 값으로 경감시킨 사례가 있다. 세계최대 바이오·제약기업인 존슨 앤 존슨(J&J)이 수면유도 마취 로봇인 '세더시스'(Sedasys)의 개발하였다.[3] '세더시스'는 결장검사·내시경 검사 때 프로포폴을 주사해 환자를 수면 유도하는 마취용 의료로봇이다. 이 기기는 혈중산소함량, 심박수 등 환자의 신체징후에 따라 투여량을 조절한다. 일종의 인공지능(AI)과 유사한 컴퓨터화된 시스템을 통해 정상보다 혈중 산소함유량이 낮아지거나 심박수가 이상 수준으로 떨어지면 바로 투약을 멈추는 기능을 가지고 있다. 세더시스의 가장 큰 장점은 '살인적 수준'의 미국 의료비를 획기적으로 낮췄다는 것이다. 미국서 결장검사·내시경검사 등을 받을 때 수면내시경 의료비는 통상 2,000달러에 달한다. 마취전문 인력이 부족해 인건비가 상당히 비싸기 때문이다. 반면 이 로봇을 도입할 경우 해당 비용이 150~200달러 안팎수준으로 10분의1로 크게 감소하는 장점이 있다. 이러한 기기가 상용화되기 위해서는 환자안전 등의 문제를 보다 보완해야 할 것이다. 그러나 머지않아 환자안전을 보장하는 인공지능 기반의 마취로봇이 확대될 전망이다.

3) 미국의 마취로봇에 대해 소개한 자료

발표 및 토론 주제

1. 병원의 수술 및 마취진정관리의 개선 방안에 대해서 토론하시오.

2. 4차 산업혁명에 관련된 신기술을 이용하여 수술/시술 계획 기록의 개선 방안에 대해서 토론하시오.

3. 4차 산업혁명에 관련된 신기술을 이용하여 진정치료의 개선 방안에 대해서 토론하시오.

4. 4차 산업혁명에 관련된 신기술을 이용하여 안정한 마취서비스 제공 개선 방안에 대해서 토론하시오.

5. 4차 산업혁명에 관련된 신기술을 이용하여 환자 상태 모니터링을 개선할 수 있는 개선 방안에 대해서 토론하시오.

참고문헌

1. 의료기관평가인증원, 2주기 급성기 병원인증조사 기준, 의료기관평가인증원, 2016
2. http://www.yoonsupchoi.com/2016/05/22/autonomous-roboticsurgery/
3. http://news.mk.co.kr/newsRead.php?no=235774&year=2016
4. 임혜자 저술, 마취와 진정, 대한의사협회지, 2007

제 10 장
의약품관리

학습목표

1 의약품 관리의 중요성을 이해한다.
2 의약품관리의 인증기준을 이해한다.
3 4차 산업혁명시대의 의약품관리방안에 대해서 이해를 한다.

1 의약품관리의 중요성

질병 치료에 있어서 60% 이상이 약물에 의존하고 있기 때문에 치료효과에 못지않게 안전성도 중요하게 다루어야 한다. 의약품관리는 환자 진료에 중요한 부분인 약물이 필요에 맞게, 안전하고 효율적으로 사용되며 이와 관련한 법(약사법, 의약품 안전, 제조, 수입과 관련한 법 등)을 준수하는 시스템인 의약품관리체계를 운영하는 것을 점검하기 위한 목적을 가지고 있다.

질병의 치료과정에서 사용되는 약물은 간독성, 신독성, 졸음 등 한 개 또는 그 이상의 부작용을 가지고 있지만 약물 투여 후 발생하는 부작용이 질병의 치료효과보다 적다면 의사는 환자의 상태호전을 위해 약물을 선택적으로 사용되게 된다. 그러나, 이 과정에서 약물부작용 발생에 대해 간과하거나 약물 부작용에 대한 정보부족 또는 정확한 환자확인, 정확한 사용법을 지키지 않아 환자안전의 문제가 발생할 수도 있다.

약물의 정확한 사용법을 지키지 못해 발생할 수 있는 환자안전의 대표적인 문제는 2010년 정맥으로 투여되어야 할 항암약물의 뇌척수강내 주사로 인해 사망까지 이르게 된 '정종현군 사망사건'은 2016년 환자안전법이 제정되는 계기가 되기도 하였으며, 유명 연예인들의 프로포폴(propofol) 중독, 일명 '우유주사' 등 의약품과 관련한 오남용의 문제는 심각한 사회적 이슈를 야기할 염려가 있기 때문에 주의가 필요하다.

의약품관리의 의약품관리체계에 대한 이해를 돕기 위해 의약품이 사용되는 과정을 간단히 알아보기로 한다. 의약품은 외국 의약품을 수입해서 사용하거나 국내에서 자체 개발된 약품 또는 특허 기간이 만료된 외국의 약품을 국내에서 복제한 약 등을 사용하게 되는데 약물은 상품화하기 전 임상테스트를 거치게 된다. 의료기관은 환자치료를 위한 약품을 사용하기 위해 약품 사용에 대한 심의를 회의를 하고 회의를 통해 선정된 약품은 약국에서 구매하여 제공하게 된다. 의사는 환자의 치료를 위한 약을 용량, 용법에 맞게 처방하고 처방에 대해 약품사용이 적절한지 감사한 뒤 약품을 조제하고 환자에게 투여되게 된다. 이러한 전 과정이 안전하게 정확하게 지켜지고 있는지를 확인하고 점검하는 것이 인증기준에 포함되어 있다.

2 인증기준의 주요내용 및 실제 현황

2.1 인증기준[1]

의약품관리 활동의 범주는 크게 의약품관리체계, 구매 선정 및 보관, 처방 및 조제, 투약 및 모니터링으로 구성되어 있다. 의약품관리체계는 안전하고 효율적인 의약품관리체계를 운영하는 것이다. 구매 선정 및 보관은 필요한 의약품을 적절하게 선정하고 안정하게 보관하는 것이다. 처방 및 조제는 의약품을 안전하게 처방하고 조제하는 것이다. 투약 및 모니터링은 안전하게 의약품을 투여하고 의약품부작용을 모니터링하고 관리하는 것이다.

표 10-1 의약품관리의 기준

범주	조사기준
『의약품관리체계』	1.1 안전하고 효율적인 의약품관리체계를 운영한다.
『구매 선정 및 보관』	1.2.1 필요한 의약품을 적절하게 선정한다.
	1.2.2 모든 의약품을 적절하고 안전하게 보관한다.
『처방 및 조제』	1.3 의약품을 안전하게 처방하고 조제한다.
『투약 및 모니터링』	1.4.1 안전하게 의약품을 투여한다.
	1.4.2 의약품부작용을 모니터링하고 관리한다.

1) 2주기 급성기 병원 인증조사 기준에 관한 내용임

2.2 기준 별 주요내용 및 실제

2.2.1 의약품관리체계

기준의 주요내용은 의료기관은 환자의 필요에 맞게 안전하고 효율적으로 의약품을 관리하기 위한 체계를 운영하며, 관리범위는 의약품의 구매선정에서부터 모니터링, 정보제공 등 모든 과정이 포함된다.

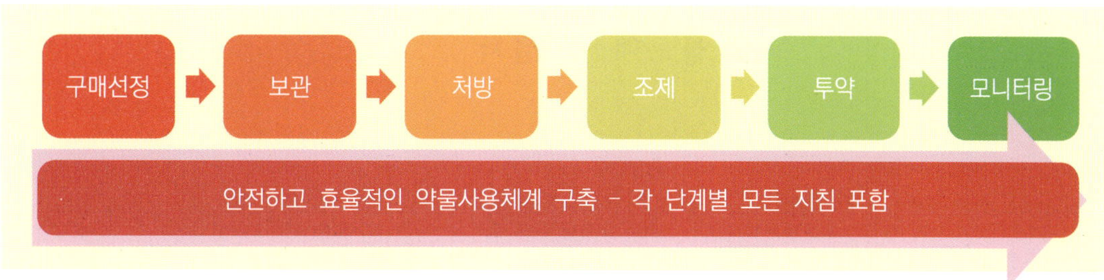

그림 10-1 의약품관리의 흐름도

관련	계획
구매선정	신약 선정, 코딩 및 구매 약가인하에 따른 약품단가 확인작업 및 전산 수정
보관	소모부진 약품 정리 약가이하에 따른 철저한 재고 관리 비품약물 재정비 재난 대비 약품 재정비
처방	정확한 DUR 사유 입력 유도 KIMS 재계약을 통해 처방시 약품정보 제공업무 유지 및 update
조제	Reapter pump 도입으로 신생아 TPN 조제업무 활성화
투약	외래환자 만족도 향상 - 환자안내방법(환자안내지, 모니터, 처방전 표기) 개선
모니터링	NST 역할 확대 - 영양평가, 모니터링, 적극적인 회직 약물유해반응보고 feedback 활성화

그림 10-2 의약품관리의 단계별 내용

2.2.2 구매 선정 및 보관

기준의 주요내용은 의료기관은 환자의 필요에 맞게 안전하고 효율적으로 의약품을 관리하기 위한 체계를 운영하며, 관리범위는 의약품의 구매선정 에서부터 모니터링, 정보제공 등 모든 과정을 포함하는 것이다. 병원에서는 의약품관리 사업계획에 따른 수행결과를 경영진에게 보고하고 관련 직원과 공유하여 효율적으로 의약품을 관리하기 위하여 노력하고 있다.

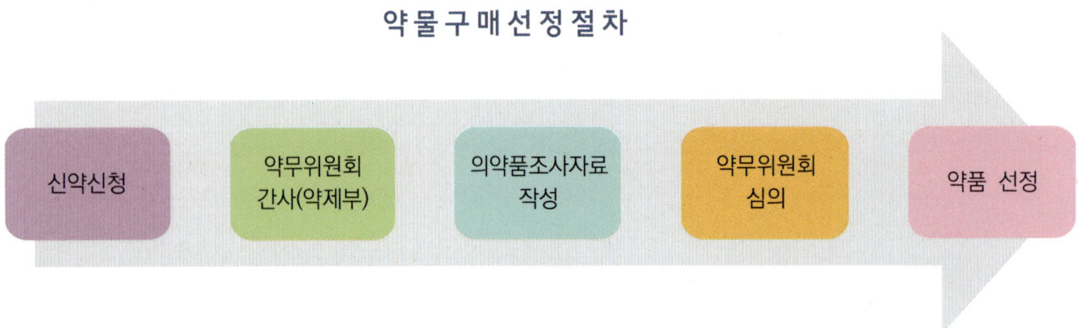

그림 10-3 약품구매의 선정절차

- 약물검토과정

  병원에서 사용하기 위한 약물을 선정하기 전 약물에 대한 검토과정을 거치게 되는데 우선 의사측에서 환자치료과 관련한 약을 사용하기 전 필요한 약을 조사하기위해 신약신청서를 받게 되고, 약무부 또는 약무위원회는 신청된 약에 대해 의약품 조사자료를 작성하여 적응증, 안전성과 유효성을 검토하고 경제성을 비교한다.

- 신약정보제공

  사용되고 있는 약품 외에 새로이 제품화되어 생산되는 의약품에 대한 정보를 약무위원회에서는 회람이나 공지 등으로 약물을 사용하는 의료진에게 정보를 제공한다.

- 소모부진약물 검토 및 정리

  약국에서는 구매된 약품을 보유하고 처방에 따라 조제를 시행하게 되는데 약국에 보유하고 있는 의약품의 종류와 사용량을 대장으로 관리하게 된다. 이때, 공급대비 수요가 적은 약품에 대해 유통기한 내에 사용할 수 있도록 관리하는 것이다.

- 24시간 약품제공을 위한 약사의 근무현황

  병원은 안전한 의약품의 조제 및 투여를 위해 24시간 입원환자에게 약물을 제공 할 수 있도록 유자격자인 약사의 24시간 근무가 가능하도록 하고 그 자료를 확인하는 것이다

2.2.2.1 필요한 의약품 선정

기준의 주요내용은 필요에 따라 의약품을 적절하게 선정하고, 의료서비스 영역 및 환자의 증상에 따라 적시에 의약품을 제공할 수 있도록 절차를 마련하는 것이다. 병원에서는 의약품 재고가 없는 경우를 대비한 절차도 마련하여 예상치 못한 상황을 대처하고 있다.

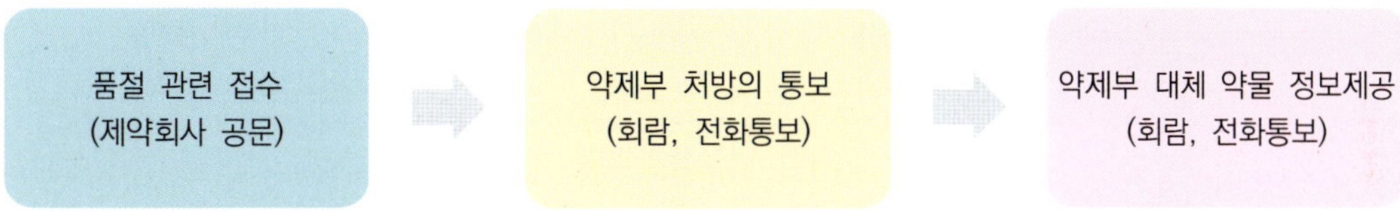

그림 10-4 필요한 약품의 선정 절차

2.2.2.2 의약품 안전하게 보관

기준의 주요내용은 의약품의 안전한 관리를 위하여 모든 의약품을 적절하게 보관하고, 회수 및 철회에 대한 절차를 마련하는 것이다. 병원은 모든 의약품 보관 상태를 정기적으로 관리하고 주의를 요하는 의약품은 안전하게 보관해야한다.

약물보관 적정성 감사

내용	약제부내	약제부외 부서
유효기간 관리	매월 1회	자체 격월 1회, 약제부순회 분기 1회
재고관리	매월 1회	자체 격월 1회, 약제부순회 분기 1회
냉장약품	냉장고 온도 점검 실시(매일)	
고위험군약품	지정색으로 라벨표시하여 별도의 보관장소에 분리보관	
마약	이중시건 철제금고 보관, 재고관리	
향정류	잠금장치가 있는 장소	
병동비치약		순회점검실시 (분기 1회)
E-box 약물		순회점검실시 (분기 1회)
임상시험약		해당없음

그림 10-5 의약품 안전 보관의 실제

고위험의약품 사용

함암제류, 고농축전해질(KCl. NaCl, 50% $MASO_4$), 헤파린, 인슐린 바이알류

분류	종류	라벨표시	보관	폐기	주의
고농축 전해질	염화칼륨 KCl	빨강색	'고위험' '반드시 희석 후 사용' 라벨 부착	남은 잔량 즉시 폐기	원액 단독 투여 금기 (반드시 적정수액에 희석하여 사용)
	염화나트륨 NaCl	초록색			
	50% 황산마그네슘 50% Magnesium Sulfate($MaSO_4$)	갈색			
헤파린	헤파린 나트륨 Heparin Sodium	노란색	개봉 전 실온보관 개봉 후 냉장보관	개봉 시 개봉일, 유효기간 표시, 30일 이내 사용 후 잔량 폐기	지속정맥 주입 시 인퓨전펌프 이용
인슐린	Lantus, Apidra Humulin-N, Humulin-R, Humalog	파란색	개봉 전, 후 냉장보관		혼합 후 사용, 주사부위 순환

그림 10-6 고위험 의약품관리에 대한 교육자료

2.2.2.3 처방 및 조제

기준의 주요내용은 관련법을 준수하여 정확하고 안전하게 처방하고 청결하게 조제하며, 처방 및 조제관정의 오류를 예방하고 안전하게 운반하는 것이다. 병원은 적격한 자가 의약품을 조제하고 조제 후에도 안전한 조제를 위해 의약품을 감사하고 있다.

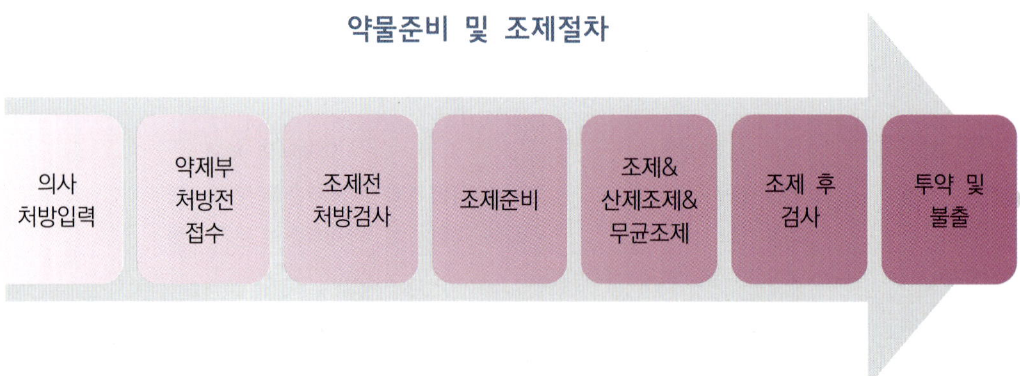

그림 10-7 약품준비 및 조제절차

2.2.3 투약 및 모니터링

2.2.3.1 안전한 의약품 투약

기준의 주요내용은 의료기관은 안전한 의약품 투여를 위해 직원교육, 투약설명, 의약품의 보관, 주의사항 및 부작용 발생 시 대처방안을 수립하여야 하는 것이다. 특히 고위험의약품의 경우에는 다른 의약품과 분리보관하고 사용 후 즉시 폐기해야 한다. 병원에서는 투약 전에 환자나 보호자에게 투약설명을 수행하여 투약부작용 낮추는 노력을 하고 있다.

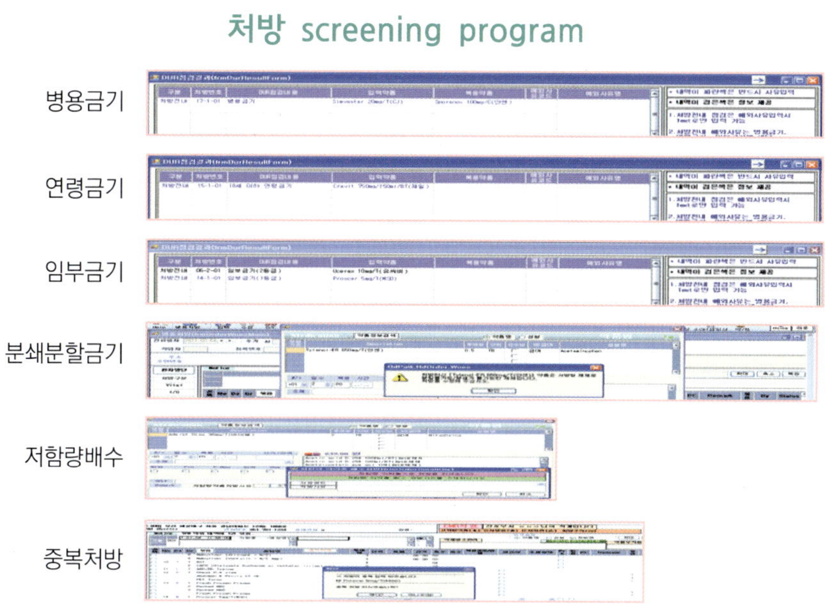

그림 10-8 처방스크리닝의 실제

2.2.3.2 의약품부작용 모니터링

기준의 주요내용은 의약품 사용 오류를 감소시키기 위하여 의약품부작용을 모니터링, 분석, 보고, 공유, 개선하여야 지속적으로 관리하는 것이다. 병원은 의무기록을 검토하거나 검사결과 재확인 등을 통한 분석 방법을 이용하며 의약품 부작용 보고결과를 분석하여 지속적으로 관리한다.

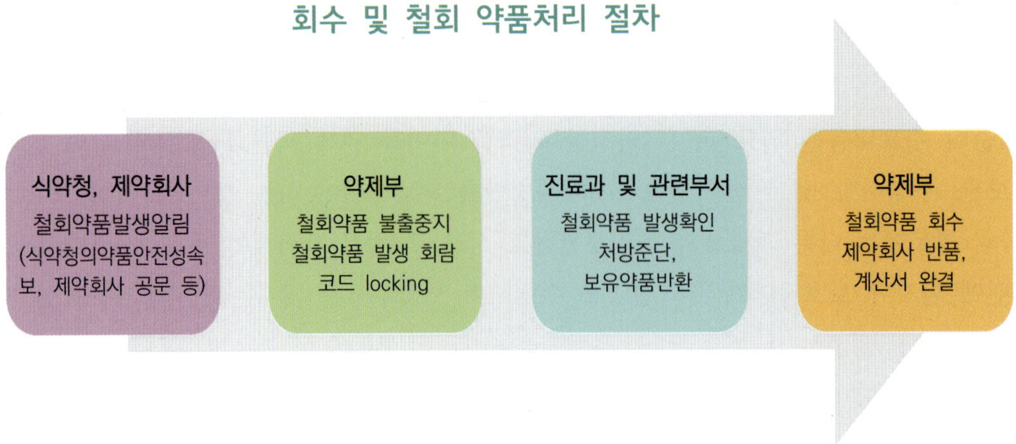

그림 10-9 의약품의 회수 및 철회 약품 처리 절차

3 4차 산업혁명시대의 의약품 관리 활동

3.1 바코드 및 RFID를 활용한 의약품관리

의약품의 보관 및 관리에 바코드 및 RFID를 이용하여 환자안전, 적정재고 유지 등이 이루어지고 있다. 특히 우리나라에서는 보건복지부 주관으로 국가차원에서 이를 강력히 추진하고 있다. 보건복지부에서는 의약품바코드 활용을 활성화하고자 "의약품바코드표시 및 관리요령" 고시하여 시행을 하고 있다. 이러한 내용이 시행됨에 따라 의약품 관리에 있어서 의약품 표준코드(KD코드, Korea Drug Code)를 도입하여 표준코드에 따라 바코드를 표기하도록 하고, 안전한 사용관리가 필요한 의약품은 이력추적이 가능하도록 함으로써 의약품 물류관리 효율성 제고 및 안전성 확보에 기여할 것으로 기대하고 있다. 향후 의약품관리종합정보센터에서 수행할 각종 의약품 유통정보의 정확하고 효율적인 연계분석이 가능할 뿐만 병원내의 의약품 관리의 효율화 및 의약품관련 사고 예방에 기여할 것이다. 특히 분당 서울대 병원에서는 이러한 기술을 기반으로 하여 자체 설계한 의약품 통합관리 시스템 구축으로 의약품 입고에서 투약까지를 실시간으로 관리하고 있다.[2] 안전한 약제 서비스 제공을 위해 두 단계 검토과정을 거치는데, 약 처방 발행 시점에 실시간으로 임상의사결정시스템(CDSS)과 심평원 의약품안전서비스(DUR)로 처방을 검토하여 의약품 안전 정

2) 분당서울대병원에서는 체계적인 약물관리를 하고 있음

보를 제공해 부적절한 약물 처방을 사전에 예방한다. 또한 국내 최초로 신독성 약물 용량 조절시스템을 활용해 개인 맞춤형 용법과 용량을 제시하고 약사는 약 처방 조제 시점에서 환자 특성에 따른 약 용량 조절 등 안전한 약물요법이 이루어지도록 돕는다. 처방 적정성이 확인된 약물은 약포장지에 인쇄된 2차원 바코드로 투약 내역이 확인된다. 1회 복용 약 포장 2차원 바코드는 환자정보, 처방정보, 복용 방법 등을 담는다. 입원환자 투약 단계에서는 간호사가 환자 손목밴드 바코드를 스캔해 처방과 환자 코드가 일치하는지 확인한다. 또한 병원 내 모든 병상에서 스마트베드사이드 스테이션 모니터로 복용 중인 약물정보를 실시간으로 확인한다. 즉, 바코드를 활용한 의약품 관리 시스템은 약품 이동 과정에서 투약까지 실시간 추적이 가능하며, 동명이인의 약품이 잘못 투여되거나 다른 사람의 약물이 투약되기 전 경고로 투약오류를 예방할 수 있다.

3.2 인공지능 기반의 투약 처방

환자의 의무기록을 인공지능이 분석하여 환자에게 가장 적합한 투약처방을 알려 주는 시대가 도래 하였다. IBM Watson은 환자에게 가장 적합한 투약처방을 알려준다. 자료가 축적되고 인공지능 기술이 보편화되면 투약처방의 상당부분은 컴퓨터가 하게 될 것이다. [3]

3.3 로봇을 이용한 조제 자동화[4]

세계 각국의 병원약국에서 조제 자동화가 이루어지고 있다. 조제 자동화가 이루어지고 있는 주요 이유 중의 하나는 인건비다. 병원 운용비용의 절반 이상을 인건비가 차지하는 상황이고, 재고 관리에도 많은 비용이 들고 있는 만큼 자동화를 통해 비용을 최소화하겠다는 것이다. 더불어 약화사고를 최대한 줄여 안전성을 확보하고, 무엇보다 전 세계적으로 데이터의 추적관리, 통합에 대한 요구가 높아지고 있는 점 역시 자동화 시스템 도입을 앞당기고 있다. 세계적으로 약품 추적관리가 필연적 요소로 부각되고 있고, 국내는 물론 해외에서도 약품관리와 약화사고, 의료분쟁, 환자의 알권리 등이 강화하고 있는 추세이다. 병원약국 자동화 시스템을 도입한 대표 국가는 미국과 일본이다. 미국 일부 병원은 중앙약국 자동화 형태를 취하고 있다. 중앙약국에서 유닛 도스로 경구용 약품을 재포장해 로봇팔로 지정된 위치에 보관한 다음 로봇이 처방전에 따라 약품을 추출하는 방식이다. 병원 중앙약국 조제 자동화 시스템으로는 로봇 예제제(stock preparation) 시스템과 주사제 조제로봇이 가장 세계적으로 관심이 집중되고 기술이다.

3) IBM Watson은 최적의 치료법에 관한 정보를 제공해줌
4) 로봇을 이용한 약제관리의 사례

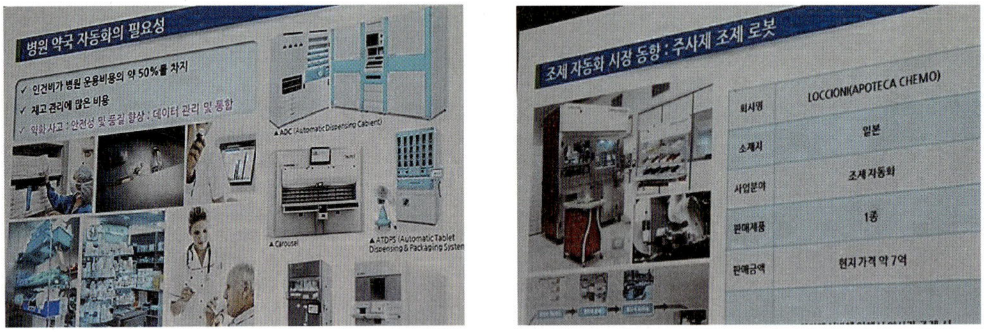

그림 10-10 약품 조제 자동화의 사례

3.4 로봇 기술을 이용한 약물투여[5)]

로봇 기술을 이용하여 최적의 투약이 이루어질 전망이다. 스마트 알약은 특정한 방법을 통해 환자에게 약물을 임의적으로 투여할 수 있도록 기술이 적용된 약물의 통칭이다. 다시 말하면 약물이 몸속 구석구석에 잘 전달되도록 설계된 투약로봇으로 보면 된다. 현재 일반적인 경구용 약물은 속방정(즉효성 알약), 또는 천천히 약물이 녹아서 체내에 흡수되도록 코팅 등의 방법을 적용한 방식 등이 있다. 그러나 스마트 알약은 외부에서 신호를 주면 알약 안에서 약물이 분출되거나 환자의 상태에 따라 자동으로 약물이 분출되는 기능을 갖고 있어 차세대 의료기술로 꼽힌다.

로봇 알약을 삼키면 소화기관을 따라 이동하다가 소장 내 특정 pH 환경에서 알약 외피(Dissolving pill casing)가 용해

Chemical compartments에 포함된 성분의 화학반응에 의해 납작했던 중간부분(Balloon-like structure)을 부풀리면서 약 성분이 포함된 설탕 바늘이 소장의 막을 통과

바늘이 알약에서 분리되고 소장 막 밖 혈관 근처에서 서서히 용해되고 나면 소장 내 나머지 알약 구조물은 밖으로 배출

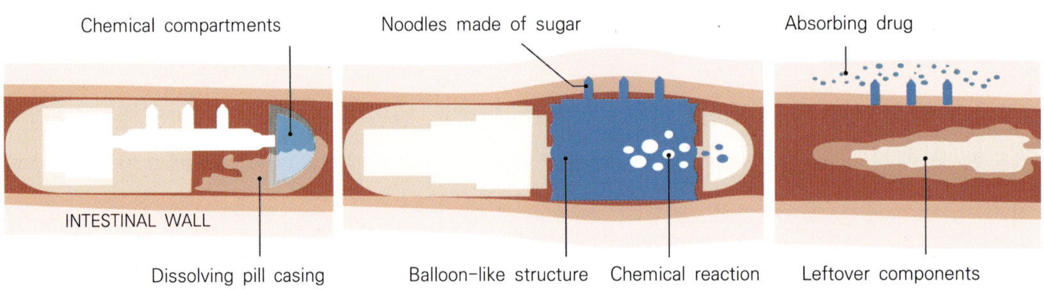

그림 10-11 로봇알약의 사례

5) 로봇을 이용하여 약물을 투여하는 연구가 진행중

발표 및 토론 주제

1. 4차 산업혁명에 관련된 신기술을 이용하여 의약품 관리체계를 개선할 수 있는 방안에 대해서 토론하시오.

2. 4차 산업혁명에 관련된 신기술을 이용하여 의약품 구매를 개선할 수 있는 방안에 대해서 토론하시오.

3. 4차 산업혁명에 관련된 신기술을 이용하여 의약품 보관을 개선할 수 있는 방안에 대해서 토론하시오.

4. 4차 산업혁명에 관련된 신기술을 이용하여 의약품을 처방 및 조제를 개선할 수 있는 방안에 대해서 토론하시오.

5. 4차 산업혁명에 관련된 신기술을 이용하여 안전하게 의약품을 투여하도록 개선할 수 있는 방안에 대해서 토론하시오.

6. 4차 산업혁명에 관련된 신기술을 이용하여 의약품부작용을 모니터링·관리를 개선할 수 있는 방안에 대해서 토론하시오.

참고문헌

1. 의료기관평가인증원, 2주기 급성기 병원인증조사 기준, 의료기관평가인증원, 2016
2. http://www.etnews.com/20161024000357
3. https://www.ibm.com/watson/health/oncology/
4. http://www.dailypharm.com/News/197815
5. https://www.hkn24.com/news/articleView.html?idxno=144823

제 11 장
환자권리 존중 및 보호

학습목표

1 환자권리존중의 중요성을 이해한다.
2 불만고충처리의 내용을 이해한다.
3 의료사회복지체계의 내용을 이해한다.
4 동의서의 관리에 대해서 이해한다.
5 임상연구 관리의 내용에 대해서 이해를 한다.
6 장기이식관리의 내용에 대해서 이해를 한다.
7 4차 산업혁명시대의 환자권리존중 및 보호방안에 대해서 이해를 한다.

1 환자권리 존중 및 보호의 중요성

환자의 권리란 환자가 법적, 도덕적, 윤리적으로 당연히 보호와 치료를 받아야 한다는 것을 의미한다. 환자의 권리로는 진료 받을 권리, 알권리 및 자기결정권, 비밀을 보호 받을 권리, 상담·조정을 신청할 권리가 있다. 환자의 의무로는 의료인에 대한 신뢰·존중 의무, 부정한 방법으로 진료를 받지 않을 의무가 있다. 환자의 권리와 의무의 목적은 의료기관을 이용하는 환자의 이익과 안녕을 증진하기 위한 것으로 병원에 종사하는 직원은 환자에게 인간생명이 가지는 존엄과 가치를 인식하여 이를 보호하기 위하여 환자의 권리와 존중 및 보호를 위하여 노력하여야한다. 모든 환자는 자신만의 독특한 요구(needs), 강점(strengths), 가치관(values) 및 신념(beliefs)을 지니고 있으므로, 의료기관은 이러한 환자의 문화적, 심리사회적, 영적 가치관을 이해하고 보호하기 위해 노력해야 하며, 더불어 환자의 신뢰를 확보하고 의사소통을 잘 할 수 있도록 최선을 다해야 한다. 의료기관에서 환자의 권리를 증진시키기 위해서는 이러한 권리를 규정하고, 환자와 직원에게 교육을 시키는 것이 매우 중요하다. 이를 통해 환자는 자신의 권리와 어떤 행동을 취할지를 잘 이해하게 되며, 병원 직원은 환자의 신념과 가치관을 존중하고 환자의 존엄성을 보장하는 조치를 취할 수 있게 된다.

또한 의료정보는 환자의 생명과 밀접한 관련이 있어서 프라이버시가 매우 중요하다. `히포크라테스 선서'에 "나는 환자가 나에게 알려준 모든 것에 대하여 비밀을 지키겠노라"고 나와 있을 만큼 중요한 부분이고 의료법에서도 '비밀누설 금지'조항이 있으며 이를 위반할 경우 3년 이하의 징역 또는 삼천만원이하의 벌금에 처하고 있다. 이처럼 의사가 환자의 비밀을 보호하는 것은 의사협회나 의료법에서도 강조하고 있을 만큼 중요한 부분이고 정보화 시대인 만큼 개인 정보 보호가 그 어느 때보다 강조되고 있다. 그러므로 병원에서도 환자의 프라이버시를 보호할 필요가 있고 인증에서도 환자권리존중 및 보호부분을 강조되고 있다.

2 인증기준의 주요내용 및 실제 현황

2.1 인증기준[1)]

환자권리존중 및 보호의 활동의 범주는 크게 환자 권리존중, 불만고충처리, 의료사회복지체계, 동의서, 임상연구관리, 화재안전으로 구성되어 있다. 구체적인 내용으로 환자 권리존중은 환자의 권리와 의무를 존중하고 사생활을 보호하며 취약환자의 권리와 안전을 보장한다. 불만고충처리는 환자의 불만 및 고충을 관리한다. 의료사회복지체계는 의료기관의 의료윤리를 실현하기 위하여 의료사회복지체계를 수립하여 운영한다. 동의서는 수술/시술 전에 환자 및 보호자에게 동의서를 받는 것이다. 임상연구 관리는 임상연구를 안전하게 수행하고 관리하는 것이다. 화재안전은 장기기능 및 이식과정체계를 관리하고 적절하게 운영한다.

1) 2주기 급성기 병원 인증조사 기준에 관한 내용임

표 11-1 환자권리존중 및 보호 활동의 기준 주요사항

범주	조사기준
『환자 권리존중』	1.1.1 환자의 권리와 의무를 존중하고, 사생활을 보호한다.
	1.1.2 취약환자의 권리와 안전을 보장한다.
『불만고충처리』	1.2 환자의 불만 및 고충을 관리한다.
『의료사회복지체계』	1.3 의료사회복지체계를 수립하고 운영한다.
『동의서』	1.4 환자 및 보호자에게 동의서를 받는다.
『임상연구관리』	1.5. 임상연구를 안전하게 수행하고 관리한다.
『장기이식관리』	1.6 장기기증 및 이식과정을 관리하는 체계가 있고, 이를 적절하게 운영한다.

2.2 기준별 주요내용 및 실제 현황

2.2.1 환자 권리존중

2.2.1.1 환자의 권리와 의무

기준의 주요 내용은 의료기관에서 진료를 받는 모든 환자의 권리와 의무를 존중하고 사생활을 보호한다. 환자의 권리로는 진료 받을 권리, 알권리 및 자기결정권, 비밀을 보호받을 권리, 의료서비스 분쟁 발생 시 상담 및 조정을 신청할 수 있는 권리 등이 있다. 환자의 의무로는 의료인에 대한 신뢰·존중 의무, 부정한 방법으로 진료를 받지 않을 의무 등이 있다. 병원에서는 환자의 권리와 의무를 존중하여 환자가 불편을 느끼지 않도록 최선을 다해야 할 것이다.

환자의 권리

목적 (Purpose):
모든 환자 개인의 존엄과 독자적인 의사 표현, 의사결정, 기본 권리, 사생활 보호 등을 보장하며, 환자의 책임을 정의한다.

범위 (Scope):
병원의 모든 환자에게 적용한다.

정의 (Definition):
취약환자: 아동 학대, 노인 학대, 성폭력, 가정폭력 등에 의한 피해자, 유괴 가능성이 있는 신생아와 소아환자, 장애환자, 의사소통이 어려운 외국인 등을 말한다.

정책 및 절차 (Policy & Procedure):

병원장의 의무

병원장은 전 직원이 환자와 그 가족의 권리를 보호하고 증진하도록 노력한다.

환자의 권리

· 모든 고객은 인간으로서의 존중과 관심을 받을 권리가 있다.
· 모든 고객은 가치관이나 신념, 종교적인 요구를 존중 받을 권리가 있다.
· 모든 고객은 담당 의료진의 전문 분야에 대해 알 권리가 있다.
· 모든 고객은 자신의 질병 상태, 진료계획 및 예후, 진료비 내역에 대하여 충분히 설명을 들을 권리가 있다.
· 모든 고객은 본인이 받게 되는 치료 및 검사 등 의료 행위에 대한 설명을 듣고 시행 여부를 선택할 권리가 있다.
· 모든 고객은 담당 의료진이나 법적으로 허용된 사람을 제외하고는 개인의 의무기록 열람을 금함으로써 진료상의 비밀을 보장받을 권리가 있다.
· 모든 고객은 진료에 관하여 알려진 사생활의 비밀을 보장받을 권리가 있다. 이는 모든 진료 과정, 검사, 처치 시에 적용된다.
· 모든 고객은 진료를 목적으로 하더라도 신체의 비밀을 보장받을 권리가 있다.
· 모든 고객은 통증에 대한 사정을 받고 적절하게 관리 받을 권리가 있다.
· 모든 고객은 병원이 개선해야 할 사항에 대하여 의견을 제시할 권리가 있다.

그림 11-1 환자의 권리에 관한 정책

환자의 권리와 의무

환자의 권리

진료 받을 권리
환자는 자신의 건강보호의 증진을 위하여 적절한 보건의료서비스를 받을 권리를 갖고, 성별·나이·종교·신분 및 경제적 사정 등을 이유로 건강에 관한 권리를 침해받지 아니하며, 의료인은 정당한 사유 없이 진료를 거부하지 못한다.

알권리 및 자기결정권
환자는 담당의사·간호사 등으로부터 질병 상태, 치료방법, 의학적 연구 대상여부, 장기이식 여부, 부작용 등 예상 결과 및 진료비용에 관하여 충분히 설명을 듣고 자세히 물어볼 수 있으며, 이에 관한 동의 여부를 결정할 권리를 가진다.

비밀을 보호받을 권리
환자는 진료와 관련도니 신체상·건강상의 비밀과 사생활의 비밀을 침해받지 아니하며, 의료인과 의료기관은 환자의 동의를 받거나 범죄 수사 등 법률에서 정한 경우 외에는 비밀을 누설·발표하지 못한다.

상담·조정을 신청할 권리
환자는 의료 서비스 관련 분쟁이 발생한 경우, 한국의료분쟁조정중재원 등에 상담 및 조정을 신청할 수 있다.

환자의 의무

의료인에 대한 신뢰·존중 의무
환자는 자신의 건강 관련 정보를 의료인에게 정확히 알리고, 의료인의 치료계획을 신뢰하고 존중하여야 한다.

부정한 방법으로 진료를 받지 않을 의무
환자는 진료 전에 본인의 신분을 밝혀야 하고, 다른 사람의 명의로 진료를 받는 등 거짓이나 부정한 방법으로 진료를 받지 아니한다.

그림 11-2 환자의 권리와 의무의 실제

2.2.1.2 취약환자 권리 안전 보장

기준의 주요 내용은 의료기관은 취약환자를 정의하고, 해당 환자의 권리보호와 안전보장을 위한 절차를 수립하고 직원들은 취약환자에 대한 의료기관의 책임과 지원체계를 이해하는 것이다. 병원에서는 직원들에게 관련법에 따른 확대 및 폭력피해자, 신생아 소아환자, 의사소통이 어려운 환자, 장애 환자 등에 대한 지원체계를 숙지하도록 하고 있다.

안전지침 및 취약환자지원

1. 안전관리지침

대상	지침	#4(비상안내방송) (　　) + 발생장소 3회
심폐정지	CPR 팀 활성화	#4+코드블루
화재	초기진화, 자위소방대	#4+코드레드
보안		
신생아 및 영유아 유괴	보안팀	#4+코드옐로우
위험인물, 자살소동	보안팀	#4+코드블랙
폭탄위협	보안팀	#4+코드오렌지
재난, 재해		#4+코드그린

2. 취약환자 지원

<table>
<tr><th colspan="2">종류</th><th>1차지원</th><th colspan="2">2차지원</th></tr>
<tr><td rowspan="4">1</td><td rowspan="4">학대,
폭력</td><td rowspan="4">응급처치 후
응급원무행정실
-관련기관 신고</td><td>아동학대, 폭력</td><td>범죄신고전화(☎112)</td></tr>
<tr><td>노인학대, 폭력</td><td>노인학대예방센터(☎1577-1389)</td></tr>
<tr><td>성폭력, 가정폭력</td><td>여성폭력 긴급전화(☎1366)</td></tr>
<tr><td>아동성폭력</td><td>부산해바라기아동센터
(☎244-1375)</td></tr>
<tr><td rowspan="2">2</td><td rowspan="2">의사소통
어려운 환자</td><td rowspan="2">1층 안내</td><td>외국인</td><td>국제진료센터, 외부통역서비스 제공</td></tr>
<tr><td>청각장애인</td><td>한국농아인협회 부산지부
(☎635-3746)</td></tr>
<tr><td>3</td><td>장애인</td><td>1층안내</td><td colspan="2">휠체어, 전용수납창구, 전용주차공간, 전용엘리베이터,
장애보도블록, 엘리베이터 내 점자인식표 등</td></tr>
</table>

그림 11-3 취약환자 지원의 실제

2.2.2 불만고충처리

기준의 주요 내용은 진료과정 중에 발생하는 문제나 불만 및 고충을 처리하기 위하여 적절한 절차를 운영하는 것이다. 병원에서는 환자의 불만 및 고충관리 성과를 지속적으로 관리하여 경영진에게 보고하고 관련 직원과 공유하는 등 불만고충처리를 줄이기 위하여 많은 노력을 하고 있다.

> **불만 및 고충처리 안내**
>
> 불편한 점이 있거나 칭찬하고자 하시면 다음을 이용하십시오.
>
> 1. 고객상담실
> 2. 각 층에 비치된 건의함
> 3. 인터넷
>   http://ㅇㅇㅇㅇㅇㅇ.ㅇㅇ.kr
> 4. 우편
>   (우)ㅇㅇㅇㅇㅇ ㅇㅇ시 ㅇㅇ구 ㅇㅇㅇ병원

그림 11-4 불만 및 고충 처리의 실제

2.2.3 의료사회복지체계

기준의 주요 내용은 의료기관은 의료윤리경영을 실현하기 위하여 의료사회복지체계를 수립하고, 대상자에게 서비스를 제공하는 것이다. 병원의 의료사회복지체계는 의료사회복지 담당 부서, 의료사회복지서비스 의뢰 가능대상 및 의뢰절차, 의료사회복지 서비스의 종류와 대상자 선정절차, 사회 공헌 등의 내용들을 포함하고 있다.

의료사회복지체계

◆ 사회사업실 운영

◆ 의료사회복지서비스 의뢰방법

- 사회사업실로 내방/전화 또는 담당 주치의의 협진의뢰

◆ 의료사회복지서비스 종류

- 심리사회적/경제적 상담, 퇴원계획, 장기이식 상담
- 지역사회자원 연계: 미혼모, 입양기관 등 외부기관 연계
- 진료비 지원: 평가기준에 따라 원내후원금으로 지원.
- 필요시 원외 치료비 지원 연결

◆ 사회공헌활동

- 의료봉사(국내, 해외). 건강강좌(교육)
- 사회봉사(김장나누기, 병원학교운영 등)

◆ 의료사회복지서비스 안내

- 입원생활안내와 병원홈페이지 안내
- 신규직원 입사시 연 1회 교육

그림 11-5 의료사회복지체계에 관한 교육자료의 사례

2.2.4 동의서

기준의 주요 내용은 수술/시술, 마취 및 진정의 수행, 혈액제제, 고위험의약품을 사용하는 경우 동의서를 받는 체계를 갖추고 운영하는 것이다. 이를 통해 환자와 보호자의 알권리와 자기결정권을 보호하고, 의료기관과 의료진의 책임을 명확히 함으로써 적절한 진료를 제공한다. 병원의 동의서에는 동의서 목록, 동의서에 포함되어야할 내용, 동의권자, 설명 및 동의를 받는 절차 등의 내용을 포함한다.

동의서 정책

목적 (Purpose):

병원의 환자 진료에 관한 의료진 설명 의무 이행과 환자의 알 권리 충족을 목적으로 한다.

범위 (Scope):

병원의 모든 동의서는 이 정책을 따른다.

정책 및 절차 (Policy & Procedure):

동의서

환자는 자신의 진료 결정에 참여할 권리를 가진다. 동의서는 시술 위험성, 부작용, 회복, 시술 후 주의사항 등과 관련된 여러 사안을 포함하며, 제안된 모든 처치 방법에 대해 간결하고 분명하게 기재한다. 환자나 환자의 법적 대리인은 자발적으로 동의서에 동의하지 않고서는 어떠한 시술(처치)도 받을 수 없다. 진료나 치료에 대해 의학적으로 중요한 대안이 있으면 언제든지 환자는 그 정보를 제공받을 권리가 있다.

· 환자는 시술이나 치료에 대해 누가 책임을 갖고 수행하는지 알 권리가 있다.
· 환자는 법적으로 허가된 범위 내에서 치료를 거부할 수 있다. 환자나 법적 대리인의 치료 거부가 윤리적, 전문적 기준으로 타당한 진료 규정을 위반한 경우, 환자와의 관계 종결을 적절하게 통보한다.
· 동의서에 대한 설명은 의사나 설명의 의무를 위임 받은 간호사, 의료기사 등의 설명 후 서명한다.
· 동의서에 대한 설명은 시술 전 제공하며, 다음의 절차를 따른다.
  - 일방적인 전달이 아닌 상호 효율적인 대화로 설명한다.
  - 전문적 기술을 쉽고 간략하게 설명한다.
  - 전문용어를 가능한 배제하고 알아듣기 쉬운 단어를 사용한다.
  - 질문을 적극적으로 유도한다.
  - 의료진의 태도는 개방적이며 인내심을 갖고 성실해야 한다.
  - 작성된 동의서는 의무기록에 비치한다.

그림 11-6 병원의 동의서 정책

2.2.5 임상연구관리

기준의 주요 내용은 임상연구를 수행하는 의료기관은 대상자의 권리를 보호하고 윤리적인 연구를 수행하기 위해 대상자에게 참여방법과 연구와 관련된 정보를 제공하여 참여 전 동의서를 받고 대상자에게 위해가 발생하지 않도록 안전하게 관리하는 것이다. 병원은 임상연구관리에 적격한 자가 임상연구를 수행도록 관리하고 이상반응 발생 시 바로 보고하도록 하며 연구관련 자료는 반드시 기밀과 보안을 유지한다.

임상시험연구 동의서에 대한 정책

목적 (Purpose):
피험자에 대한 임상연구진의 설명의무를 충실히 이행하도록 하며 환자의 알 권리에 대한 권리 충족을 위함이다.

범위 (Scope):
임상시험연구

정의 (Definition):
'피험자 동의'는 피험자가 임상시험 참여 유무를 결정하기 전에 피험자를 위한 설명서를 통해 해당 임상시험과 관련된 모든 정보를 제공받고, 서명과 서명날짜가 포함된 문서를 통해 본인이 자발적으로 임상시험에 참여함을 확인하는 절차를 말한다.

정책 (Policy)
임상시험 연구행위는 피험자의 동의에 의하여 적법한 행위가 되며, 연구진은 피험자의 동의를 얻기 위하여 먼저 임상시험 연구행위를 설명하여야 할 의무가 있다

그림 11-7 임상시험연구 동의서에 관한 정책의 사례

2.2.6 장기이식관리

기준의 주요 내용은 장기이식의료기관이 장기 및 기타 조직의 기증에 대한 환자와 가족의 결정을 지원하기 위해 장기기증 과정, 해당 지역의 장기기증센터 등에 대한 정보를 제공하도록 하는 것이다. 모든 의료기관은 잠재뇌사자가 발생한 경우 관계기관에 신고하여 적절한 절차가 이루어 질 수 있도록 지원해야 한다.

장기이식 및 기증 정책

목적 (Purpose)
장기 및 기타 조직의 기증, 적출과 이식을 관리하고 이를 적절하게 운영하기 위함이다.

범위 (Scope)
본원에서 기증, 이식되는 장기

정의 (Definition)
"장기 등"이라 함은 사람의 내장 그 밖에 손상되거나 정지된 기능회복을 위하여 이식이 필요한 조직으로서 다음 각 목의 어느 하나에 해당하는 것을 말한다.
- 신장·간장·췌장·심장·폐
- 골수·각막
- 췌도 및 소장

정책 (Policy)
· 본원은 장기이식등록기관으로 등록하여 그 업무를 수행한다.
· 본원은 장기이식의료기관으로 등록하여 그 업무를 수행한다.
· 본원은 장기 등의 확보, 기증, 조달 및 이식과정에서 "장기 등 이식에 관한 법률"을 준수한다.
· 본원의 장기 등의 기증, 조달 및 이식과정은 국립장기이식센터와 보건복지부와의 협조 하에 시행한다.
· 본원은 장기 기증 장려를 위한 홍보를 실시한다.

그림 11-8 장기이식 및 기증에 관한 정책의 사례

3 4차 산업혁명시대의 환자권리존중 및 보호

4차 산업혁명시대에는 인공지능 및 로봇에 의한 의료행위가 이루어짐에 따라 환자권리가 큰 문제가 된다. 또한 빅데이터의 활용에 따라 환자의 프라이버시가 크게 문제가 됨에 따라 시대상황에 맞는 규범과 환자프라이버시 보호 방안이 마련되어야 할 것 이다. 한국정보화 진흥원에 따르면 의료서비스의 기술적 환경변화로 인해서 의료정보의 수집이 IoT를 이용하고 저장과 공유는 클라우드가 도입되고 분석에는 빅데이터와 인공지능이 도입되고 활용에는 모바일이, 웨어러블 로봇이 도입됨에 따라 건강 및 의료정보의 실시간 수집, 안전하고 효율적인 의료정보의 저장 및 공유, 질병 및 맞춤형서비스 제공, 언제 어디서나 편리한 서비스 제공이 이루어지는 새로운 시대가 도래한다고 한다.

이러한 시대가 도래함에 따라 환자의 권리 및 프라이버시 보호를 위한 새로운 규범이 만들어져야 할 것이다. 김재춘은 대한내과학회 추계학술발표에서 인공지능지대의 의료사고와 관련되어서 문제될 소지는 다음과 같은 것이 있다고 했다.[2] 인공지능이 임상에 도입된다면 인공지능의 진단과오에 따른 의료진들의 의료과실의 인정에 대한 기준과 관련하여 여러 가지 새로운 의문점 쟁점들이 발생할 수 있다. 예를 들면 암을 99.9%의 정확도로 진단할 수 있는 인공지능 시스템이 시장에서 제공되고 있는 경우, 어느 병원에서 이를 도입하지 않는 것은 '규범적 의료수준'에 미치지 못한다 할 수 있는가? 그렇다면 시장에서의 인공지능시스템의 정확도는 몇%가 정도가 되어야 실제 의료 환경에 적용할 수 있는가? 만약 정확도가 95%인 인공지능시스템을 도입하여 의료진이 그 인공지능시스템에서 나온 추천 결과에 따라 진단을 내렸는데, 결과적으로 진단이 잘못되어 악결과가 발생한 경우 누구의 책임을 물어야 하는 것인가? 의료진의 과실이 인정될 수 있을 것인가? 여기서도 마찬가지로 인공지능시스템의 정확도에 따라 달리 판단될 수 있다면 몇 %정도가 판단기준이 될 수 있을까? 이처럼 인공지능으로 인한 의료사고에 대한 의료진의 과실을 판단하기에는 어려운 부분이 많다. 그렇지만 인공지능은 진단에 있어서 참조일 뿐이라고 여겨지므로 의료진들은 면책되기가 어렵고 연대책임을 져야할 것이다. 또한 의사의 재량권과 관련된 문제들도 발생할 수 있다. 예를 들면 인공지능시스템의 진단의 정확도가 평균적인 의료진보다 상당히 높아지면 인공지능시스템과 다른 판단을 하는 것 자체만으로도 주의 의무위반이라고 할 수 있을 것이다. 이에 따라 의사들은 독립적인 주의의무위반은 인정될 수 없을 것이며 의사 자체적인 진료판단을 할 수 없어 의사의 재량권이 침해될 수 있다. 마지막으로 의사는 환자의 승낙을 얻기 위한 전제로 의료행위를 함에 있어, 환자에게 질병의 증상, 진료의 필요성, 진료방법, 진료에 따른 위험, 예후 등을 사전에 설명하여야 할 의무가 있다. 예를 들면 인공지능시스템이 임상에 도입된 경우에는, 환자에게 인공지능시스템의 추천에 대한 설명을 해야 할 의무가 있을 것인가? 라는 의문을 가지게 될 것이다. 나아가 이러한 설명을 들은 환자가 의료진의 의견을 거부하고 인공지능시스템의 추천대로 치료해 달라고 요구하는 경우 의료진의 어떻게 해야 하며 환자의 요구대로 하였는데 악결과가 발생한 경우 의료진은 면책이 될까 등의 문제가 있다. 따라서 인공지능의 도입으로 인하여 발생하는 문제들을 대응할 수 있는 새로운 규범을 만들어야 할 것이다.

---

2) 김재춘이 인공지능시대의 의사의 역할에 대한 법률적 측면에 대한 예측사항

발표 및 토론 주제

1. 4차 산업혁명에 관련된 신기술을 이용하여 환자 권리존중을 개선할 수 있는 방안에 대해서 토론하시오.

2. 4차 산업혁명에 관련된 신기술을 이용하여 불만고충처리를 개선할 수 있는 방안에 대해서 토론하시오.

3. 4차 산업혁명에 관련된 신기술을 이용하여 의료사회복지체계를 개선할 수 있는 방안에 대해서 토론하시오.

4. 4차 산업혁명에 관련된 신기술을 이용하여 동의서를 개선할 수 있는 방안에 대해서 토론하시오.

5. 4차 산업혁명에 관련된 신기술을 이용하여 임상연구 관리를 개선할 수 있는 방안에 대해서 토론하시오.

6. 4차 산업혁명에 관련된 신기술을 이용하여 화재안전을 개선할 수 있는 방안에 대해서 토론하시오.

참고문헌

1. 의료기관평가인증원, 2주기 급성기 병원인증조사 기준, 의료기관평가인증원, 2016
2. 김재춘, 인공지능시대에서의 의사 역할(법적 측면), 대한내과학회 추계학술대회, 2016

제 12 장

경영 및 조직운영

학습목표

1 경영 및 조직운영의 필요성을 이해한다.
2 경영관리체계의 내용을 이해한다.
3 의료기관 운영에 대해서 이해를 한다.
4 부서 운영에 대해서 이해를 한다.

1 경영 및 조직운영의 필요성

양질의 환자진료 서비스를 제공하기 위해서는 효과적인 리더십이 필요하다. 이러한 리더십은 실제 권한을 가진 리더는 물론 기타 책임지는 위치에 있는 여러 인사들에 이르기까지 병원의 다양한 분야에서 필요로 하다. 특히 병원의 리더들은 조직의 미션(mission)을 확립하고, 이러한 미션을 달성하는데 필요한 자원들이 충분히 확보될 수 있도록 노력해야 한다. 여기서 자원의 확보는 많은 병원들의 경우에 단순히 새로운 자원을 추가로 공급하기보다 기존의 자원을 효율적으로 활용한다는 의미를 담고 있다. 또한, 리더들은 환자진료와 임상서비스를 개선하기 위한 활동을 비롯해서 조직의 모든 활동에 대해 이들을 조정하고 통합하는 방향으로 적극 협력해야 한다. 효과적인 리더십은 조직 종사자를 개인의 다양한 책임과 권위를 이해하는 한편, 이들이 서로 협력하는 방안을 모색하는 것으로부터 시작된다. 조직을 운영하고 관리하며 지휘하는 사람들은 권위와 책임을 가지고 있다. 이들은 개별적이든 집단적이든 법률과 규정을 준수하고, 환자들에 대한 조직의 책임을 충족시키기 위해 노력해야 한다. 효과적인 리더십은 시간이 지남에 따라 부서나, 제공되는 서비스 간에 드러난 장애요인과 의사소통의 문제를 극복하는 데 도움을 주게 되며, 조직이 더욱 효율적이고 효과적으로 운영되도록 하는데 기여할 수 있다. 나아가 서비스의 통합적 제공이 가능해지고, 특히 조직 전반에 걸친 모든 질 관리와 개선 활동의 통합을 통해 환자의 진료결과를 향상시킬 수 있게 된다. 이와 같은 내용을 구체적으로 정리해 놓은 것이 본장에 해당되는 기준이다.

2 인증기준의 주요내용 및 실제 현황

2.1 인증기준[1)]

경영 및 조직운영의 범주는 크게 경영관리체계, 의료기관 운영, 부서운영, 의료윤리경영으로 구성되어 있다. 경영관리체계는 합리적인 의사결정과 체계적인 계획 하에 의료기관을 운영하는 것을 의미한다. 의료기관 운영은 의료기관의 최고책임자가 기관의 운영방향을 공유하는 것이며, 부서 운영은 부서장이 부서를 체계적으로 운영하기 위한 것이다. 윤리위원회를 운영함으로써 의료윤리를 확립한다.

표 12-1 경영 및 조직운영의 기준

범주	조사기준	
『경영관리체계』	8.1	경영진은 합리적 의사결정을 하고, 체계적인 계획 하에 의료기관은 운영한다.
『의료기관 운영』	8.2	의료기관의 최고책임자는 미션을 승인하고 공표함으로써 기관의 운영방향을 공유한다.
『부서 운영』	8.3	부서장은 부서의 업무범위를 정의하고 체계적으로 운영한다.
『의료윤리경영』	8.4	윤리위원회를 운영한다.

2.2 기준별 주요내용 및 실제 현황

2.2.1 경영관리체계

기준의 주요 내용은 의료기관 운영 전략과 계획 수립 원칙 사항, 의사결정조직 구성에 대한 사항, 의료기관의 전략, 부서 업무 범위에 대한 사항 등을 포함하는 의료기관 운영에 대한 규정을 명시하고 있다. 병원에서는 의료기관 운영의 안정 및 효율을 위해 의사결정조직을 구성하고 운영함으로써 노력하고 있다

1) 2주기 급성기 병원 인증조사 기준에 관한 내용임

운영위원회 정책

목적 (Purpose):
병원에 내원하는 환자들에게 양질의 진료서비스를 제공하기 위하여 병원 운영위원회의 자격 및 권한, 책임 및 병원의 운영계획과 정책수립에 관한 사항을 정함을 목적으로 한다.

범위 (Scope):
이 정책의 범위는 병원 운영위원회에 한한다.

정의 (Definition):
양질의 진료서비스: 환자들이 원하고, 필요로 하는 서비스를 적정한 자원을 이용하여 환자에게 제공하여 결과적으로 환자들이 안전하고 만족할 만한 진료서비스를 받게 되는 것이다

정책 (Policy):
· 병원 운영에 관하여 정한 사항을 심의·결정하는 운영위원회 (이하 "운영위원회"라 한다)를 둔다.
· 운영 위원회는 원장, 부원장, 부서장으로 구성한다.
· 운영 위원회의 위원장은 병원장이 겸하며, 부위원장은 부원장으로 명한다.
· 운영 위원회는 병원 운영에 관한 다음의 사항을 결정한다.
- 기관의 미션 정의
- 기관에서 운영되는 정책 및 계획 승인
- 조직의 미션을 수행하기 위한 예산 편성 및 배분
- 환자 안전 및 의료 질 향상을 위한 지원
- 기관의 팀장 및 리더간의 협력
- 병원장은 병원을 대표하고, 소속 직원을 지휘하고 총괄한다.
- 의료기관 조직도를 작성하여 관리한다.
- 운영위원회에 대해서의 일 년에 한 번 평가한다.

그림 12-1 병원의 운영위원회 정책

병원장 정책

목적 (Purpose):

병원에 내원하는 환자들에게 양질의 서비스를 제공하기 위하여 병원장의 자격, 권한, 책임 및 병원의 운영계획과 정책수립에 관한 사항을 정함을 목적으로 한다.

범위 (Scope):

이 정책의 범위는 병원의 최고경영자인 병원장에 한한다.

정의 (Definition):

양질의 진료서비스: 환자들이 원하고, 필요로 하는 서비스를 적정한 자원을 이용하여 환자에게 제공하여 결과적으로 환자들이 안전하고 만족할 만한 진료서비스를 받게 되는 것이다.

정책 (Policy):

· 병원장은 환자에게 안전한 양질의 서비스가 제공될 수 있도록 책임을 진다.
· 병원장은 기관을 운영하는 정책과 계획에 대해서 승인 한다.
· 병원장은 관련법과 규정을 준수한다.
  - 직원이 관련법과 규정을 준수하는지 확인한다.
  - 병원에 대한 외부기관의 검사와 조정, 보고에 대응한다. (회계감사)
· 병원장은 병원의 미션을 수행할 수 있도록 예산 및 자원을 지원해 주어야 한다
· 병원장은 직원의 채용, 유지, 능력개발, 지속적 교육을 위한 정책을 수립하고 시행한다.
  - 직원간에 협력적인 분위기가 조성되도록 하여야 한다.
  - 신규직원채용을 위한 절차를 수립한다.
  - 직원 고용유지를 위한 계획을 수립한다.
  - 직원 능력개발과 보수교육을 위한 계획을 수립한다.
  - 부장급의 인사 계획을 수립하고 이를 평가한다.

그림 12-2 병원장에 대한 정책

2.2.2 의료기관 운영

환자 및 지역사회의 건강증진 등을 고려한 의료기관의 미션을 승인하고 이를 이행하기 위해 구체적인 활동을 수행하는 것이 기준의 주요 내용이다. 병원은 미션을 전 직원 및 환자 또는 보호자, 지역사회에 공지해야 하며, 공지방법은 게시판, 병원의 홈페이지를 통해 게시한다.

MISSION·VISION

미션 Mission
생면존중, 인간사랑을 실천하는 세계 속의 해운대백병원

비전 Vision
끊임없이 연구하는 최첨단 병원
지역에 봉사하는 신뢰받는 병원
환자에게 감동주는 친절한 병원

그림 12-3 병원의 비전 및 미션

2.2.3 부서 운영

기준의 주요 내용은 각 부서에서 제공하는 업무 정의와 부서의 운영과 관리를 위해 부서운영 계획의 수립, 주기적인 부서장의 평가로 이루어져 있다. 병원은 부서의 구체적인 운영 계획을 수립하여 해당 부서의 원활한 운영과 관리를 위해 노력한다.

부서장 정책

목적 (Purpose):
병원은 진료부, 간호부, 사무 국,진료지원부, 보건기술부 등의 부서장에 대한 업무 범위를 정의하고, 책임과 권한을 명확히 하여 효과적인 기관이 되도록 계획하고 관리한다. 병원의 미션을 정의하고, 이를 달성하기 위하여 기관의 계획 및 정책을 수립하고 이를 수행하기 위해 부서장간 협력 업무를 조정한다.

범위 (Scope):
병원의 진료부, 간호부, 사무 국,진료지원부, 보건기술부 등에 적용된다.

정의 (Definition):
부서장: 병원 내에서 이루어지는 진료, 서비스와 관련된 단위기관의 책임자를 말한다.

정책 (Policy):
· 진료부, 간호부, 사무국, 진료지원부, 보건기술부의 책임자는 환자와 기관에 대해 다음 사항을 책임진다.
- 부서장은 부서의 업무 서비스 범위, 서비스 제공 대상, 구성원, 부서 자원 관리 및 업무 절차를 포함하는 부서 업무를 정의한다.
- 부서 구성원간의 의사소통을 원활히 할 수 있는 구성원의 업무 범위를 정의 한다.

- 기관에서 정하는 운영 관리에 맞는 효율적인 부서 운영 계획을 수립하고 수행한다.
- 부서 업무가 효율적으로 이뤄지도록 업무 수행 정도를 분기별로 평가하는 절차를 갖는다.

· 병원은 부서책임자를 중심으로 한 효과적인 조직체계를 갖는다.
· 부서 조직체계는 병원의 규모와 진료범위에 따라 적절히 조정된다.

그림 12-4 부서장에 대한 정책

2.2.4 의료윤리경영

기준의 주요 내용은 생명존엄성 관련 윤리위원회와 직원의 윤리적 문제 관련 윤리위원회로 나뉘어 구성되어 있다. 병원에서는 최고책임자가 윤리적 갈등을 해결하기 위해 윤리위원회 규정을 수립하고 지원절차를 확립하는데 노력한다.

3 4차 산업혁명시대의 경영 및 조직운영

4차 산업혁명으로 조직의 구조가 크게 변화하고 경영형태도 매우 달라질 전망이다. 향후의 변화를 예측해보고 의료서비스 분야에서도 대처 방안을 마련할 필요가 있다.

3.1 인공지능을 이용한 경영지원시스템

인공지능을 활용하여 기업의 경영관리도 대체될 수 있을 있을 것이다. 일본 정보통신기업 히타치와 IBM 등은 AI를 경영판단에 이용하는 것을 상정하고 경영지원시스템(EIS, executive information system) 기술 개발을 진행하고 있다.[2] AI는 인간보다 합리적인 결정을 내릴 수 있는 시스템을 개발해 사용자 기업의 경영을 지원할 수 있다. 시스템의 핵심은 다양한 의제에 대한 찬반 데이터베이스다. 인터넷에 공개된 토론 데이터베이스를 사용해 모든 의제에 대한 찬성과 반대 의견을 축적하고, 가치를 부여하는 방법이다. 이후 데이터베이스를 이용하여 구문 분석을 실시한다. 찬성과 반대의 의견을 수집·분석하고 수치를 산출해, 인간에게는 불가능한 정도의 정확성과 중립성으로 주어진 의제에 대해 답변한다. 이러한 시스템을 통하여 경영관리를 효과적으로 할 수 있을 것이며 좀 더 상용화된다면 병

2) 히타치의 의사결정지원시스템

영경영관리에도 이용하여 효율적인 의사결정 조직을 구성하고 운영할 수 있을 것이다.

3.2 미래의 인공지능 의사

인공지능은 환자 진료뿐만 아니라 병원운영에도 도움을 줄 수 있을 것이다. 예를 들어 거대 자본을 가진 대기업이 인공지능을 내세워 각 지역에 인공지능 진료소를 운영 할 수 있다. 인공지능 진료소는 인공지능 의사가 24시간 연중무휴 진료하고 진료비도 저렴하며, 빅데이터를 분석하여 진단을 내리기 때문에 일반의사보다 진단이 정확하다는 장점과 일반 의사가하기 힘든 정교하고 정밀의료도 가능하여 수술 후 통증도 적으며 사후관리에도 효과적일 것이라는 의견도 있다. 또한 의사와 직접 만나 진료를 받는 것이 아니라 VR기기를 통해 진료가 이루어질 것이다. 몸이 아프더라도 멀리 있는 병원까지 갈 필요가 없다는 뜻이다. 따라서 병원은 환자를 관리하는데 매우 편리해질 것이며 또한 오진, 의료사고 등에 의해 발생하는 비용이 줄어들 것으로 예상되어 병원운영에 큰 영향을 미칠 것으로 전망된다.[3)]

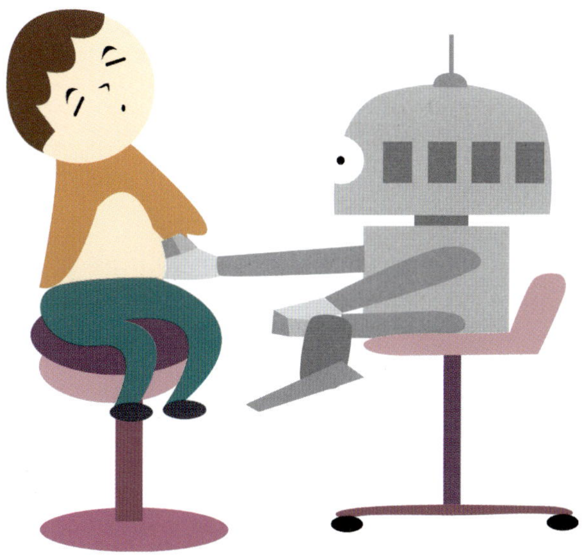

그림 12-5 인공지능 의사에 의한 진료

3) 인공지능의사에 대한 기사

3.3 IBM Watson Health

IBM Watson Health는 크게 4가지 기능을 가지고 있다.[4] 4가지 기능은 조직운영의 최적화, 환자의 참여, 효율적인 의료, 지역사회보건의 최적화 이다. 즉, IBM Watson은 진료뿐만 병원경영 및 조직관리 등의 최적화도 지원해 줌에 따라 앞으로 인공지능을 이용한 병원경영 및 조직관리가 이루어 질 것이다.

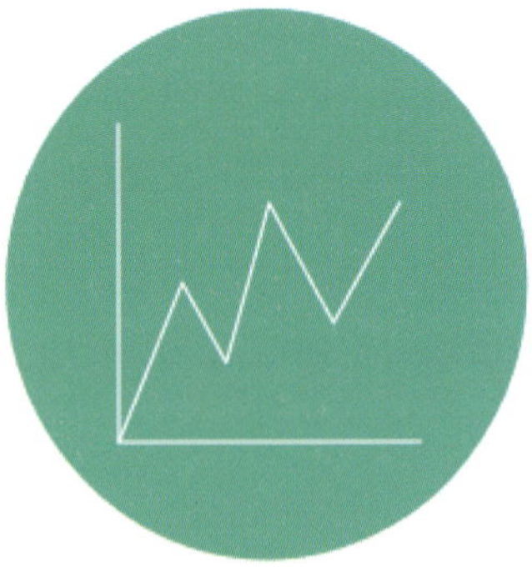

Optimize performance

Drive transformation in your organization

Engage consumers

Enhance your patients' chance of success

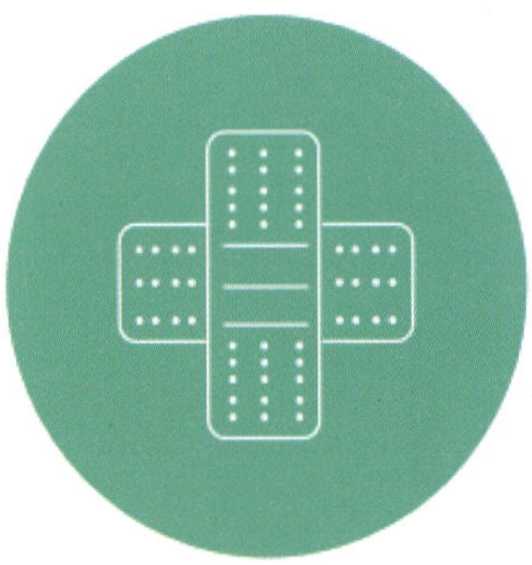

Enable effective care

Support your care team with data and insights to enhance their decision making

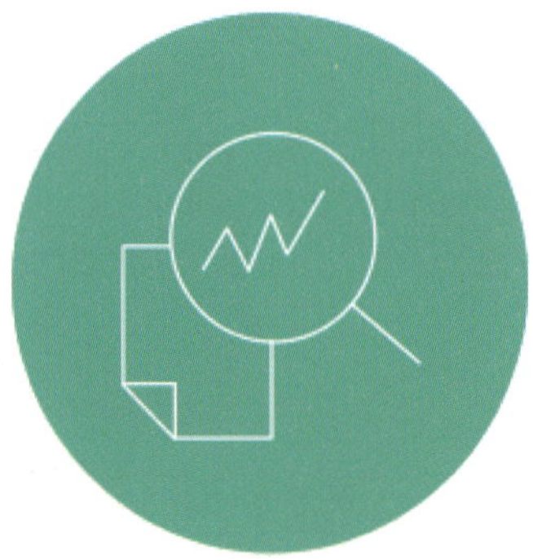

Manage population health

Improve patient experiences while helping to reduce costs

그림 12-6 IBM Watson Health의 주요 기능

4) IBM Watson은 보건의료의 업무 영역별로 특화된 다양한 솔루션을 가지고 있음

발표 및 토론 주제

1. 4차 산업혁명에 관련된 신기술을 이용하여 경영관리체계를 개선할 수 있는 방안에 대해서 토론하시오.

2. 4차 산업혁명에 관련된 신기술을 이용하여 의료기관의 운영 목표를 체계적으로 관리할 수 있는 방안에 대해서 토론하시오.

3. 4차 산업혁명에 관련된 신기술을 이용한 부서 운영 목표를 체계적으로 관리할 수 있는 방안에 대해서 토론하시오.

4. 4차 산업혁명에 관련된 신기술을 이용하여 의료윤리경영 체계를 개선할 수 있는 방안에 대해서 토론하시오.

참고문헌

1. 의료기관평가인증원, 2주기 급성기 병원인증조사 기준, 의료기관평가인증원, 2016
2. http://news.mt.co.kr/mtview.php?no=2016031314484169524
3. http://news.chosun.com/site/data/html_dir/2016/03/18/2016031801401.html
4. https://www.ibm.com/watson/health/
5. http://www.dongabiz.com/article/view/1101/article_no/7250
6. http://www.hankyung.com/news/app/newsview.php?aid=2016071571311
7. http://news.mt.co.kr/mtview.php?no=2016031314484169524
8. http://news.chosun.com/site/data/html_dir/2016/03/18/2016031801401.html

제 13 장
인적자원관리

학습목표

1 인적자원관리의 중요성을 이해한다.
2 인적자원관리의 내용을 이해한다.
3 직원교육의 내용을 이해한다.
4 의료인력 적정성에 대해서 이해한다.
5 4차 산업혁명시대의 인적자원관리에 대해서 이해를 한다.

1 인적자원 관리의 중요성

병원조직에 있어 인적자원관리는 매우 중요하다. 결국 병원의 일은 사람들이 하므로 병원 종사자들이 열심히 일을 할 수 있는 시스템인 인적자원관리가 구축되어 있어야만 환자들에게 양질의 의료서비스를 제공하면서도 병원의 경영이 효율적으로 이루어 질 수 있다.

인적자원관리(Human Resource Management HRM)란 조직의 목표를 달성하기 위해 인력을 체계적, 과학적으로 확보, 유지, 개발, 평가, 보상 등의 일련의 과정을 말한다. 따라서 인적자원 관리가 효율적으로 기능하고 있는지의 여부는 구성원 각자가 조직 목표달성을 위해 얼마나 효과적으로 그리고 바람직하게 행동을 하느냐에 여부에 의해 판단된다. 병원의 구성원들은 서로 의존적이면서 배타적인 인간관계형태를 가지고 있다. 특히 의사, 간호사, 방사선사 등 다양한 직종의 집합으로 구성되어 있어 서로간의 통제와 조정이 어렵다. 서비스산업의 특성상 의사, 간호사, 행정직 등 노동 및 지식 집약적 성격이 강하므로 우수한 의료진을 확보하여 적합한 인적자원관리가 필요하다. 또한 이들이 전문성을 발휘할 수 있도록 적재적소에 배치를 하여야 한다. 이를 위해서는 병원 업무별로 직무기술서가 만들어져 있어야 하고, 직무기술서에 부합되는 인력을 배치하여야 한다. 그러나 실제 병원에서 직무기술서를 만들거나, 직무기술서에 맞는 인력을 선정하는 데 과학적인 방법을 사용하지 못함에 따라 직무에 필요한 전문성 있는 인력의 적절한 배치가 이루어 지지 못하여 환자들은 안전한 양질의 의료서비스를 제공받지 못하고 있는 경우가 있다.

2 인증기준의 주요내용 및 실제 현황

2.1 인증기준[1)]

인적자원관리 활동의 범주는 크게 인적자원관리, 직원교육, 의료인력 적정성으로 구성되어 있다. 인적자원관리는 인사체계를 적절히 갖추고 운영하며, 직원에 대해 업무수행에 대한 직무를 확인·평가하고 직원의 인사정보를 관리한다. 직원교육은 직원에게 지속적인 교육 및 훈련을 제공하는 것이다. 의료인력 적정성은 법적 의료인력 기준을 준수하는 것이다.

표 13-1 인적자원관리 활동의 기준 주요사항

	조사기준
『인적자원관리』	1.1.1 인사체계를 갖추고 적절히 운영한다.
	1.1.2 의사(전문의)의 환자 진료 수행에 필요한 자격요건과 진료권한을 승인하고 평가한다.
	1.1.3 전문의를 제외한 직원에 대해, 업무수행을 위해 필요한 자격요건과 직무를 확인하고 평가한다.
	1.1.4 직원의 인사정보를 관리한다.
『직원교육』	1.2 직원에게 지속적인 교육 및 훈련을 제공한다.
『의료인력 적정성』	1.3 법적 의료인력 기준을 준수한다.

2.2 기준별 주요내용 및 실제

2.2.1 인적자원관리

2.2.1.1 적절한 인사체계

기준의 주요 내용은 의료기관은 환자안전과 양질의 의료서비스 제공을 위하여 인사관리 체계를 확보하고, 인력요구도 조사를 통해 적정인력 규모를 산정하여 직원을 모집하고 배치하는 합리적인 절차를 갖춘다. 병원에서는 인사관리 성과를 지속적으로 관리하여 경영진에게 보고 하는 등 적절한 인사체계를 구축하기 위하여 노력하고 있다.

1) 2주기 급성기 병원 인증조사 기준에 관한 내용임

인사관리 정책

목적 (Purpose):

의료기관의 효율적인 운영을 위해 병원 내 단위 부서별 직무분석, 인력운영 실태분석으로 적정인원을 산출하여 합리적인 인사정책을 수립하는 데 그 목적이 있다.

적용범위(Scope):

병원의 전체 단위부서 및 직무별 인력에 적용한다.

정의(Definition):

정원: 부분 업무의 직종을 기준으로 평균적 능력과 자질을 갖춘 자로서 단위부서의 기능을 효율적으로 수행하는 데, 필요한 직종별 인원수를 칭한다.

정책(Policy):

- 병원의 미션을 수행하고 안전한 환자진료 제공을 위해 적정한 직원정수를 확정하고 이에 따라 인력을 관리한다.
- 정원관리계획은 운영위원회에서 협력하여 작성한다.
- 정원관리계획은 직원의 직종별 자격요건을 정의한다.
- 정원에 따른 인력의 직무기술서를 작성한다.

그림 13-1 병원의 인사관리 정책

직무기술 정책

목적(Purpose) :

부산대학교병원 업무분장규정에서 정한 직무의 분석과 활용, 평가에 필요한 사항을 규정하여 인력관리의 효율성을 도모하고 업무수행능력을 향상시켜 병원발전에 기여함을 목적으로 한다.

범위(Scope) :

겸직교원 및 용역직을 제외한 부산대학교병원 전 직원

정의(Definition) :

직무기술서란 직무, 책임, 엄부수행에 요구되는 조건이 포함된 고용 직위설명서이다. 해당직원의 업무배정, 직무교육, 직무평가의 기반이 된다.

정책(Policy) :

- 독립적인 행위가 허용되지 않은 직원에 대해 직무기술서가 존재한다.
- 부서장는 업무분장규정에 따라 직무분석을 하고, 부서의 필요에 따라 직책에 따른 직무를 결정하고 기술한다.
- 의사직에 대한 직무기술서가 필요한 경우는 직무기술서 대신 임상권한이 부여되거나 다른 대안으로 대신한다.
- 직무기술서는 1년마다 업데이트 된다.

그림 13-2 직무기술정책

2.2.1.2 의사 평가

기준의 주요 내용은 의사가 환자 진료를 수행하기 위해 필요한 자격요건을 확인하고 해당 임상서비스의 제공을 승인하는 체계를 갖추고 정기적으로 관리하는 것이다. 병원에서의 의사 평가는 진료권한과 같은 필수적인 내용을 포함해야 하며 의료기관 규정에 맞게 검토하고 재설계한다.

의사 평가 정책

목적 (Purpose):
의료기관은 진료의 질과 환자안전에 영향을 미치는 임상진료의 질과 안전성을 평가하는 표준화된 절차를 갖추어야 한다.

범위(Scope)
독립적으로 진료를 할 수 있는 의사에 한한다.

정의 (Definition):
임상적 특권: 실무자가 독립적으로 진료를 수행할 수 있는 권한

정책 (Policy):

· 병원장은 임상진료의의 임상진료의 질과 안전에 대해 주기적으로 평가한다.
  -병원장은 임상진료의 질과 안전을 평가하는 계획을 3년에 1회 작성한다. .
· 병원은 임상진료의 질과 안전을 평가하기 위해 정보수집 절차를 표준화한다.
  - 정기적인 차트검사
  - 진단과 치료 기술에 대한 직접적인 관찰
  - 진료의 질에 대한 평가
  - 동료 및 협력 직원들과의 토의
· 임상진료의 질과 안전을 평가하는 기준을 작성하며, 아래 사항을 포함한다.
  - 임상적 시술 및 그 결과
  - 의약품 사용 패턴
  - 검사와 시술의뢰
  - 협의진료 및 전문의 활용
  - 임상에 대한 자발적인 임상 자기 개발
· 평가결과 및 그에 따른 조치사항은 인사기록에 기재하여 관리한다.
· 임상진료의의 자격 및 훈련 내용의 진위여부는 매년 1회 재점검한다.

그림 13-3 의사 평가 정책의 사례

2.2.1.3 직원 평가

기준의 주요 내용은 의사를 제외한 모든 부서 및 직원에 대해 필요한 지식, 교육과 자격요건을 확인하는 것이다. 또한 해당 직무에 관련된 내용과 책임에 대해 확인하는 체계를 갖추고 직무능력을 정기적으로 평가 및 관리한다. 병원에서는 이러한 직무능력 평가결과를 인력관리에 활용하고 있다.

2.2.1.4 인사정보 관리

기준의 주요 내용은 의료기관은 자격을 갖춘 적격한 의료 인력을 갖춤으로써 환자의 진료 및 치료결과에 기여할 수 있도록 효율적인 인사정보 관리체계를 운영하는 것이다. 병원의 인사정보체계에는 자격정보, 근무경력, 교육 및 훈련, 인사고과, 직무기술서 등의 내용을 포함하고 있다.

인사정보관리 정책

목적 (Purpose):

이 정책은 인사규정에서 정한 인사정보의 관리 및 기타 인적자원관리에 대한 사항을 규정하여 인사관리의 합리화를 기함을 목적으로 한다.

범위(Scope)

겸직교원 및 용역직을 제외한 전 직원

정의 (Definition):

· 인사정보관리란 인사규정 제3조에 명시된 각종 정보의 수집, 기록, 전산관리 등 병원 내 인사정보의 흐름을 효율적으로 유지하는 제반활동을 말한다.

· 인사기록카드란 인사기록에 관한 시행세칙 제2조에 의한 서식을 말한다.

· 전산관리란 병원의 전산장비에 의해 입력, 보관되어 있는 각종 인사정보(data)의 관리를 말한다.

정책 (Policy):

· 직원의 개인 인사정보는 다음사항을 포함하며 전산관리와 병행한다.
  - 자격요건이 명시된 직무기술서 및 인사기록카드
  - 근무이력
  - 직무수행능력평가서(신규직원일 경우 직무수행능력 체크리스트 포함)
  - 개인별 교육기록
  - 졸업증명서(진위 확인 서류 포함)
  - 면허증 또는 자격증 사본(진위 확인 서류 포함)
  - 심폐소생술 교육 기록(결과 포함)
  - 근로계약서

그림 13-4 인사정보관리 정책

2.2.2 직원교육

기준의 주요 내용은 직원의 직무능력 발전과 자격유지 및 업무의 전문성 계발을 위하여 직원의 교육요구도를 파악하고, 체계적인 교육시스템을 갖추어 운영하는 것이다. 병원에서는 직원의 교육요구도에 의하여 연관계획을 수립하고 직무수행에 필요한 교육 등을 제공하는 노력을 하고 있다.

오리엔테이션 및 교육 평가 정책

목적 (Purpose):

의료기관 직원들에게 병원의 미션과 정책을 이해하고 업무수행에 필요한 지식을 습득할 수 있도록 하기 위해 적절한 오리엔테이션 및 교육을 실시하여 환자에게 안전한 양질의 의료를 제공 한다. 또한, 직원의 업무 전문성 및 자격 유지를 위해 다양한 교육 및 훈련을 제공 후 이를 기관 내에서 시행할 경우, 적절한 평가와 감독을 하는 데 그 목적이 있다.

범위(Scope):

이 정책은 병원의 시행되는 오리엔테이션 및 교육, 평가에 적용한다.

정의(Definition):

보수 교육: 직무 수행을 유지하기 위한 직무관련 교육

정책(Policy):

· 신규직원들에게 병원의 미션과 정책을 이해하고 담당업무를 효율적으로 수행하는데 필요한 내용에 대해 오리엔테이션을 실시한다.
  - 의료기관은 신규 직원에 대한 오리엔테이션 계획을 수립한다
  - 오리엔테이션 내용을 인사기록에 기재하여야 한다.
  - 수행한 임무와 책임감을 중심으로 직원의 직무 평가를 실시하며, 이는 오리엔테이션 기간 내에 시행된다.
· 직원에게 재교육 및 훈련을 정기적으로 실시한다.
  - 의료기관은 직원의 재교육 및 훈련을 위한 시설, 교육, 시간 등을 제공한다.
  - 교육은 환자의 요구를 충족시킬 수 있는 직원의 능력을 고려하여 수행한다.
  - 이를 위하여 직원의 동기 부여가 형성될 수 있도록 격려한다.
· 직원의 교육 프로그램이 시행될 경우, 다음 항목을 제공한다.
  - 원내에서 교육, 훈련 받는 직원들의 교육, 훈련 결과를 기록하고 보관하여야 한다.
· 직원은 교육 및 훈련 특성에 따라 적절한 지도와 감독을 받아야 한다. 즉, 직무기술서에 서술된 내용에 따라 직원의 직무 수행 정도를 평가하여야 한다. 이는 병원 운영위원회에서 1년에 1회 실시하며, 그 결과는 직원평가서식지에 기록한다.
· 기관 내 의료진은 00치과에 관한 내용, 의료의 질, 환자안전과 감염관리 프로그램 전반에 관하여 교육받아야 한다.
· 모든 직원은 환자 및 직원 본인의 안전에 관한 교육을 받으며, 교육 내용은 다음을 포함한다.

- 낙상
- 감염 예방
- 손 씻기
- 화재 예방
- 재난 대피
- 심폐소생술
- 응급환자 대처 요령
- 고 위험 환자 대처 요령
- 의료장비 교육

그림 13-5 오리엔테이션 및 교육평가 정책

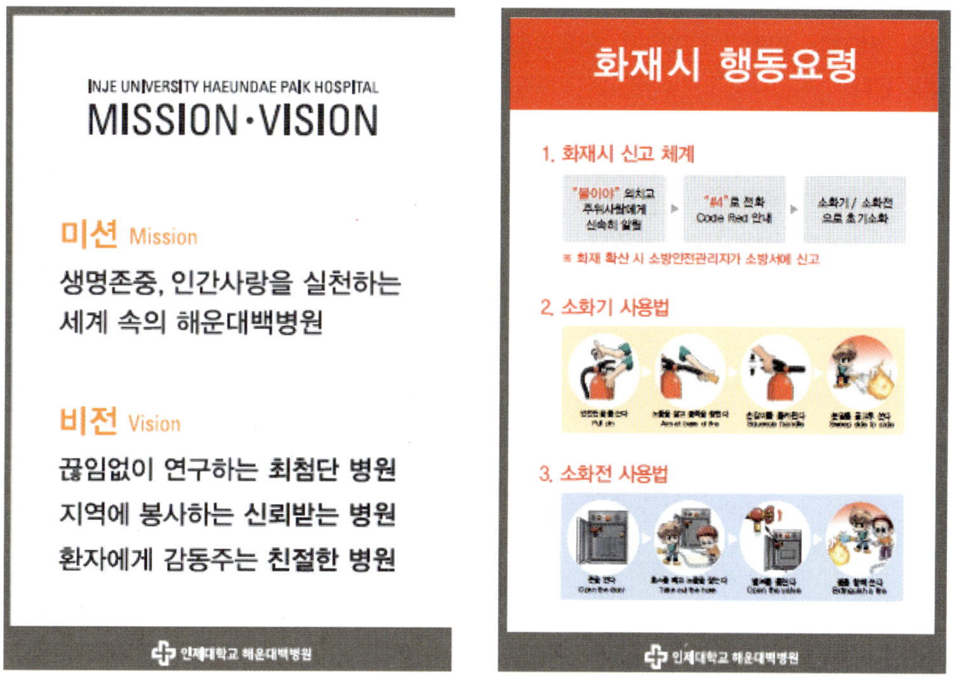
INJE UNIVERSITY HAEUNDAE PAIK HOSPITAL
MISSION·VISION
미션 Mission
생명존중, 인간사랑을 실천하는
세계 속의 해운대백병원
비전 Vision
끊임없이 연구하는 최첨단 병원
지역에 봉사하는 신뢰받는 병원
환자에게 감동주는 친절한 병원
인제대학교 해운대백병원
화재시 행동요령
1. 화재시 신고 체계
"불이야" 외치고 주위사람에게 신속히 알림
"#4"로 전화 Code Red 안내
소화기 / 소화전으로 초기소화
※ 화재 확산 시 소방안전관리자가 소방서에 신고
2. 소화기 사용법
3. 소화전 사용법
인제대학교 해운대백병원

그림 13-6 직원교육자료

2.2.3 의료인력 적정성

기준의 주요 내용은 의료기관은 직원의 수 또는 구성에 대해 법적 인력기준을 준수함으로써 환자에게 양질의 의료서비스를 제공하는 것이다. 병원에서는 의사인력, 간호인력, 기타 의료 인력에 대한 법적기준을 모두 준수하여 환자들에게 양질의 서비스를 제공하려고 노력하고 있다.

인력 채용 정책

목적 (Purpose):

병원은 우수한 직원을 채용하기 위해 직무수행에 필요한 채용기준 및 인력 수요를 추계하고, 적정 인력 규모를 산정하여 직원을 모집 및 임용하는 합리적인 절차를 갖추는 데 있다.

범위 (Scope):

병원 전체 인력에 적용된다.

정의 (Definition):

채용: 담당업무를 수행할 수 있도록 인원을 배정하는 것

정책 (Policy):

· 의료기관은 환자진료에 관련된 부서의 직원에 대한 채용 계획을 수립하여야 한다.
  - 의료기관의 인력채용계획은 필요에 따라 수시로 수립된다.
  - 채용 계획에는 직원의 자격요건, 업무수행범위, 채용평가의 기준, 법규상의 기준 등이 포함되어야 한다.
  - 직무기술서를 바탕으로 채용직종별로 갖추어야 할 자격요건을 따로 정한다.

· 인력채용계획은 의료기관 종사자에게 공개되어야 한다.

· 인력채용계획은 특정한 평가지표에 의해 지속적으로 평가한다. 평가지표는 직무기술서를 바탕으로 직원이 갖추어야 할 자격요건을 기반으로 한다.

· 채용이 확정된 직원의 직종별 자격요건 확인은 관련 법률이나 규정, 기관의 정책에 따른다.
  - 직원의 직무관련자격증, 면허증은 원본을 확인 후 사본을 보관한다.
  - 직원이 채용지원 시 제출한 직무수행능력과 밀접한 각종 증명서, 자격증, 면허증, 교육, 훈련, 경력정보 등은 해당 발급기관에 문서로 진위를 조회한 뒤 그 결과를 보관한다.
  - 직원의 직무관련 자격은 3년을 주기로 재평가 한다.
  - 자격요건에 관련된 모든 사항은 인사기록에 기재하여 관리한다.

그림 13-7 인력 채용 정책의 사례

3 4차 산업혁명시대의 인적자원 관리

4차 산업혁명시대에 적합한 인재는 현재와는 다른 새로운 인재이다. 4차 산업혁명시대에 맞는 인재상을 살펴보고 이러한 인재를 관리하는 인사관리 방안을 알아보고자 한다.

3.1 4차 산업혁명시대의 인재상

4차 산업혁명이란 IT 및 전자기술 등 디지털 혁명(제 3차 산업혁명)에 기반하여 물리적 공간, 디지털적 공간 및 생물학적 공간의 경계가 희석되는 기술융합의 시대를 의미한다. 2016년 스위스 다보스에서 열린 세계경제포럼에 따르면 로봇과 인공지능(AI), 생명공학, 3차원(3D) 프린팅 등의 기술 발전으로, 세계고용의 65%를 차지하는 주요 15개국에서 2020년까지 200만 개의 새 일자리가 생겨나지만, 이와 동시에 710만 개의 일자리가 사라지면서 510만 개의 일자리가 순감소할 것으로 예상했다.[2] 세계경제포럼에서 제시한 4차 산업혁명의 미래를 주도할 인재상은 다음과 같다. 복잡한 문제를 푸는 능력, 비판적 사고, 창의력 등을 갖춘 인재이다. 이러한 변화를 대비하기 위해서 우리 사회는 지금부터 미래형 인재를 양성할 수 있는 제도를 갖춰야 한다. 미래형 인재는 이러한 역량을 갖추도록 교육받아야만 인공지능 로봇 등에 대체되지 않고 4차 산업혁명 시대를 주도할 수 있는 인재가 될 수 있다.[3]

의료 분야는 세계적으로 로봇이나 인공지능을 도입하는데 소극적이었다. 의료 인력이 변화에 대한 대응이 느리고 비용도 만만치 않았기 때문이다. 하지만 높은 인건비 비용을 절감하기 위해서는 인적 자원관리가 필수적이다. 로봇이나 인공지능을 병원에 활용한다면 판독의사를 대신하여 판독, 환자들의 차트를 분석하여 질병을 진단, 신약 개발, 임상시험 대상자 선정, 로봇을 활용하여 외과 수술, 환자 상태 모니터링, 환자와 의료진간 대화 받아쓰기, 환자에게 상담과 조언, 처방, 약 조제, 기존 논문 및 사례 검색 지원을 통한 연구과정 지원, 환급업무, 질병예측 및 치료 가이드 제시, 의료 통계 결과의 효율적 관리 등 대부분의 부서에서 활용이 가능할 것이다. 간호 로봇은 간호사의 업무를 대신하여 수액, 혈당, 혈압 등 체크, 환자의 식사 전달 등 24시간 작동 가능하여 설정한 시간과 위치에 맞게 필요한 물건을 운반해주는 등 업무생산성을 높인다.

지능형 로봇인 자율주행이동로봇은 건물 내 지도를 내장하고 있고 물체를 인식하는 센서를

2) 4차 산업혁명시의 직업의 변화에 관한 기사
3) 4차 산업혁명에 필요한 인재상에 관한 기사

가지고 있어 장애물을 피할 수 있다. 현재 병원에서 컨베이어벨트로 이용되고 있는 '슈터기'를 대신하여 환자에게 필요한 약물, 검사물, 행정서류 등을 사람을 대신하여 안전하게 전달한다. 각종 센서와 카메라가 장착되어 있으며 사람의 감정을 읽을 수 있는 페퍼로봇은 병원을 방문하는 방문객을 맞이하고 응대한다. 의료분야에서 사람들을 맞이하는 역할을 하는 세계최초의 로봇이다. 접수를 담당하고 20개 국어를 구사하며 목소리로 환자를 해당과에 안내를 한다. 또한 인공지능은 병원 의료진을 위한 맞춤형 학습 지원 서비스가 가능하다. 정보기술·의학기술의 발전과 인터넷 사용의 증가로 의료진이 소화해야할 정보들의 양이 폭발적으로 증가하였고 그 속도는 점점 빨라지고 있다. 현재 의료분야에 인공지능을 활용한 연구로 어떤 내용을 찾고자 하는지를 제공하면 의료진이 필요하지 않은 정보를 필터링하고 유용한 정보만을 추천하며 새롭게 발표되는 연구들을 발표 즉시 파악해서 연구자에게 제공하여 의사의 전문지식 습득을 도와주는 것도 있다. 이러한 변화에 대처하기 위해서 의료진들은 가까운 미래에는 현재보다 매우 다양한 기술을 겸비해야 한다. 컴퓨터에 대한 이해는 필수적이고 프로그래밍을 의학 교육과정에서 배워야 할 수도 있다. 비록 로봇 혹은 인공지능이 진료업무를 수행하고 진단도 할지라도 인공지능이 제시한 치료법 중에 무엇을 선택할지의 의사결정은 인간의 몫으로 남을 것이다.

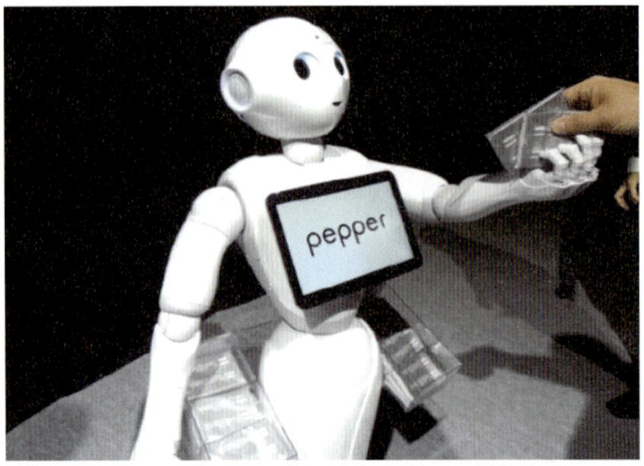

그림 13-8 페퍼로봇[4]

4) 벨기에 병원, 휴머노이드 '페퍼' 도입, 로봇신문, 2016.06.15.,장길수기사

3.2 빅데이터 기반 인적자원관리

최근 인적자원관리에 빅데이터를 활용하는 방법론이 활발하게 논의되고 있고 이미 많은 글로벌기업들이 인적자원관리에 빅데이터를 '구현-활용'하는 단계이다. 기업들은 구성원·조직의 성과 향상을 목적으로 인적자원의 의사결정의 질을 높이는 데에 빅데이터 기반의 다양한 분석 방법론과 통합적 프로세스를 적용하는 추세이다. 그러나 데이터 분석 기반의 인적자원관리는 항상 성공적일 수는 없으며, 명확한 데이터와 충실한 분석이 선행되지 않는다면 실패할 가능성도 있다. 실패를 줄이기 위해서는 필요한 데이터 수집 및 관리 시스템 구축에 충분한 투자가 이루어져야 하며, 축적된 데이터를 활용이 가능한 형태로 가공하는 방법론 개발이 필요하다. 또한 목적에 부합하도록 데이터와 분석 방법 디자인 필요하며, 빅데이터 분석을 통해 얻고 싶은 것을 사전에 분명하게 정의할 필요가 있다.

3.3 클라우드 HCM[5)]

클라우드를 활용한 인적자원관리가 가능해질 것이다. 최근 등장한 클라우드 HCM(Human Capital Management)은 기존 인사관리시스템 직원들의 소속이나 경력, 평가, 급여와 같은 정보들만 입력하는 것을 보완하여 적성과 잠재능력, 스트레스 내성, 상세한 능력평가 등 다양한 종류의 데이터를 축적하고 분석한다. 세계적으로 이미 클라우드 기반 인적자원관리 솔루션이 빠르게 확산되고 있는 추세이다. 이를 활용하여 인사 배치나 직원 개개인의 경력 설계 등 경영전략에 활용할 수 있게 되어 보다 넓은 범위에서 인재를 찾고, 그 역량을 더 개발시켜 적재적소에 배치하는 등 인재육성을 지원하는 방향으로 인사관리 역량을 발전시킬 수 있다. 클라우드 HCM 솔루션은 급여, 근태, 복리후생 같은 핵심 인사 관리 이외에 직원의 채용부터 교육, 성과관리, 인력 배치 등 인사관리(HR)와 인재개발, 역량강화 등 인적자원을 효율적으로 관리하기 위한 모든 것들을 제공한다.

오라클 HCM 클라우드를 비롯한 ERP 클라우드, CX 클라우드 등 모든 애플리케이션 클라우드 서비스는 서로 긴밀하게 연동되도록 설계됐기 때문에, 손쉬운 통합 구축으로 최적의 성능 및 효율성을 제공한다.[6)] 모바일 앱 또한 사용편의성을 갖추고 충분한 기능을 제공하도록 마련됐다. 특히 오라클 HCM 클라우드는 인재 관리에 초점을 맞추고 있으며, 이를 위한 예측 분석을 활용할 수 있는 것이 특징이다. PWC사라토가연구소에서 연구한 지표를 기반으로 행동양식을 예측, 핵심인재를 확보하고 이탈위험을 파악하는 등의 관리를 가능케 한다. 경쟁사와는 달리 국내 고객들의 입맛에 맞춰 PaaS를 통해 커스터마이징이 가능하도

---

5) 클라우드 기반의 인사관리 사례에 대한 신문기사
6) 오라클의 클라우드 HCM에 관한 신문기사

록 제공되는 것도 강점이다. 이러한 클라우드 기반의 HCM의 활용으로 좀 더 효율적인 인사관리가 가능할 것이다.

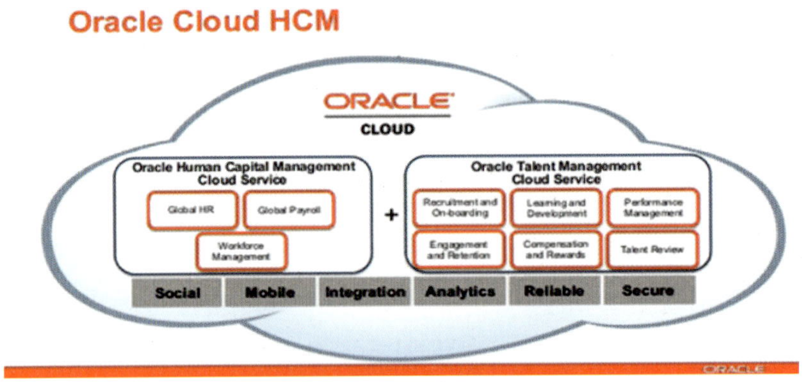

그림 13-9 Oracle Cloud HCM

3.4 인공지능 인사과장[7)]

인공지능을 활용하여 기업이 원하고 적합한 직원 채용도 가능할 것이다. 일본의 통신·전자기기 종합회사인 NEC가 사람 대신 입사시험 서류전형을 할 수 있는 인공지능(AI)을 개발해 인재소개회사 등 3개 회사가 이를 활용하고 있다. 종전에 채용한 사원들의 이력서 등을 AI가 학습해 기업이 요구하는 인재의 경향을 분석해 그에 맞는 지망자를 선발하는 구조이다. 인사평가에 자체 개발한 AI를 쓰는 기업도 있다. 인간의 개인적 선호라는 모호한 심사기준을 배제해 공정평가가 가능하다는 분석을 낳으면서 채용과 인사에서 AI 활용이 확산할 것으로 전망된다. NEC의 시스템은 AI가 과거 입사시험을 치른 약 2천명 분의 이력서 데이터와 합격·불합격 결과를 바탕으로 해당 기업이 어떤 인재를 채용했는지를 학습한 뒤 그 회사의 채용방침에 맞는 지원자를 선발하는 방식이다. 이미 인재소개회사가 고객 기업과 구직자를 연결해주기 위해 활용하고 있다. 이를 개량해 학습 정밀도를 높이면 AI에 의한 채용후보자 압축이 더욱 정교해진다. 따라서 AI 심사만으로도 사실상 1차 면접까지 AI가 담당하는 것이 가능해질 것이다. 다만 AI가 지망자가 이력서에 기재한 허위 내용을 가려내는 것은 지금은 어렵기 때문에 최종적으로는 인간에 의한 면접이 필요할 것이다.

7) AI인사과장에 대한 신문기사

3.5 가상현실을 이용한 의료 교육8)

가상현실(VR) 기술이 의료 교육 분야에도 활발하게 적용되고 있다. 삼성전자는 아일랜드 왕립 의과 대학과 손잡고 '기어VR'을 활용해 의료 응급 상황을 가상현실로 경험하게 하는 어플리케이션을 선보였다. 이 앱은 의학을 전공하는 학생뿐만 아니라 경험이 부족한 전공의를 대상으로 만들어졌다. 이러한 앱을 통하여 의사들은 교통사고와 같은 응급상황을 실제 경험해보지 못한 학생에게 가상현실로 실제 상황에 대한 적응력을 키워준다.

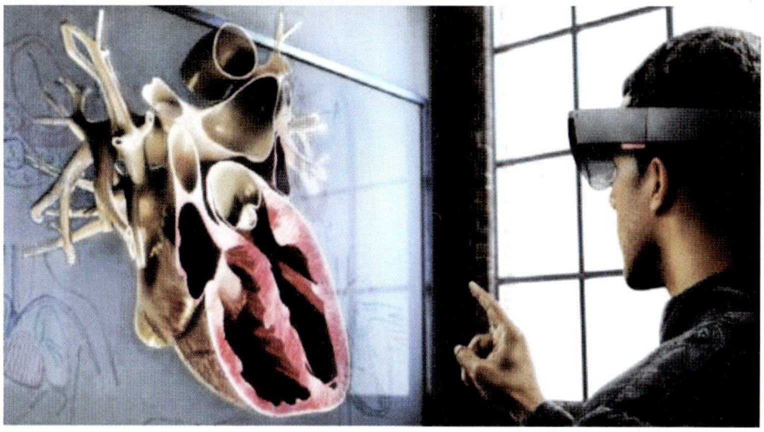

그림 13-10 의사에 평가 정책그림 삼성기어VR

8) VR을 이용한 의료인력 양성 사례에 관한 신문기사

발표 및 토론 주제

1. 인적자원의 중요성에 대해 설명하고 병원에서 인적자원을 적절하게 관리할 수 있는 방안에 대해서 토론하시오.

2. 4차 산업혁명에 관련된 신기술을 이용하여 인사체계를 개선할 수 있는 방안에 대해서 토론하시오.

3. 4차 산업혁명에 관련된 신기술을 이용하여 의사 평가를 개선할 수 있는 방안에 대해서 토론하시오

4. 4차 산업혁명에 관련된 신기술을 이용하여 직원 평가를 개선할 수 있는 방안에 대해서 토론하시오.

5. 4차 산업혁명에 관련된 신기술을 이용하여 직원 교육을 개선할 수 있는 방안에 대해서 토론하시오.

참고문헌

1. 의료기관평가인증원, 2주기 급성기 병원인증조사 기준, 의료기관평가인증원, 2016
2. http://blog.naver.com/PostView.nhn?blogId=hyosleegiu&logNo=220897466080&parentCategoryNo=&categoryNo=58&viewDate=&isShowPopularPosts=true&from=search
3. http://www.futurekorea.co.kr/news/articleView.html?idxno=31932
4. 벨기에 병원, 휴머노이드 '페퍼' 도입, 로봇신문, 2016.06.15.,장길수기사
5. http://www.kinews.net/news/articleView.html?idxno=62099 : 클라우드 HCM
6. http://www.comworld.co.kr/news/articleView.html?idxno=48854 : 오라클
7. http://www.yonhapnews.co.kr/bulletin/2016/08/25/0200000000AKR20160825054000009.HTML
8. http://m.wowstar.kr/view.php?ud=AK23174001122796701_7

제 14 장 감염관리

학습목표

1 감염관리의 중요성을 이해한다.
2 감염관리체계의 대해서 이해를 한다.
3 부서감염관리에 대해서 이해를 한다.
4 4차 산업혁명시대의 감염관리 방안에 대해서 이해를 한다.

1 감염관리의 필요성

병원감염은 입원 당시에는 걸려있지 않았음은 물론, 잠복상태도 아니었던 감염이 입원 기간 중에 발생한 경우를 말한다. 병원감염은 매우 심각한 의료의 질적 문제이다. 병원감염의 가능한 경로는 의료인, 직원, 환자와의 직접 접촉, 공기 중 병원균 입자, 오염된 진단 치료 기구와 병원 음식 등이다. 의료기관의 감염예방 및 관리 프로그램의 목표는 환자, 직원, 의료전문가, 계약직원, 자원봉사자, 학생 및 방문객들 사이에 감염 발생과 전과의 위험성을 확인하고 감소시키는 데 있다.

인구 노령화, 각종 의료기구의 사용 증가와 암, 당뇨, 장기이식 환자 등을 비롯한 각종 면역 저하 환자들의 장기간 입원, 병원의 대형화 등으로 병원감염이 지속적으로 증가하고 있으나 현재 우리나라 병원의 감염관리 수준은 선진국에 비해 크게 미흡한 실정이다. 더욱이 향후 감염관리의 중요성은 생물테러, 신종/재출현 전염병 등으로 더욱 더 커질 것으로 판단되므로 우리나라 의료기관은 병원감염을 예방하기 위해 보다 많은 노력을 필요로 할 것이다. 인증에서 요구하는 감염관리의 핵심은 개별 환자의 병원감염에 대한 추적조사와 병원의 감염시스템에 대한 추적조사를 통하여 감염관리 프로그램 기획 및 수행과 감염 감소 노력을 중점적으로 평가하는 것이다. 효과적인 프로그램에는 공통적으로 확인되는 유능한 리더, 잘 훈련된 직원, 전향적으로 감염 위험을 파악하고 다루는 접근방법, 적절한 방침(policies)과 절차(procedures), 직원 교육과 더불어 조직 내의 조정장치가 겸비되어 있다. 이와 같은 내용을 구체적으로 정리해 놓은 것이 본장의 해당되는 기준이다.

2 인증기준의 주요내용 및 실제 현황

2.1 인증기준[1)]

감염관리의 범주는 크게 감염관리체계와 부서감염관리로 구성되어 있다. 감염관리체계는 감염 예방 및 관리를 위해서 조직구성, 프로그램 운영, 감염교육 시행, 환자 감염관리 활동 수행, 의료기구 및 세탁물 관리가 주요한 내용이다. 부서감염관리의 주요한 내용으로는 부서별 감염관리활동, 응급실 감염관리 활동, 수술장 감염관리 활동, 시술장 감염관리 활동, 조리장 감염관리가 있다.

표 14-1 감염관리 활동의 주요 기준

범주	조사기준	
『감염관리체계』	10.1.1	감염 예방 및 관리를 위한 조직을 구성하여 운영한다.
	10.1.2	감염 예방 및 관리를 위한 프로그램을 운영한다.
	10.1.3	감염예방을 위해 감염관련 교육을 시행한다.
	10.1.4	의료기구와 관련된 환자의 감염관리 활동을 수행한다.
	10.1.5	의료기구의 세척, 소독, 멸균과정과 세탁물을 적절히 관리한다.
『부서감염관리』	10.2.1	부서별로 적절한 감염관리 활동을 한다.
	10.2.2	응급실 감염관리 활동을 수행한다.
	10.2.3	수술장 감염관리 활동을 수행한다.
	10.2.4	시술장 감염관리 활동을 수행한다.
	10.2.5	조리장에서 발생할 수 있는 감염을 관리한다.

2.2 기준별 주요내용 및 실제 현황

2.2.1 감염관리체계

2.2.1.1 감염 예방 및 관리를 위한 조직 구성

기준의 주요 내용은 현행 과학적 지식 기반 및 관련법에 근거하여 감염 예방 및 관리

1) 2주기 급성기 병원 인증조사 기준에 관한 내용임

규정을 수립하고 의료기관 차원에서 위원회를 구성하여 감염관리실을 설치하고 감염업무 담당 인력을 배치하도록 하는 것이다.
병원에서는 감염발생 위험을 감소시키기 위해 적합한 감염예방 및 관리를 위한 조직을 구성하여 운영한다.

중환자실 감염관리 정책

목적 (Purpose):
중환자실 감염관리로 의료관련 감염을 예방·감소시키기 위함이다.

범위 (Scope):
중환자실 환경
기도흡인과 각종 기구(호흡장비, 유치도뇨관, 말초정맥관 및 중심정맥관) 관리

정의 (Definition):
· 중환자실 환경을 관리한다.
· 기도흡인을 통한 감염예방 및 관리 활동을 한다.
· 호흡장비 관리를 통한 감염예방 및 관리 활동을 한다.
· 방광 내 유치도뇨관 감염예방 및 관리 활동을 한다.
· 말초정맥관(peripheral venous catheter) 감염예방 및 관리 활동을 한다.
· 중심정맥관(central venous catheter) 감염예방 및 관리 활동을 한다.

그림 14-1 중환자실 감염관리 정책

2.2.1.2 감염발생 감시 프로그램 운영

기준의 주요 내용에서는 위험요인 등록부(Risk Register) 작성, 감염위험평가(Risk Assessment) 시행, 감염위험평가에 따라 우선관리영역 선정, 감염발생 감시활동 계획, 감염관리 목표(Goal)설정 후 감염 감시 활동 및 결과 분석이 감염발생 감시 프로그램에 포함되도록 한다. 병원에서는 감염발생 감시 프로그램을 운영하는 노력을 하고 있다.

2.2.1.3 감염교육 시행

기준의 주요 내용에는 경영진, 신규직원, 재직직원을 교육대상으로 하고, 교육내용은 감염병 특성, 예방에 관한 사항과 표준주의지침 등이며 또한 환자, 보호자(간병인 포함) 및 방문객 대상으로 감염예방에 교육을 시행하는 것으로 명시되어 있다. 병원에서는 환자 및 보호자, 내원객 및 모든 직원을 의료관련 감염으로부터 보호하기 위해 감염 관련 교육을 시행하고 있다.

2.2.1.4 환자 감염관리 활동 수행

호흡기 치료기구, 유치(인공)도뇨관, 혈관 내 카테터 같은 의료기구 관련 감염관리 규정이 기준의 주요 내용이다. 규정에 따라 얻은 감염관리 성과를 지속적으로 관리를 요한다. 의료기구과 관련된 감염발생이 빈번하게 일어나므로 병원에서는 이를 위해 다양한 노력을 하고 있다.

2.2.1.5 의료기구 및 세탁물 관리

규정에 따라 사용한 의료기구의 세척, 소독 및 멸균을 수행하고 세탁물 관리를 수행한다. 병원은 수술 및 시술기구의 적절한 세척, 소독, 멸균에 노력을 하고 있다.

2.2.2 부서 감염관리

2.2.2.1 부서별 감염관리 활동

부서별 감염관리 활동 기준의 주요 내용에는 중환자실 감염관리, 내시경실 감염관리, 인공신장실 감염관리, 재활치료실 감염관리, 신생아실 감염관리, 분만실 감염관리, 조혈모세포이식치료실 감염관리. 치과외래 감염관리를 포함한다. 병원은 각 부서별 감염관리 활동을 관리한다.

2.2.2.2 응급실 감염관리 활동

기준의 주요 내용은 응급실 내원 환자 및 내원객의 감염여부을 확인하고 격리절차를 거친 후 환자에 대한 감염관리를 실시하는 것이다. 또한 응급실의 시설과 환경에 대한 감염관리를 해야 한다고 명시되어 있다. 병원에서는 응급실 환자와 시설과 관련하여 감염관리 활동을 위해 노력하고 있다.

2.2.2.3 수술장 감염관리 활동

기준의 주요 내용은 수술기구, 마취기구 멸균 및 소독, 수술장 환경 관리, 수술장 인력의 복장 및 보호구 착용 관리, 수술장 내 오염세탁물 및 의료폐기물 관리를 포함하는 감염관리 규정이다. 병원에서는 수술장 감염관리활동을 통해 감염발생의 위험을 예방한다.

2.2.2.4 시술장 감염관리 활동

기준의 주요 내용으로는 시술장 기구의 멸균 및 소독 관리, 시술장 청소 및 소독 등의 환경관리 수행, 시술장 인력의 복장 및 보호구 착용 관리, 시술장 내 오염세탁물 및 의료폐기물 관리를 포함하는 감염관리 규정이 있다. 병원에서는 다양한 시술장이 있으므로 각 시술장마다 적절한 시술장 감염관리활동을 수행하고 있다.

2.2.2.5 조리장 감염관리

식재료 관리, 조리장 기구 및 장비 관리, 조리장 환경 관리, 직원 개인위생관리의 내용을 포함하는 조리장 감염관리 규정이 기준의 주요 내용이다. 병원은 적절한 식재료, 기구, 장비 및 환경관리를 통해 감염관리를 한다.

3 4차 산업혁명시대의 감염관리

4차 산업혁명시대에는 감염관리가 새로운 기술을 이용하여 감염관리가 체계적으로 이루어 질 것 이다. 그 내용을 살펴보면 다음과 같다.

3.1 RFID 기술 활용 실시간 병원감염관리[2)]

최근 병원 감염관리체계의 문제점으로 인한 중동호흡기증후군(메르스) 확산으로 감염관리의 개선이 필요하게 되었다. 혼자서 4명 이상에게 메르스를 전파한 슈퍼전파자에 대한 관리를 제대로 하지 못하여 확산이 되었기 때문에 병원에서는 감염질환자의 관리를 철저히 요하고 있다. 환자에게 RFID 기술을 활용한 실시간 병원감시(Hospital Watch Live, HWL) 시스템은 병원균을 퍼뜨릴 수 있는 모든 수단에 부착하면 그 위치와 움직임을 파악할 수 있다. 특히 최근 문제가 되고 있는 메티실린 내성 황색포도상구균(MRSA)과 같은 다제내성균 감염 환자 관리는 환자의 신상을 시스템에 입력하여 잠재적 보균자를 분류할 수 있다. 또한 병원균 확산 거점이 될 만한 지점을 정확히 찾아 집중 관리함으로써 방역효과를 극대화할 수 있다.

3.2 인공지능 기반의 병원감염 모니터링[3)]

병원감염체계를 평가하기 위한 병원감염 모니터링은 앞으로 의료에서 인공지능이 섬세하게 작동하기 위해 인간의 사고능력에 가까운 기능을 심어줄 수 있는 논리인 퍼지 이론을 적용하여 다양한 정보를 수집하여 병원 내 감염을 감시하는 시스템이 등장할 것이다. 이를 통해 원내 감염률을 줄이는 데 도움을 주고, 잠재적으로는 비용 절감 수단으로 사용될 수 있을 것이다.

---

2) 병원내 감염관리를 막아주는 RFID에 관한 신문기사
3) 인공지능 기반의 감염관리에 관한 논문내용을 발췌한 것임

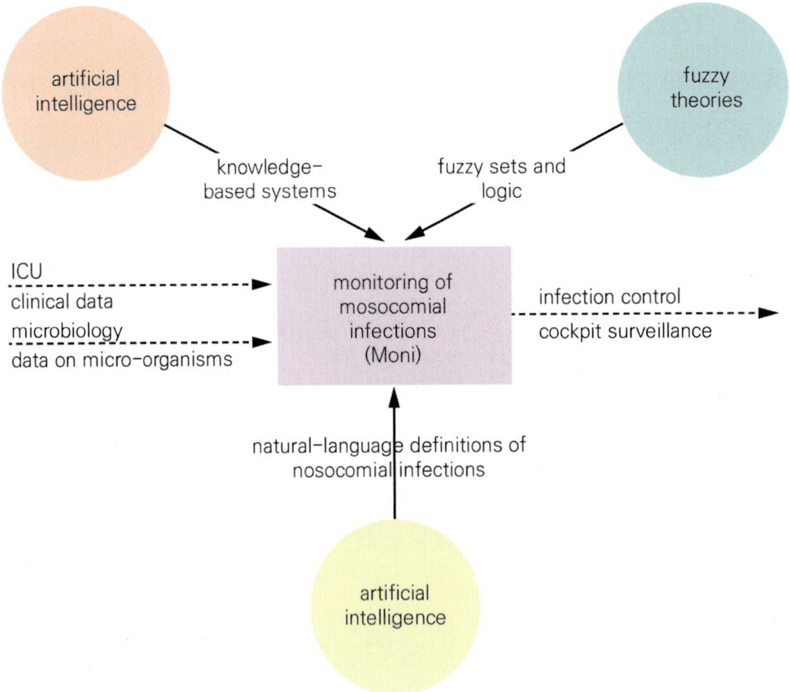

그림 14-2 인공지능을 기반으로 한 병원감염 모니터링

3.3 로봇을 이용한 병원 소독4)

현재 병원의 살균작업은 대부분이 수작업으로 유지되고 있는데 앞으로는 로봇을 이용하여 사람의 개입 없이 실내로 들어가 살균작업을 할 수 있을 것이다. 현재 미국의 여러 의료기관에서는 Xenex라는 살균로봇이 혼자 응급실과 병실을 돌아다니면서 자외선을 발사하여 세균, 바이러스, 박테리아 등을 퇴치한다. 제논 전구에서 나오는 이 빛은 박테리아의 세포벽을 손상시키고, DNA를 손상시켜 번식하는 것을 막아주어 병원 내 감염을 예방하는데 도움을 줄 수 있을 것이다.

4) 로봇을 이용한 병원소독에 관련된 인터넷 내용

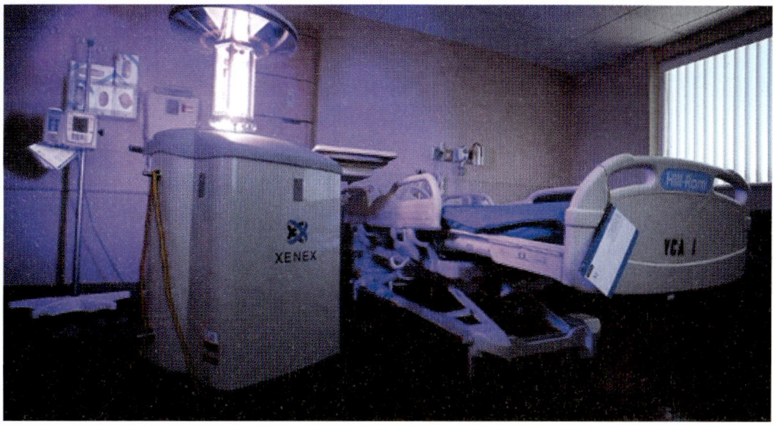

그림 14-3 Xenex를 사용한 병원 내 소독

3.4 사물인터넷 기술을 적용한 손 위생 모니터링

미국에서는 RFID 기반 사물인터넷 기술을 적용하여 손 위생 모니터링(hand hygiene monitoring) 시스템을 개발하고, 병원 내 효과적인 감염관리 체계 구축하여 활용하고 있다. 이제 스마트밴드와 스마트태그 설치만으로도 개인별 손 위생관리 실태를 실시간으로 파악하고 개인의 적절한 행동변화를 유도하는 알람 기능도 가능해진 시대가 도래했다.

발표 및 토론 주제

1. 4차 산업혁명과 관련된 신기술을 이용하여 감염관리체계를 개선할 수 있는 방안에 대해서 토론하시오.

2. 4차 산업혁명과 관련된 신기술을 이용하여 감염발생 감시 프로그램 운영을 개선할 수 있는 방안에 대해서 토론하시오.

3. 4차 산업혁명과 관련된 신기술을 이용한 감염관리 교육 방안에 대해서 토론하시오.

4. 4차 산업혁명과 관련된 기술을 이용한 의료기구 소독 활동 방안에 대해서 토론하시오.

5. 4차 산업혁명과 관련된 기술을 이용하여 부서별 감염관리 활동을 개선할 수 있는 방안에 대해서 토론하시오.

6. 4차 산업혁명과 관련된 기술을 이용하여 응급실 감염관리 활동을 개선할 수 있는 방안에 대해서 토론하시오.

7. 4차 산업혁명과 관련된 기술을 이용하여 수술장/시술장 감염관리 활동을 개선할 수 있는 방안에 대해서 토론하시오.

참고문헌

1. 의료기관평가인증원, 2주기 급성기 병원인증조사 기준, 의료기관평가인증원, 2016
2. http://toparapa.tistory.com/entry/%EB%B3%91%EC%9B%90%EB%82%B4%EA%B0%90%EC%97%BC%EB%A7%89%EB%8A%94RFID-41345677
3. http://www.meduniwien.ac.at/kpa/publications/2009_Bushko_SHTI149_--_AI-Based_Hospital-Acquired_Infection_Control.pdf
4. http://venturebeat.com/2013/05/15/5-ways-robots-are-invading-and-improving-hospitals/

제 15 장

안전한 시설 및 환경관리

학습목표

1 안전한 시설 및 환경관리의 중요성을 이해한다.
2 시설환경관리체계에 대해서 이해를 한다.
3 설비시스템에 대해서 이해를 한다.
4 위험물질관리에 대해서 이해를 한다.
5 보안관리에 대해서 이해를 한다.

1 시설 및 환경관리의 중요성

병원에서의 시설이란 병원의 건물, 장비, 기타, 유틸리티 등을 모두 포함하는 개념으로 안전한 양질의 의료를 제공함에 있어서 매우 중요하다. 병원의 신생아실에 보안장치가 제대로 작동하지 않아 신생아가 유괴되거나, 정신과 병동의 욕실에서 정신과 환자가 샤워기를 이용하여 목을 매거나, 정신과 병동에서 정전이 되었을 때 비상구를 이용하여 탈출하거나, 감염된 환자 옷을 처리하다가 병원 직원이 감염되는 등의 문제가 발생함에 따라 이를 해결하기 위해 안전하고 체계적인 시스템을 구축하여서 병원의 물리적인 환경을 관리하여야 한다.

최근 국민의 소득수준의 증가와 의식수준이 높아지고 2015년 발생했던 메르스 바이러스 감염 사태와 더불어 병원의 시설과 환경관리에 대한 국민들의 관심이 높아지고 있다. 이에 따라 의료기관에서는 국민의 기대수준 증대와 환자안전법 제정, 의료기관 인증 등의 사회적·제도적 요구에 따라 병원의 시설 및 환경관리에 관심을 갖고 환경개선 활동을 추진 중에 있다. 하지만 건물 설계 시 의료적인 요인이 제대로 반영되지 못하고 효율적인 유지보수 및 검사가 제대로 이루어지지 않는 등 여러 문제들이 존재하고 있다. 이러한 문제들은 병원의 환자안전을 저해하고 건물 및 시설의 수명을 단축하며, 병원내 사람들이 감염에 노출되어 환자들에게 양질의 의료서비스를 제공하는데 장애를 가지고 있다. 따라서 병원환경개선의 주요 요소인 시설, 감염예방, 청소, 소독, 세탁, 편의 시설, 조경 등의 관리를 선진화하고 체계화하여 안전한 보안시스템을 구축하여 운영하여야 한다. 더 나아가 지역사회에서 발생할 수 있는 재난상황에 따른 관리 계획을 수립하고 훈련하여 예상치 못한 상황도 대비하여 국민들의 불안감을 해소시키기 위하여 노력해야 한다.

2 인증기준의 주요내용 및 실제 현황

2.1 인증기준[1)]

시설 및 환경관리의 범주는 크게 시설환경 안전관리체계, 설비시스템, 위험물질관리, 보안관리, 의료기기 관리, 재난관리로 구성되어있다. 시설환경 안전관리체계는 시설 및 환경과 관련된 안전관리를 수행하는 것이고 설비시스템은 설비시스템에 대한 감시체계를 구축하고 관리하는 것이다. 위험물질 관리는 위험물질 관리를 위한 절차를 설계하고 수행하는 것이고 보안관리는 환자의 안전을 위한 보안체계를 갖추고 운영하는 것이다. 의료기기관리는 의료기기를 정기적으로 점검하는 것이고 재난관리는 지역사회에서 발생할 수 있는 재난상황에 대한 관리계획을 수립하고 훈련하고 감염병 발생 상황에 대한 관리계획을 수립하고 대비훈련을 시행하는 것이다.

표 15-1 시설 및 환경관리 기준 주요사항

범주	조사기준
『시설환경 안전관리체계』	1.1 시설 및 환경과 관련된 안전관리를 수행한다.
『설비시스템』	1.2 설비시스템에 대한 감시체계를 구축하고 관리한다.
『위험물질관리』	1.3 위험물질 관리를 위한 절차를 설계하고 수행한다.
『보안관리』	1.4 환자의 안전을 위한 보안체계를 갖추고 운영한다.
『의료기기 관리』	1.5 의료기기를 정기적으로 점검한다.
『재난관리』	1.6.1 지역사회에서 발생할 수 있는 재난상황에 대한 관리계획을 수립하고 이에 대해 훈련한다.
	1.6.2 지역사회와 의료기관 내부에서 발생할 수 있는 유연성 감염병 발생 상황에 대한 관리계획을 수립하고 이를 대비한 훈련을 시행한다.

1) 2주기 급성기 병원 인증조사 기준에 관한 내용임

2.2 기준별 주요내용 및 실제

2.2.1 시설환경 안전관리체계

기준의 주요내용은 의료기관은 환자, 내원객 및 직원의 안전을 보장함으로써 최상의 의료서비스가 제공될 수 있는 시설 및 환경과 관련된 안전관리를 수행하는 것이다. 병원에서는 시설환경안전관리위회를 운영하고 환경안전에 대한 계획 수립, 업무 책임자 선정, 직원 교육 등을 통해 시설 및 환경의 안전을 관리하도록 노력하고 있다.

시설 환경 정책

목적 (Purpose):
병원의 진료 환경은 환자의 안전분만 아니라 시설 접근성과 편이성을 도모하여, 효율적이고 안전한 진료를 제공하도록 한다.

범위 (Scope):
시설 안전을 위해 병원 내 대기실, 진료실, 검사실, 상담실, 의료폐기물보관실 등을 포함한다.

정책 (Policy):
- 장애인 및 거동이 불편한 환자를 위하여 엘리베이터, 화장실 내 휠체어 환자를 위한 손잡이 등이 제공된다.
- 환자의 대기실에는 음료수, 음용수 등이 제공되며, 편이를 위하여 소파, 의자 등이 제공된다.
- 개인의 사생활과 노출 가능한 정보의 보안을 위하여 상담실이 제공된다.
- 내부 시설물 및 건물을 항상 청결하게 관리하기 위하여 대기실의 의자, 탁자, 도서, 책꽂이 등은 매일 청소한다. 조명, 냉난방기, 환기구 등은 매달 청소하며, 필터 청소는 분기별로 실시한다.
- 날카로운 것, 바늘, 체액, 고름 등의 의료 폐기물로 인한 잠재적 감염 위험성을 줄이기 위하여 의료폐기물 전용 수거함은 환자와의 접촉이 없는 곳에 두어 안전하게 관리한다.
- 진료 환자의 응급 상황 시에는 인근의 OO 병원 응급실로 연락할 수 있는 연결체계가 마련되어 있다.
- 감염 관리를 위한 손 위생을 위하여 진료실 내부에 세면대를 설치한다.
- 냉장에 보관되어야 하는 의약품 및 냉장 장비의 정확한 보관과 활용을 위하여 냉장고 온도는 매일 기록하며, 이를 관리 감시하는 과정을 통해 일정한 온도가 유지되도록 한다.
- 전 직원은 응급 상황 시 대피 절차에 대해 연 1회 이상 대피 교육을 받으며, 이에 대한 훈련을 함께 실시한다.

그림 15-1 병원의 시설환경정책

시설 안전 관리 계획

목적 (Purpose):
병원의 시설은 환자의 안전을 도모하고 효과적인 치료가 이루어질 수 있도록 관리한다. 또한, 환자, 가족, 직원, 방문객의 안전을 보장하기 위하여 위험상황 및 위험 요소를 줄임으로써 사고와 상해를 예방한다. 이를 통해 직원의 안전과 효율적인 작업 환경을 조성하는 데 그 목적이 있다.

범위 (Scope):
병원에 있는 모든 시설을 포함한다.

정의 (Definition):
· 위험물질: 환자와 직원, 방문객에게 위해를 가할 수 있는 물질로 날카로운 것, 부러진 물건, 부딪혔을 때 상해를 입힐 수 있는 물질 등.
· 낙상: 높은 곳에서 떨어져 입는 상해
· 전도: 마찰력이 낮은 바닥, 돌출부에 의한 걸림, 불안전한 자세동작 등에 의해 신체의 균형을 잃고 미끄러지거나 넘어지는 상해
· 자상: 날카로운 물체에 베이는 것
· 창상: 뾰족한 물체에 찔리는 것

정책 (Policy):
· 기관의 장은 직원과 환자 및 보호자, 방문객에게 안전한 시설 환경을 제공하기 위하여 대한민국 법률과 규정의 각 항목을 숙지하여 이행한다.
· 기관은 안전 관리 업무의 운영을 위하여 기관장이 운영위원회의 자문을 받는다.
· 위원회는 시설의 안전점검을 매년 1회 이상 실시한다.
· 위원회는 시설의 안전을 위하여 안전계획, 화재 및 소방계획, 안전점검 및 위해 요인 파악 등 안전관리에 필요한 전반적인 사항을 파악하여 계획하고 이를 수행한다.
· 안전관리를 위한 책임자를 임명하여 관리한다.
· 안전관리 책임자는 안전 예방에 대한 이상 유무 확인, 위험물질 확인, 안전대책 강구, 경고 및 위험표지 부착 등 안전에 관련된 사항을 시행한다.
· 안전관리자는 안전 사항에 대한 점검계획을 수립하여 반기별로 실시하고, 그 결과를 안전관리 책임자에게 보고한다. 안전관리 책임자는 결과에 대한 필요한 조치를 하여, 기관의 장에게 보고하고 필요 시 안전관리위원회의 안건으로 제안한다.
· 전 직원은 시설안전관리규정, 화재 및 연기 대비규정, 안전사고규정, 감염관리규정을 숙지하여 환자의 안전을 위한 직원의 책임을 다한다.
· 거동이 불편한 환자의 사고 예방을 위하여 도움의 필요성이 있는지 먼저 파악하고 필요한 경우 도움을 준다.
· 화재 및 재난 대비 교육은 병원의 규정에 따라 매년 정기적으로 실행한다. 실행 후 점검 과정을 기록하여 부족한 부분을 보안한다.
· 의료 설비 및 기구를 수시로 점검하여 고장 난 것이 없는지 확인한다. 즉, Suction, Chair, 전등 등을 점검한다.
· 특별 처리를 요하는 의료 폐기물과 날카로운 물건, 바늘류, 체액 등의 폐기물은 안전하게 보관 후 처리한다.

그림 15-2 병원의 시설 안전 계획

2.2.2 설비시스템

기준의 주요내용은 환자진료를 위해 필수적인 전기 및 물 공급, 수질감시, 의료가스, 공기정화, 환기 등의 설비시스템에 대한 정기적인 검사, 유지, 보수, 개선계획을 수립하고 관련된 위험요인을 파악하여 안전한 의료 서비스 환경을 제공하는 것이다. 병원에서는 전기설비 안전관리, 급수설비 및 수질감시, 의료가스 및 진공설비 안전관리, 실내공기질 관리 등을 통하여 설비시스템에 대한 감시체계를 구축하고 관리하고 있다.

2.2.3 위험물질관리

기준의 주요내용은 위험물질을 안전하게 관리하고, 위험사태에 즉각 대처하여 위험을 최소화하는 것이다. 병원은 유해화학물질 목록을 정기적으로 관리하고 의료폐기물 안전관리를 수행하여 위험물질 관리를 위한 절차를 안전하게 수행하고 있다.

유해물질 관리 계획

목적 (Purpose):
유해물질의 보관, 취급, 사용, 폐기 시의 절차와 관리를 통해 환자와 직원의 안전을 도모한다.

범위 (Scope):
유해물질의 보관, 취급, 사용, 폐기 시의 모든 절차를 포함한다. 유해물질은 화학품, 약품, 위험성 가스, 기체, 의료 폐기물, 감염성 폐기물을 포함한다.

정의 (Definition):
유해물질: 검사실 등에서 사용되는 유해화합물

정책 (Policy):
· 유해물질의 노출이나 엎지름 등의 사고는 건강에 심각한 문제를 유발할 수 있다. 즉, 심장, 신장, 폐 등에 손상을 일으키거나, 암, 화상, 발진 등을 유발할 수 있다. 또한, 화재, 폭발, 사고 등의 원인이 될 수 있으므로 안전하게 다루어야 한다.
· 독성 및 부식성 용액은 환기가 잘 되는 곳에 보관하고, 사용 시 직원은 개인보호장구를 착용한다.
· 유해물질의 재고 관리는 매년 정기적으로 실시한다.
· 유해물질 관리 책임자는 유해물질 관리 대장을 수시로 점검한다.
· 유해물질을 관리하는 책임자는 유해물질에 라벨링과 경고 문구 등을 표기하며, 다음 내용을 반드시 확인한다.
  - 화학/물리적 위해 정도에 대한 확인
  - 위해 경고의 적절성
  - 위해를 미치는 장기/기관

- 화학물질의 제조사, 수입원의 이름과 주소
- 책임자는 유해물질을 취급하는 직원을 대상으로 취급, 보관, 사용 시 주의점에 대한 교육과 훈련을 실시한다. 교육 및 훈련에는 다음 내용을 포함한다.
  ·· 작업장 내에서 사용되는 화학/물리적 위해 요소
  ·· 유해물질의 노출이나 엎지름 등의 사고를 예방하기 위한 방법
  ·· 유해물질의 엎지름 사고 시 행동 절차
  ·· 유해물질 관리 대장 작성법
  ·· 유해물질에 과도하게 노출되었을 경우의 응급대처방법 및 그 증상
  개인보호 장비 착용 법
  ·· 유해물질 취급 시 주의 점
- 유해물질의 노출이나 엎지름 등의 사고가 발생한 경우, spill kit를 이용해서 유해물질을 처리한다. 이 때 개인보호 장비를 착용한 상태에서 처리하여야 하며, 사고 발생 시점에 책임자에게 보고한다.

그림 15-3 병원의 유해물질 관리 계획

2.2.4 보안관리

기준의 주요내용은 환자의 사고와 상해를 예방하기 위하여 보안체계를 수립하고, 운영함으로써 환자의 안전에 기여하는 것이다. 병원은 환자안전을 위한 통제구역을 지정하고 모니터링하고 병문안 관리 규정에 따라 병문안객을 지속적으로 관리하여 환자의 안전을 위한 보안체계를 갖추고 운영하고 있다.

환자안전을 위한 보안체계

목적 (Purpose):
환자의 보안과 관련된 위험을 파악하여 사고와 상해를 예방하고, 안전한 의료서비스 환경을 제공하기 위하여 보안체계를 수립해야 하며, 이를 적절하게 운영함으로써 환자의 안전에 기여하기 위함이다.

범위 (Scope):
· 인원 : 환자 및 보호자, 방문객, 직원
· 시설 : 병원 전 구역

정의 (Definition):
· 보안관리 : 위험이나 망실에 대비하여 보호되고 있는 안전한 상태를 유지하기 위해 방범, 방재 및 진료체계 유지를 지원하는 모든 활동

· 보안사고 : 인적 위험(내부적, 외부적)으로부터 발생하는 사고로서, 분실 및 도난사고, (성)폭력사고, 유괴사고 등을 말한다.

정책 (Policy):
· 환자 안전을 위한 보안 계획을 수립한다.
· 환자 안전을 위한 통제구역을 지정하고 모니터링 한다.
· 안전위해 요소에 의한 환자 및 직원의 사고 및 상해시 이 정책을 따른다.

그림 15-4 환자안전을 위한 보안체계

2.2.5 의료기기 관리

기준의 주요내용은 의료기관은 의료기기가 적시에 정확하게 작동될 수 있도록 예방점검 및 지속적인 유지관리를 수행하며, 오작동을 예방하고 안전한 의료서비스 환경을 제공하는 것이다. 병원은 의료기기(심의)위원회를 운영하고 의료기기 예방점검, 직원 안전교육, 의료기기 관련 운영에 대해 경영진에게 정기적으로 보고하는 등 의료기기를 정기적으로 점검하고 있다.

2.2.6.1 재난관리

기준의 주요내용은 의료기관은 발생가능성이 높은 응급재난을 파악하고 이에 대한 재난관리 계획을 수립하여 훈련 및 대비책을 평가함으로서 손상과 피해를 최소화하기 위해 노력하는 것이다. 병원에서는 재난관리 계획 수립 이에 따른 모의훈련을 수행하여 재난관리에 대비하고 있다.

재난 계획 정책

목적 (Purpose):
화재, 폭탄테러, 태풍, 위험물질 노출 등의 재난 시 대피 절차를 마련함으로써 피해를 최소화하는데 그 목적이 있다.

범위 (Scope):
전 직원이 재난의 특성에 따라 대피 절차를 숙지한다.

정의 (Definition):
· 화재: 불로 인하여 유발된 재앙
· 폭탄테러: 인명 살상이나 구조물 파괴를 위하여 금속 용기에 폭약을 채워서 던지거나 쏘거나 떨어

뜨려서 터뜨리는 폭발물로 인하여 인명이나 시설물의 파괴를 일으키는 행위.
· 태풍: 북태평양 서남부에서 발생하여 아시아 대륙 동부로 불어오는 폭풍우를 수반한 맹렬한 열대 저기압으로 보통 7-9월에 내습하여 종종 해난과 풍수해를 일으킴.
· 유해물질: 병원에서 해로움을 야기하는 물질로 규정한 것

절차(Procedure):
· 화재발생시 대처 절차가 정립되어 있어야 한다.
· 폭탄 테러시의 대처 절차가 정립되어 있어야 한다.
· 태풍시의 대처 절차가 정립되어 있어야 한다.
· 병원 대피 계획이 있어야 한다.
· 화재, 지진, 태풍, 폭탄 테러, 화학물질의 엎지름, 가스 누출 등이 발생 시에는 대피 명령을 내린다. 병원장은 대피 명령을 명할 권한이 있으며, 방송이나 무전기를 이용하여 전달한다. 절차는 병원대피계획에 따른다.
· 유해물질로 인한 사고
  - 유해물질인 화학물질, 감염원, 잠재적으로 위험한 물질 등으로 인한 사고 발생 시 유해물질 사고 매뉴얼을 따른다.
· 유해물질 엎지름 사고 시
  - 유해물질이 무엇인지 정확하게 알고 그 양이 적은 경우, 유해물질 처리 기준에 따라 처리한다.
  - 유해물질이 무엇인지 모르고, 그 양이 많은 경우에는 119에 연락한다.
  - 유해물질 엎지름 사고 시 유해화학물질노출보고서에 기록한다.

그림 15-5 병원의 재난 계획

2.2.6.2 감염병 관리

기준의 주요내용은 의료기관은 위기관리를 요하는 유행성 감염병 발생에 대한 관리 계획을 수립하여 훈련 및 대비책을 평가함으로서 손상과 피해를 최소화하기 위해 노력하는 것이다. 병원은 유행성 감염병 관련 대응팀을 구성하고 시설과 의료진을 확보, 대비 표준 매뉴얼에 따라 대응체계 점검 및 재난훈련을 시행하여 유행성 감염병을 안전하게 관리한다.

3 4차 산업혁명시대의 시설 및 환경관리

3.1 시설 및 환경관리 로봇[2)]

환자들에게 최상의 의료서비스가 제공될 수 있는 시설 및 환경과 관련된 안전관리를 수행하는 로봇들이 등장하여 병원 시설 및 환경관리에 많은 도움을 주고 있다. 첫 번째 이 로봇은 인체에 유해한 곰팡이와 세균의 진원지이자 온상인 시스템에어컨을 고온 스팀을 이용하여 자동으로 세척하는 청소로봇이다. 진원지이자 온상인 시스템에어컨을 고온 스팀을 이용하여 자동으로 세척하여 사람의 손이 닿지 않는 부분까지 청소가 가능하고 정밀한 스캔부터 스팀 건조까지 총 5가지 공정을 완전 자동화시스템으로 처리한다. 비용 면에서도 작업자가 직접 하는 것에 비해 저렴한 편이다. 밀폐된 실내의 에어컨 내부에 쌓여 있는 오염물질이나 병원균을 통해 환자에게 감염되는 것을 막아 환자안전과 감염예방에 많은 도움을 줄 것으로 기대된다.

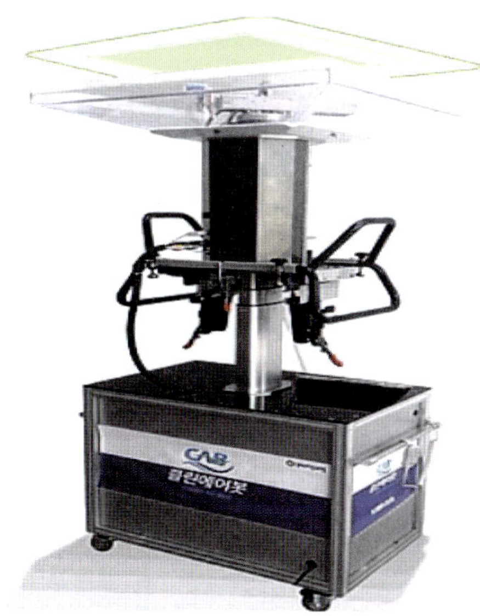

그림 15-6 시스템 에어컨 자동 스팀세척 로봇

2) 병원의 공기질 청정을 위한 로봇에 관한 신문기사

두 번째 로봇은 적외선 조명을 사용하여 실내를 살균하여 세균을 잡는 로봇이다. 로봇은 커다란 자외선 램프를 사용해 박테리아 내의 핵산을 공격해 디옥시리보 핵산을 파괴하여 박테리아를 죽인다. 현재 병원의 무균실은 전적으로 수작업으로 유지되는데, 이 무인 로봇은 사람의 개입 없이 실내로 들어가 살균 작업을 할 수 있다. 이를 통하여 환자들이 감염의 위험에 노출되는 것을 줄여 환자에게 안전한 환경을 제공할 수 있을 것이다.

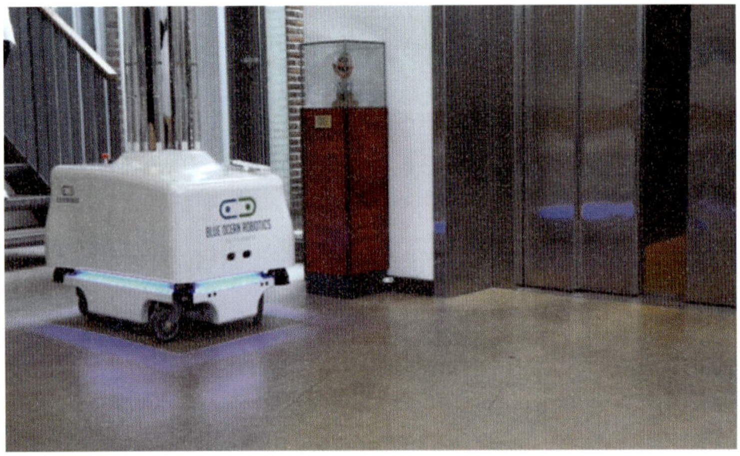

그림 15-7 세균 잡는 로봇

3.2 인공지능·머신러닝 탑재된 보안 솔루션[3)]

인공지능·머신러닝 탑재된 보안 솔루션으로 인하여 보안관리가 가능해질 것이다. 최근 한국마이크로소프트(MS)는 MS 보안 전략과 머신러닝 및 인공지능(AI)을 융합한 업계 최고 수준의 보안 솔루션을 공개했다. MS의 이번 보안 솔루션의 핵심은 제품이나 서비스와 관계없이 모든 기반에 플랫폼(Platform)·인텔리전스(Intelligence)·파트너(Partner) 3가지 요소를 통합해 제공하는 것이 특징이다. MS는 자사 플랫폼에 머신러닝과 인공지능이 기본 탑재하여 윈도우10, MS 애저(Azure), 오피스365 등 다양한 플랫폼에서 ID, 디바이스, 앱, 데이터에 신뢰할 수 있는 IT 환경을 구현해 높은 수준의 통합 보안을 제공하고 머신러닝과 인공지능의 인텔리전스를 활용해 사용자 및 디바이스의 의심스러운 동작을 분석, 감지하고 MS의 사이버범죄대응조직(DCU)의 실시간 모니터링을 통해 위협 정보를 분석한

3) 인공지능 기반의 보안솔루션에 대한 신문기사

다. 과거와 달리 최근 기업들은 시간과 공간의 제약을 받지 않고 데이터를 효과적으로 모으는 클라우드를 기반의 관리체계를 대부분 가지고 있어 외부로부터의 해킹과 내부에서의 정보 유출 등의 위협으로 보안의 중요성이 커지고 있다. 이러한 인공지능·머신러닝 탑재된 보안솔루션의 개발로 투명하고 정교한 보안환경구축에 시발점이 될 것이다.

3.3 인공지능 기반의 재난재해 관리4)

빅데이터 분석 기반 인공지능(AI)이 대형 재난이나 재해를 예측하여 피해를 최소화하고 위험한 재해환경에서의 구조 활동은 로봇과 드론이 해결할 것이다. 최근 구글, IBM 등 글로벌 기업들은 빅데이터 기반 AI를 통해 수천년간의 자연변화와 과거 재해 기록을 분석해 대형 자연재해의 조짐을 예측하는 연구를 본격화하고 있다. 구글의 알파고는 궁극적으로 인간이 해내기 어려운 복잡한 질병 예측과 진단, 기후 변화 예측을 통한 재난 재해 예방, 우주 탐사 같은 문제를 해결하기 위한 프로그램이라고 밝힌바 있다. IBM 역시 지난해 7월부터 웨더컴퍼니와 함께 재난재해 위기관리 솔루션 '지능형 운영 센터(IOC)'를 운영 중이다. 이 솔루션은 실시간 기상데이터를 분석해 재난 상황을 예측, 적절한 자원을 사전에 배치할 수 있도록 지원하는 것이다. 국내에서는 KT가 지난 2014년 10월 전국에 조류인플루엔자가 유행 당시 빅데이터를 활용해 재난의 징후를 미리 포착하고 효과적으로 대응하기 위한 시범사업을 시행한 바 있다. KT의 기지국 데이터와 농림축산검역본부의 축산업계 차량 데이터를 기존보다 다각화해 분석하고, AI 발병을 확산 초기에 진압 가능 하도록 분석 체계를 고도화시키는 과정을 거쳐 진행하였다. 그 결과 조류인플루엔자 감염경로를 상당 부분 예측해 예상보다 빨리 조류인플루엔자 확산을 막을 수 있었다. 또한 재해현장의 위험을 무릅쓴 구조 활동은 로봇과 드론이 해결해줄 것이다. 실제 일본에서는 지난 2011년 3월 11일 일본 동북지방을 강타한 규모 9.0의 지진과 지진해일(쓰나미)로 후쿠시마 제1 원자력발전소의 원자로 1~4호기에서 엄청난 방사능 누출 사고가 일어나면서 재해현장에서 활용할 휴머노이드 개발연구에 박차를 가했다. 국내에서도 SK텔레콤과 부산시가 최근 드론을 활용해 부산 스마트시티 실증단지 시범서비스에서 해운대해수욕장 재난대응 시스템을 선보였다. 이 시스템은 관제센터에서 드론이 보내오는 영상화질로 재난여부를 확인하고 필요시 드론에 장착된 구조장비를 바다로 떨어뜨려 인명을 구조한다. 이러한 인공지능을 활용한 재난·재해 예측, 로봇을 활용한 구조 활동은 지역사회에서 발생할 수 있는 재난·재해 상황에 대한 관리계획을 수립, 이에 대한 훈련 등 여러 부분에 많은 도움을 주어 재난관리에 있어 중요한 역할을 할 것으로 기대된다.

---

4) 인공지능 기반의 재난재해 관리 솔루션에 대한 신문기사

표 15-2 재해에 활용된 ICT 기술 대표적 사례

ICT 기술	국내외 대표적 사례
인공지능	2015년 KT, 빅데이터 활용에 조류독감 경로를 예측, 차단해 감염을 방지
휴머노이드	일본이 개발한 휴머노이드 히타치, 원자로 배관 속 이동해 누수 여부를 확인하고, 향후 구조에도 활용 계획
드론	미국, 일본, 한국 등 통신 네트워크망이 있는 지역에서는 이미 드론을 활용한 구조 활동이 활발히 전개

3.4 인공지능 기반의 감염병 조기진단 및 치료[5)]

인공지능이 감염병 조기진단·치료에 도움을 줄 것이다. 최근 SK㈜ C&C는 KU-MAGIC 연구원과 '왓슨 기반의 인공지능 에이브릴(Aibril) 감염병 서비스 개발 협약(MOU)'을 체결하였다. 이번 MOU에 따라 인공지능 왓슨 기반의 '에이브릴 감염병 서비스 플랫폼'을 통해 감염병의 예방과 조기 진단 및 치료법을 제시한다는 목표를 두고 있다. '에이브릴 감염병 서비스 플랫폼'은 의료진이 감염병 의심환자가 발생시, 개인 PC, 태블릿 PC, 스마트폰 등으로 '에이브릴 감염병 서비스'에 접속해 환자의 증상을 입력하면 '에이브릴'이 예상 감염병 및 치료법을 제시해준다. 인공지능을 적절히 활용해 해당 질병의 첫 진료에 따른 인식적 오류(오진)를 잡고 낮은 발생 확률의 감염병을 감지하여 감염병을 조기 극복한다. 전국의 1차 진료기관인 개인병원과 중소 병원에서도 활용케 할 계획이고 과거 유사 감염병의 발생 및 확산 상황을 검토 분석해 국내 상황과 비교해 예상 확산 경로 제시, 병원별 행동 요령 전파, 보건 당국이 취해야 할 조치 등을 적시에 제공한다는 방침이다. 이에 따라 감염병 조기진단·치료가 가능해져 국민건강 향상에도 많은 기여할 것으로 예상된다.

5) 인공지능 기반의 감염병관리에 관한 신문기사

발표 및 토론 주제

1. 4차 산업혁명에 관련된 신기술을 이용하여 시설환경 안전관리체계를 개선할 수 있는 방안에 대해서 토론을 하시오.

2. 4차 산업혁명에 관련된 신기술을 이용하여 설비시스템을 개선할 수 있는 방안에 대해서 토론을 하시오.

3. 4차 산업혁명에 관련된 신기술을 이용하여 위험물질 관리를 개선할 수 있는 방안에 대해서 토론을 하시오.

4. 4차 산업혁명에 관련된 신기술을 이용하여 보안 관리를 개선할 수 있는 방안에 대해서 토론을 하시오.

5. 4차산업혁명에 관련된 신기술을 이용하여 의료기기 관리를 개선할 수 있는 방안에 대해서 토론을 하시오.

6. 4차 산업혁명에 관련된 신기술을 이용하여 재난관리를 개선할 수 있는 방안에 대해서 토론을 하시오.

7. 4차 산업혁명시대의 보건의료 종사자들의 미래에 대처할 구체적인 방안에 대해서 토론을 하시오.

참고문헌

1. 의료기관평가인증원, 2주기 급성기 병원인증조사 기준, 의료기관평가인증원, 2016
2. http://www.bosa.co.kr/news/articleView.html?idxno=601940
3. http://www.nocutnews.co.kr/news/4681477
4. http://www.fnnews.com/news/201603171749158022
5. http://www.irobotnews.com/news/articleView.html?idxno=8695

제 16 장
의료정보/의무기록 관리

학습목표

1 의료정보/의무기록 관리의 중요성을 이해한다.
2 의료정보/의무기록 관리에 대해서 이해를 한다.
3 의무기록 완결도에 대해서 이해를 한다.
4 개인정보 보호 및 보안에 대해서 이해를 한다.
5 4차 산업혁명시대의 의료정보관리의 패러다임의 변화에 대해서 이해를 한다.

1 의료정보/의무기록 관리의 중요성

의료의 질 향상, 환자안전, 조직 및 개인의 성과관리를 위해서는 데이터를 효율적으로 관리해야 한다. 왜냐하면 환자평가, 환자교육, 성과관리, 인사관리 등의 업무를 수행하기 위해서 정보를 효율적으로 활용해야하기 때문이다. 의료정보/의무기록 정보관리의 목표는 의료의 질 향상, 안전한 환자 진료, 조직관리 업무를 수행하는데 있어서 양질의 정보를 제공하여 합리적인 의사결정이 이루어지는 것을 지원하는 것이다. 정보관리가 의사결정을 지원하기 위해서는 데이터 수집, 분석, 저장 및 조회, 데이터 활용이 효율적으로 이루어져야 한다. 또한 데이터의 무결성과 정확성 유지는 병원의 성공적인 운영, 환자진료 지원, 조직의 경영전략 결정에 매우 중요한 영향을 미친다. 인증에서 요구하는 기준도 정보관리를 매우 중시하여 정보관리 시 지켜야 할 내용을 의사소통과 관리에 정의해 놓고 있다.

의무기록 정보관리에 있어 가장 어려움을 느끼는 것은 원초적으로 의무기록이 부실하게 작성된다는 것이다. 부실하게 작성된 의무기록은 환자 재진료 시 불완전한 정보 제공으로 양질의 의료서비스를 제공하지 못하는 원인이 된다. 따라서 전자의무기록(EMR)을 통해 보를 손쉽게 볼 수 있게 하여 적시에 필요한 정보를 이용할 수 있게 하고 의무기록을 효율적으로 관리해 적시에 정확한 정보를 전달하기 위한 전략을 세우고, 또한 의료정보 기록의 충실도 향상을 위한 전략을 세워 개선해야 하는 것을 인증에서 요구하고 있다. 이와 같은 내용을 구체적으로 정리해 놓은 것이 본장의 해당되는 기준이다.

2 인증기준의 주요내용 및 실제 현황

2.1 인증기준[1)]

의료정보/의무기록 관리의 범주는 크게 의료정보/의무기록 관리, 의무기록 완결도 관리, 의료정보수집 및 정보공유 활용, 개인정보보호 및 보안으로 구성되어 있다. 의료정보/의무기록 관리는 의료정보/의무기록에 대한 규정을 수립하고 관리하는 것을 중점으로 하고 있다. 의무기록 완결도 관리는 의무기록을 충실하게 작성함을 요구한다. 의료정보수집 및 정보공유 활용은 의료정보의 수집, 생성 및 활용을 위한 체계를 운영하는 것이다. 개인정보보호 및 보안은 개인정보를 안전하게 보호하기 위한 체계를 수립하는 것이다.

표 16-1 의료정보/의무기록관리 기준 주요사항

범주	조사기준	
『의료정보/의무기록관리』	12.1	의료정보/의무기록에 대한 규정을 수립하고 관리한다.
『의무기록 완결도 관리』	12.2	의무기록의 작성을 완결한다.
『의료정보수집 및 정보공유 활용』	12.3	의료정보의 수집, 생성 및 활용을 위한 체계를 운영한다.
『개인정보보호 및 보안』	12.4	개인정보 보호 및 보안을 위한 체계를 운영한다.

2.2 기준별 주요내용 및 실제 현황

2.2.1 의료정보/의무기록관리

의료정보/의무기록 관리 기준의 주요 내용은 환자의 개인정보이므로 정보보호와 비밀유지 및 기록의 안전관리를 해야 한다. 따라서 기록을 취급할 때 접근권한 관리를 해야 하고 이를 위반할 시 처벌을 하는 등 책임이 따른다는 것이다. 병원에서는 의무기록 관리에 다양한 노력을 기울여 개인정보 보호에 신경을 쓰고 있다.

1) 2주기 급성기 병원 인증조사 기준에 관한 내용임

의무기록 정책

목적 (Purpose):
병원의 의무기록 작성 및 의무기록정보관리에 필요한 세부사항을 정하는 것을 목적으로 한다.

범위 (Scope):
병원의 의무기록정보의 작성 및 관리에 적용된다.

정의 (Definition):
· 의무기록정보: 병원에 내원한 환자의 질병에 관계되는 모든 사항과 병원에서 환자에게 제공하는 검사, 치료 및 결과에 대한 사항이 작성되어 있는 문서화된 기록 정보 및 전산화된 모든 기록 정보

정책및절차 (Policy & Procedure):
· 병원에 내원한 모든 환자의 의무기록정보는 작성되어야 하며 의무기록 정보는 환자등록정책에서 발생한 고유 ID로 관리된다.
· 고유 ID는 신환자를 대상으로 날짜별 접수순서에 근거하여 전산에서 자동으로 ID가 부여된다.
· 의무기록정보는 환자에게 내려진 진단을 정당화 하고 치료 사실과 그 결과를 입증할 수 있도록 내용이 기록되어야 한다.
  - 의무기록에 사용되는 용어는 영어와 한글로 혼용하여 사용하되 정확한 의학용어를 사용하며, 최종 진단명은 한글이나 의학용어로 기록하고 약어를 사용하지 않음을 원칙으로 한다. 다만, 약어 사용 시에는 "표준화된 약어 및 기호 규약" 에 따른다.
· 주진단 선정은 한국표준질병사인분류 기준에 따른다.
· 의무기록은 병원장이 정한 책임 있는 자가 작성하고 작성 일자와 작성자의 서명이 있어야 한다.
· 의무기록의 작성은 해당 진료에 관련된 의사 및 진료지원인력이 작성한다. 구체적인 작성의 권한은 의무기록 접근권한 정책에 따른다.
· 병원의 환자의 의무기록 작성은 모든 환자에 대하여 진료 중에 작성하는 것을 원칙으로 한다.
· 의무기록정보는 병원에서 정한 표준화된 서식을 이용하여 작성하는 것을 원칙으로 한다.
· 의무기록정보는 「의료법 시행규칙」 제15조(진료기록부 등의 보존)에 의거 별도의 보관 장소에 충분한 잠금장치 및 화재시설을 갖춘 후 보존하며, 보존기간 이후의 의무기록정보 보존, 파기에 관한 정책에 따른다.

그림 16-1 병원의 의무기록정책

2.2.2 의무기록 완결도 관리

기준의 주요 내용은 의료정보/의무기록 관리 규정에 따라 정해진 시간 내에 주진단명과 진단코드를 기록해야 한다고 명시되어 있다. 병원에서는 의무기록을 충실하게 작성하기 위해 노력하고 있다.

의무기록정보 정량·정질분석에 관한 정책

목적 (Purpose):
의무기록정보 내용의 정량·정질 검토에 필요한 세부사항을 정하는 것을 목적으로 한다.

범위 (Scope):
모든 의무기록정보에 적용된다.

정의 (Definition):
· 미비기록: 병원에서 규정한 서식 항목이 누락되거나, 일관되지 않게 작성된 의무기록 정보
· 정량·정질분석: 의무기록 서식 항목이 충실하게 작성되는 지, 환자의 기록이 일관성 있게 기재되는 지를 검토하는 과정

정책(Policy):
· 의무기록정보는 의료정보팀에서 정기적으로 정량·정질분석 절차를 수행하도록 한다.
· 병원에서 정량·정질 분석을 담당한 자는 주기적으로 변화하는 의무기록정보 작성 규정, 의료법에 대하여 숙지하도록 한다.
· 병원에서 정량·정질 분석을 담당한 자는 의무기록 작성에 대해 신규 채용 시 교육하여야 한다.
· 정량·정질분석 결과에 따른 시정 절차 과정이 있어야 한다.
· 주기적으로 진료부에서는 정량·정질분석 결과를 병원장에게 보고한다.
· 정량·정질 미비에 대한 직원 재교육을 실시한다.

절차(Procedure):
· 병원의 의료정보팀에서 전체 퇴원환자의 의무기록을 점검한다.
· 병원에서 규정한 의무기록 서식에 따라 정량·정질분석 점검표를 작성한다.
· 의료정보팀에서 미비기록목록을 작성하고 주기적으로 진료의에게 기록을 완성토록 한다.

그림 16-2 병원의 의무기록의 정량·정질 분석에 대한 정책

2.2.3 의료정보수집 및 정보공유 활용

기준의 주요 내용은 수집된 자료와 정보가 환자진료, 교육, 연구, 경영 및 질 관리에 필요한 자료로 활용, 지원됨을 목적으로 한다. 병원에서는 환자진료에 필요시 적절한 자료와 정보를 제공할 수 있다.

의료정보수집 및 정보공유 활용에 관한 정책

목적 (Purpose):
의료기관 내·외의 직원의 요구를 확인하여 자료와 정보를 정기적으로 수집 및 생성한다. 이를 이용하여 환자진료, 교육, 연구, 질 관리 및 경영관리를 지원하고, 외부기관에 정보를 제공하는 데 그 목적이 있다.

범위 (Scope):
의료정보의 요청, 수집, 생성, 활용에 대한 제공에 적용된다.

정의 (Definition):
· 정보 : 환자진료, 교육 및 연구, 병원 경영 및 질 관리의 의사결정에 도움을 줄 수 있는 가치 있는 데이터들의 집합
· 지표 : 발생된 자료에 대하여 수집되는 각종 정보의 측정 가능한 변수나 특성

정책(Policy):
· 모든 수집된 정보는 환자진료, 교육 및 연구, 질 관리 및 경영관리 등 보건정책기관에 필요한 자료로 활용되도록 지원하여야 한다.
· 모든 수집된 자료와 정보는 절차에 따라 사용자에게 지원되어야 하고, 목적 이외의 용도로 사용을 금하며, 발생된 문제점은 사용자가 책임을 진다.

그림 16-3 의료정보수집 및 정보공유 활용에 관한 정책

2.2.4 개인정보 보호 및 보안

의료기관은 개인정보 보호 및 보안업무를 총괄하는 담당자를 선정하여 정보시스템에 인가된 사람만이 출입할 수 있도록 접근권한을 부여하고 출입허용 여부를 식별하기 위한 별도의 출입증을 제공하고, 출입기록을 관리한다. 의료행위와 관련된 정보시스템에 대한 접속이력을 관리해야 하는 것이 기준의 주요 내용이다. 병원에서는 특히 진료과정에서 얻어진 개인정보를 안전하게 보호하기 위해 다양한 노력을 한다.

개인정보보호 및 보안 정책

목적 (Purpose):

의료법 및 개인정보보호법으로 환자 정보 공개, 변조, 유출, 파괴 등의 위협으로부터 환자의 개인정보를 보호하기 위한 필요 사항을 정하는 것을 목적으로 한다.

범위 (Scope):

병원에 내원하는 환자의 개인정보 보호 및 보안에 적용된다.

정책 (Policy):

· 병원의 모든 직원은 개인정보보호 및 보안 정책을 준수하여야 한다.
· 정당한 사유 없이 의무기록에 저장된 개인정보를 탐지하거나 누출, 변조 또는 훼손하여서는 안 된다.
· 공개된 장소에서 환자의 개인정보에 대해 대화하지 않는다. 또한, 병원의 직원 및 위탁업체 직원은 업무상 알게 된 환자의 개인정보를 누설해서는 안 된다.
· 공개된 장소 게시물에 환자성명, 주민등록번호 및 진단명을 함께 게시하지 않는다.
· 환자의 개인정보 보호요청에 적극 대응하여 신속하게 처리한다.
· 의무기록 정보를 환전하게 관리를 하여야한다
· 환자 정보의 안전한 관리를 위하여 병원의 의무기록 보관 장소는 별도의 구역으로 분류하여 충분한 잠금 장치와 화재 방지시설을 갖추고 출입 통제를 하여야 한다.
· 병원의 의무기록은 외부사용자의 접근을 통제할 수 있는 장소에서 보관하여야 한다.
· 병원의 정보시스템 사용자는 업무 용도로만 사용하여야 한다.
· 병원의 정보시스템에 저장된 중요한 정보는 주기적으로 백업을 실시하여 안전성을 점검하여야 한다.
· 병원의 의무기록은 인가된 사용자만 접근할 수 있도록 관리하여야 한다.

절차 (Procedure):

· 직원은 개인건강정보의 침해, 변조 및 유출 등 보안사고 발생을 인지하는 즉시 병원의 책임자와 협의한다.
· 다음과 같은 중대 보안사고일 경우에는 병원장에게 즉각 보고한다.
  - 병원의 정보시스템에 비인가자가 접근하여 시스템을 변조, 파괴, 복사하는 행위가 발생한 경우
  - 업무시스템의 서비스가 중단된 경우
  - 정보자산의 오용으로 인하여 업무시스템 서비스에 중대한 문제가 발생한 경우
  - 병원의 자산 중 가장 중요도가 높은 정보가 유출된 경우
  - 기타 고의 또는 과실로 병원의 정상적 업무에 심각한 지장을 초래하는 경우
· 침해 사고 피해로부터의 복구 절차를 수립한다.
· 승인된 자에 한해서만 운영 중인 시스템과 정보에의 접근을 허용한다.
· 모든 긴급조치들을 상세하게 문서화 한다.
· 시스템 통합과 통제의 복구 기간을 최소화 한다.

그림 16-4 개인정보보호 및 보안에 관한 정책

3 4차 의료정보/의무기록 관리

4차 산업혁명시대에는 새로운 기술을 이용하여 의료정보/의무기록 관리를 체계적으로 할 수 있을 것이다. 그 내용을 살펴보면 다음과 같다.

3.1 클라우드 EMR시대의 도래[2)]

클라우드 EMR이 허용됨에 따라 향후 10년 이내의 우리나라 병원의 대부분은 클라우드 EMR을 사용하게 될 것이다. 클라우드 EMR은 클라우드에 있는 EMR을 각 병원에서 접속하여 사용함에 따라 병원의 정보관리 비용을 크게 낮추면서도 보안 등에서 강점을 가진다. 특히, 클라우드 업체에서 우수한 EMR을 보급함에 따라 현재처럼 의무기록사들이 EMR을 개발하고 관리하는 업무는 크게 줄어 들 것이다. 클라우드 EMR이 도입되면 의무기록업무의 아웃소싱 등도 가능하게 됨에 따라 능력있는 의무기록사가 여러개 병원의 의무기록업무에 관여하는 시대가 올 것으로 전망된다.

3.2 자연어 처리 기반의 EMR[3)]

의무기록 자료 중 비정형화된 의무기록을 자연어 처리를 하여 코드해 해줌에 따라 EMR을 이용하여 이전에는 할 수 없었던 보다 다양한 분석을 하게 될 것 이다. 자연어 처리가 됨에 따라 IT기술을 이용하여 정·질량 분석 등을 보다 용이하게 수행할 수 있을 것이다.

3.3 인지기능의 지원을 받는 EMR[4)]

전자의무기록 입력에 있어서 음성인식이 지원될 것이다. 또한 CT, MRI 등의 영상정보를 EMR이 인지기능을 이용하여 의미 있는 정보로 변환이 가능하게 될 것 이다. 즉, 이전에는 정형화된 의무기록 자료만 분석하던 시대에서 비정형화된 의무기록, 음성의무기록, 영상의무기록 등의 모든 내용을 정보화 하여 통합적으로 분석할 수 있는 시대가 도래하고 있다.

---

2) 비트 컴퓨터에서 클라우드 EMR을 출시함
3) IBM Watson에서는 자연어 처리 기법을 이용하여 Medical Record Text Analytics를 구현함
4) 인지기능을 지원하는 EMR이 활용되기 시작함

3.4 인공지능 기반의 EMR 자료 분석[5)]

자연어 처리 및 인지기능 등의 기법을 이용하여 분석할 수 있는 빅데이터가 축적됨에 따라 의무기록 업무는 빅데이터를 기반으로 한 인공지능 분석업무로 영역이 확대될 전망이다.

우리나라 병원은 의료정보/의무기록 관리에 인공지능을 도입하는 기술의 개발은 한발 늦었지만 의료영상저장시스템(PACS), 전자의무기록시스템(EMR) 등을 조기에 도입하면서 인공지능 시대에 필요한 디지털 정보 인프라를 잘 갖추었음에 따라 인공지능을 활용한 의료정보/의무기록의 관리 분야에서 유리하다는 평가를 받고 있다. 인공지능은 빅데이터, 딥러닝 기술을 기반으로 하고 있어 디지털화된 정보가 많을수록 많은 정보를 응용할 수 있기 때문이다. 의료영상정보와 전자의무기록 차트 정보를 인공지능이 학습한다면 고성능의 플랫폼이 될 수 있다는 전망이다. 인공지능이 전자의무기록에서 얼마나 활용되느냐에 따라 진료부문에서의 혁신을 가속하는 관건이 될 것으로 기대된다. 그러나 실질적으로 효과를 거두기에는 아직 갈 길이 멀다. IBM 왓슨은 미국인에 최적화된 가이드라인을 기준으로 하여, 우리나라에 적용되기에는 시간이 걸리며 전자의무기록과 연동이 되지 않는다는 문제점이 있다. 또한 병원 간 진료정보 교류가 더뎌 환자가 과거에 어떤 진료를 받았는지 파악하기 어렵다. 때문에 인공지능에 맞게 전자의무기록을 고치는 등의 시스템 정비와 같은 제도적 뒷 받침이 요구될 것이다. 또한 의무기록사들은 인공지능에 대한 학습이 필요한 시점이다.

3.5 4차 산업혁명 기술 기반의 의료정보 수집 및 공유

대부분의 병원은 환자 진료와 관련한 모든 기록을 전자의무기록시스템(EMR)에 보관하고 있다. 환자의 각종 병력사항, 약물 반응, 건강상태, 진찰 및 처방, 퇴원기록에 이르기까지 모든 기록을 전산 처리해왔다. 의사, 간호사 등 병원 관계자들 간의 정보망이 모두 연결되어 있는 병원 내 무선 랜이 설치되어 있어 의사는 환자에 대한 기록을 열람할 수 있다. MRI나 CT 등도 병원 내 전산기에 보관되어 있어서 굳이 종이기록을 가지러 가지 않아도 기록을 열람할 수 있다. 환자와 관련된 상세한 정보들이 즉시 그 자리에서 전달되므로 환자진료는 물론, 교육, 연구에도 활용 가능하다. 이처럼 먼 미래의 일이 아닌 현재 기술로도 4차 산업혁명 기술을 활용하여 의료정보수집 및 정보공유 활동이 일어난다. 따라서 기존의 EMR보다 더 정확하고, 빠르고, 광범위한 정보를 축적할 수 있으며 이 정보

---

5) 인공지능을 이용하여 EMR분석을 지원하는 툴이 등장하기 시작함

들을 적절히 활용할 수 있는 차세대 EMR의 구축된다면 의무기록 관리영역은 물론 의료산업에도 큰 영향을 미칠 것이다.

3.6 인공지능 기반의 개인정보보호

사물인터넷(IoT) 시대 본격화로 인해 사이버공간에서의 보안위협이 IoT 환경에서도 다가오고 있다. 따라서 개인정보보호의 중요성이 더욱 더 크게 증가되고 있는데 인공지능 기술은 정보보호 영역에서 '탐지 및 예방 분야', '침해 사고 이후 진단 및 대응 분야', 침투테스트 분야' 등에 활용될 수 있다. 기존의 알려진 위협에만 대응하는 한계를 극복할 수 있음을 시사한다. 탐지하고 수집한 위협정보를 인공지능이 분석해 새로운 사이버 위협을 예측하고 선 조치함으로써 이를 예방할 수 있다. 또한 침해사고가 발생하면 인공지능 기술이 이상 동작을 감지하고 원인을 진단해 조치방법을 제안할 수 있는 '침해사고 이후 진단 및 대응 분야'에 대한 청사진도 제시되었다.

3.7 시스템 인포매틱스 기반의 서비스 관리 전문가

인공지능을 이용하여 의료데이터를 분석하는 것 보다 더 중요한 것은 분석결과를 기반으로 하여 병원의 의료서비스를 체계적으로 관리하는 것이다. 서비스를 체계적으로 관리하는 영역은 크게 서비스 개발, 서비스 운영, 서비스 개선, 서비스 평가 등이다. 그런데 이러한 활동과 인공지능 분석결과가 유기적으로 연계될 때에 보다 효율적인 관리가 이루어진다. 이를 지원해 주는 학문분야가 시스템 인포매틱스이다. 의무기록사는 의료계에서 이러한 역할을 수행하기에 가장 적합한 전문가이므로 의무기록사들은 이러한 역할을 수행할 수 있도록 준비를 하여야 할 것이다.

발표 및 토론 주제

1. 의료정보/의무기록 관리를 소홀했을 시 발생하는 문제점을 적고 이에 대한 개선방안에 대해서 토론하시오.

2. 의료기관 인증 제도의 의료정보/의무기록 관리 기준의 타당성에 대해서 설명하고 향후의 개선방안에 대해서 토론하시오.

3. 4차 산업혁명에 관련된 신기술을 이용하여 의료정보/의무기록 관리를 개선할 수 있는 방안에 대해서 토론하시오.

4. 4차 산업혁명에 관련된 신기술을 이용하여 의무기록 완결도 관리를 개선할 수 있는 방안에 대해서 토론하시오.

5. 4차 산업혁명에 관련된 신기술을 이용하여 의료정보수집 및 정보공유활용을 개선할 수 있는 방안에 대해서 토론하시오.

6. 4차 산업혁명과 관련된 신기술을 이용하여 개인정보 보호 및 보안을 개선할 수 있는 방안에 대해서 토론하시오.

참고문헌

1. 의료기관평가인증원, 2주기 급성기 병원인증조사 기준, 의료기관평가인증원, 2016
2. http://www.etnews.com/20170208000130
3. https://www.youtube.com/watch?v=_Ku1rWU_Jxs
4. http://cognitivemedicalsystems.com/our-work/electronic-health-records/
5. https://www.jstage.jst.go.jp/article/tjsai/30/1/30_30_372/_article

제 17 장
성과관리

학습목표

1 성과관리의 중요성을 이해한다.
2 환자안전지표에 대해서 이해한다.
3 질환영역지표에 대해서 이해한다.
4 진료영역지표에 대해서 이해한다.
5 관리영역지표에 대해서 이해한다.

1 성과관리의 중요성

최근 병원경영의 최대 화두는 성과관리이다. 성과관리란 조직의 바람직한 미래상인 비전에 도달하기 위해 조직의 성과 목표를 설정하고 이를 달성하도록 모든 조직 및 구성원들을 체계적으로 관리하는 것을 말한다. 어느 조직이든 조직과 구성원에 대해서 능력, 업무 또는 성과를 평가하는 제도를 가지고 있다. 성과는 계획단계에서 세운 성과 목표에 대한 달성정도를 의미하나 더 전략적인 성과관리는 구성원들이 성과를 통해 나온 결과에 어느 정도 기여했는지를 의미한다. 병원에서 성과관리가 중요하게 부각된 배경은 병원의 특성상 환경의 빠른 변화는 불확실성을 증가시켜 미래에 대한 예측을 어렵게 하였으며, 병원간 경쟁이 심화되면서 성장을 위해 병원조직의 효율성이 요구되었다. 이러한 문제를 해결하기 위해 관리시스템을 구축하고 이를 통한 성과관리가 제안되어 활용되고 있다.

대부분의 병원에서 성과관리의 목표를 의료의 질 향상으로 삼고 있다. 이를 기반으로 환자들의 만족도를 향상시켜 궁극적으로 병원재정안정화에 기여한다. 의료의 질 향상을 효율적, 효과적으로 수행하기 위해서는 병원의 전략이 먼저 수립되어야 하는데 최근에는 균형성과표(BSC)란 방법을 사용하여 성과관리에 활용한다. 균형성과표(BSC)란 조직의 비전과 전략목표 실현을 위해 4가지(재무, 고객, 내부프로세스, 학습과 성장) 관점의 성과지표를 도출하여 성과를 관리하는 성과관리 시스템으로서 단기적 성격의 재무적 목표가치와 장기적 목표가치들 간의 조화를 추구한다. 종전의 재무적인 측면이 아닌 고객, 내부프로세스, 재무, 학습과 성장의 4가지 관점에서 전략을 수립하고 평가하므로 재무적인 평가가 용이하지 않은 의료 질 향상 분야에 까지 적용 가능한 전략수립 및 평가기법이므로 기존에 시행해왔던 성과관리의 한계를 보완하여 변화한 경영환경과 미래에 대응할 수 있는 접근방법이다.

인증에서 요구하는 성과관리의 핵심요소는 재무적인 관점 중심의 성과관리시스템보다 조직이 성과를 보이는 과정을 체계적으로 관리함으로써 조직구성원이 현재와 미래에 무엇을 해야 하는지에 대한 명확한 지침을 제공하여 병원조직의 지속적 성장이 가능하게 하는 것이다. 이와 같은 내용을 구체적으로 정리해 놓은 것이 본장에 해당되는 기준이다.

2 인증기준의 주요내용 및 실제 현황

2.1 인증기준[1]

성과관리 범주는 크게 환자안전지표, 질환영역지표, 진료영역지표, 관리영역지표로 구성된다. 환자안전지표는 환자안전지표를 관리하는 것이다. 질환영역지표와 진료영역지표는 환자안전과 질 향상을 위해 질환영역의 지표와 진료영역의 지표를 관리하는 것이다. 관리영역지표는 효율적인 기관 운영을 위한 관리영역의 지표를 관리하는 것이다.

표 17-1 성과관리 기준 주요사항

범주	조사기준
『환자안전지표』	1.1 환자안전 지표를 관리한다.
『질환영역지표』	1.2 환자안전과 질 향상을 위해 질환영역의 지표를 관리한다.
『진료영역지표』	1.3 환자안전과 질 향상을 위한 진료영역의 지표를 관리한다.
『관리영역지표』	1.4 효율적인 기관 운영을 위한 관리영역의 지표를 관리한다.

1) 2주기 급성기 병원 인증조사 기준에 관한 내용임

2.2 기준별 주요내용 및 실제

2.2.1 환자안전지표

기준의 주요내용은 의료기관은 환자안전 지표를 선정하여 모니터링하고, 이 자료를 분석하여 개선활동에 활용함으로써 환자안전과 질 향상을 도모하는 것이다. 병원에서는 수술, 카테터 관련 혈류감염 지표, 욕창 관련 지표, 인공호흡기 관련 폐렴 지표 등 환자안전 지표를 관리한다.

2.2.2 질환영역지표

기준의 주요내용은 의료기관은 질환영역의 지표를 선정하여 모니터링하고, 이 자료를 분석하여 개선활동에 활용함으로써 환자안전과 질 향상을 도모하는 것이다. 병원에서는 폐렴, 뇌졸중, 급성 심근경색증, 암 등의 질병들에 대한 관련 지표를 관리하여 환자안전을 위해 노력한다.

2.2.3 진료영역지표

기준의 주요내용은 의료기관은 진료영역의 지표를 선정하여 모니터링하며, 이 자료를 분석하여 개선활동에 활용함으로써 환자안전과 질 향상을 도모하는 것이다. 병원은 협의진료, 심폐소생술, 진단검사, 영상검사, 병리검사, 마취 및 진정, 혈액제제, 모성 및 신생아, 사망률, 의약품사용, 의무기록 등의 관련 지표들을 관리하고 있다.

2.2.4 관리영역지표

기준의 주요내용은 의료기관은 진료 이외의 기관 운영을 위한 지표를 선정하여 모니터링하여, 이 자료를 분석하여 개선활동에 활용함으로써 효과적인 기관 관리를 도모하는 것이다. 병원은 이용도, 재무관리, 인사관리, 직원교육, 직원안전, 환자만족도, 직원만족도 등의 관련 지표들을 관리하고 있다.

3 4차 산업혁명시대의 성과관리 활동

4차 산업혁명에 관련된 기술을 이용하면 성과관리가 크게 향상 될 수 있을 것 이다. 이의 내용을 살펴보면 다음과 같은 것이 있다. 병원, 의료기관 내 의료정보 시스템을 기반으로 하여 각종 의료정보서비스와 기기들을 연동하여 운영할 수 있는 디지털 병원용 임상의사 결정지원 시스템(CDSS)는 Smart(Mobile, Tablet 등) 기기를 통해 진료내용에 대한 의사결정 시스템을 지원하는 것이다.[2] 의사가 환자를 진료하는 단계를 모바일 어플리케이션 상에서 진행해 얻은 개별적인 EMR 데이터들을 통해 사회통계학적 특성이나 행동적 특성 등을 파악한 후 방문간격, 이탈 패턴, 예약부도 패턴을 도출해내서 각각 변수와의 관계를 통해 방문간격 예상, 이탈시점 예상, 예약부도 관리 등의 진료프로세스를 제공한다. 이러한 과정을 지속적으로 반복하여 병원 성과관리 지표를 제공할 수 있을 것이다.

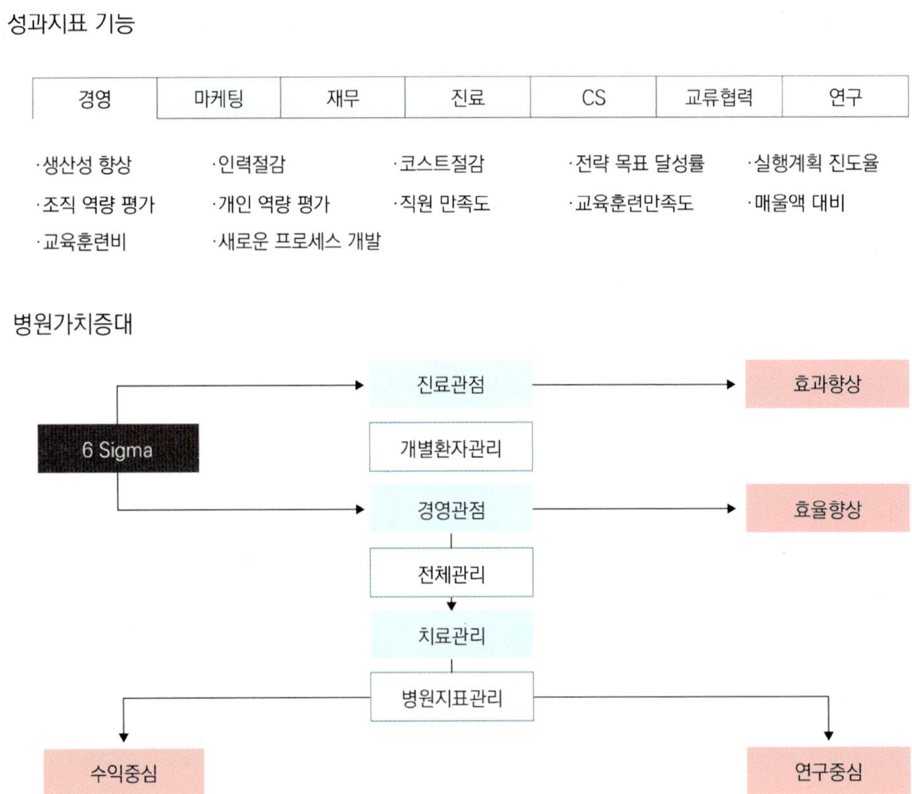

그림 17-1 CDSS를 통한 성과 지표

2) 병원의 성과지표 관리를 지원하는 시스템이 개발되어 활용되고 있음

발표 및 토론 주제

1 4차 산업혁명에 관련된 신기술을 이용하여 환자안전지표를 개선할 수 있는 방안에 대해서 토론하시오

2. 4차 산업혁명에 관련된 신기술을 이용하여 질환영역지표를 개선할 수 있는 방안에 대해서 토론하시오

3. 4차 산업혁명에 관련된 신기술을 이용하여 진료영역지표를 개선할 수 있는 방안에 대해서 토론하시오

4. 4차 산업혁명에 관련된 신기술을 이용하여 관리영역지표를 개선할 수 있는 방안에 대해서 토론하시오

참고문헌

1. 의료기관평가인증원, 2주기 급성기 병원인증조사 기준, 의료기관평가인증원, 2016
2. http://www.soltworks.co.kr/cdss

찾아보기

INDEX

저자 소개

최병관 부산대학교병원 의료정보센터장
황규연 부산대학교병원 보건의료정보팀장 대한의무기록협회 부회장
서성현 부산대학교병원 융합의학기술원
김대환 인제대학교 해운대백병원 직업안전 의학과
지은희 인제대학교 해운대백병원 QI실
김남희 인제대학교 해운대백병원 QI실
최현숙 동남권 원자력 의학원
배은정 동남권 원자력 의학원
박정선 한국보건산업진흥원 의료정보화 팀장(수석연구원)
김유미 상지대학교 의료경영학과 교수 대한의무기록협회 학술이사
임지혜 영산대학교 의료경영학과 교수
박일수 위덕대학교 보건관리학과 교수
송상근 인제대학교 보건행정학과/경남정보대학교 의무행정과 외래교수
강성홍 인제대학교 보건행정학과 교수 대한의무기록협회장

4차 산업혁명시대의 의료서비스관리

2017년 3월 25일 초판인쇄
2017년 3월 30일 초판발행

지은이 / 최병관, 황규연, 서성현, 김대환, 지은희, 김남희, 최현숙
배은정, 박정선, 김유미, 임지혜, 박일수, 송상근, 강성홍
펴낸이 / 이상태
펴낸곳 / 청구문화사
주 소 / (03706) 서울특별시 서대문구 성산로11길 15
전 화 / 02) 332-0541(代) 전 송 / 02) 337-9577
등 록 / 1990년 11월 2일 제9-247호

정가 35,000원

ISBN 978-89-5616-743-5 93510